No todas las drogas son iguales

David Nutt

No todas las drogas son iguales

Una mirada científica
a las sustancias legales e ilegales
sin prejuicios ni convencionalismos

Pinolia

Título original: *Drugs without the hot air. Making sense of legal and illegal drugs*

© Editorial Pinolia, S. L., 2024
   Calle de Cervantes, 26
   28014 Madrid
www.editorialpinolia.es
info@editorialpinolia.es

© Traducción: Equipo Pinolia

Colección: Divulgación científica
Primera edición: mayo de 2024

Depósito legal: M-8586-2024
ISBN: 978-84-19878-48-9

Corrección y maquetación: Palabra de apache
Diseño de cubierta: Álvaro Fuster-Fabra
Impresión y encuadernación: Liberdúplex, S. L.

Printed in Spain - Impreso en España

ÍNDICE

PREFACIO

Parece que fue ayer cuando salió la primera edición de este libro, pero se publicó en 2012. Desde entonces han ocurrido muchas cosas en el mundo de las drogas. Algunos de los principales cambios incluyen el hecho de que veinte países han aprobado el uso del cannabis como medicamento; el Reino Unido ha prohibido todas las nuevas sustancias psicoactivas, ya sean perjudiciales o no; los mecanismos de acción de los psicodélicos y la MDMA en el cerebro se han identificado a través de imágenes modernas; los cannabinoides sintéticos *(spice)* se han convertido en un problema importante en muchos países; China ha tratado de prohibir la ketamina en todo el mundo y la psilocibina ha demostrado ser eficaz en el tratamiento de la depresión resistente y ante la angustia del final de la vida.

Además, la organización benéfica que fundé para explicar la verdad sobre las drogas, el Comité Científico Independiente sobre Drogas (ISCD), ha pasado a llamarse DrugScience y sigue prosperando gracias a los derechos de autor de este libro. Por este motivo, en esta obra se ha sustituido el antiguo nombre de la organización por el nuevo, aunque algunos de los estudios mencionados se realizaron bajo la antigua denominación. El sitio web de la organización benéfica es DrugScience.org.uk, y no debe confundirse con DrugScience.org, que es otra asociación independiente.

Con tantos acontecimientos, pensé que había llegado el momento de actualizar el libro. He añadido nuevos contenidos y perspectivas en cada capítulo, además de incluir referencias actuales. No obstante, he mantenido el enfoque narrativo histórico y científico que tanto éxito tuvo. Hay tres capítulos completamente nuevos, sobre vapeo y snus, cannabinoides sintéticos y nuevas sustancias psicoactivas (NPS), además de una descripción detallada del nuevo análisis multicriterio de decisiones sobre políticas de drogas de DrugScience, financiado por Noruega, y una nueva sección sobre la crisis de los opioides en Estados Unidos. También se incluyen nuevas figuras, gráficos y referencias.

Puesto que, en la actualidad, este libro tiene lectores de prácticamente todos los países del mundo, he querido darle una perspectiva más internacional, aunque se haga una especial mención a la situación de Estados Unidos, ya que este país es el más influyente en las políticas internacionales sobre drogas.

No todas las drogas son iguales se ha convertido en un texto de referencia en muchas universidades que imparten cursos de neurociencia, farmacología y psicología, así como en algunos programas de política y actualidad. Espero que esta nueva edición amplíe aún más el número de lectores. El consejo que siempre le doy a mis lectores es que le regalen este libro a sus padres o a sus hijos.

Direcciones de páginas web

Para ahorrar espacio y evitar duplicar contenido, las direcciones de las páginas web se citan así «URL-2». La dirección completa de la página web correspondiente se recoge en la lista de direcciones web del final del libro.

Agradecimientos

Amanda Feilding.
   Larry Phillips.
   Susan Weiss.
   Y a los numerosos lectores que me hicieron llegar sus sugerencias y correcciones.

CAPÍTULO 1
¿POR QUÉ HE ESCRITO ESTE LIBRO?

Tom Brake (parlamentario del Reino Unido): ¿Considera el primer ministro que, una vez que se establezca una relación más sana entre los políticos y los medios de comunicación, será más fácil para los Gobiernos adoptar una política basada en pruebas, en relación, por ejemplo, con la lucha contra las drogas?[1]
David Cameron (el entonces primer ministro): Es una idea encantadora.

He incluido esta conversación política al principio del libro para hacer hincapié en una cuestión que aparecerá en casi todos los capítulos: el papel de los políticos y los medios de comunicación a la hora de invalidar las pruebas científicas en la elaboración de las políticas sobre drogas. El intercambio anterior tuvo lugar en 2011 y, en todo caso, la situación tanto en el Reino Unido como en Estados Unidos se ha deteriorado desde entonces. El Reino Unido introdujo la Ley de Sustancias Psicoactivas en 2016, que ilegaliza todas las sustancias que afectan al cerebro, a menos que sean alcohol, tabaco o cafeína. En Estados Unidos se produjeron más de 60 000 muertes por opioides en 2017, un número mayor del total víctimas estadounidenses en la guerra de Vietnam. Las drogas son un problema perenne y creciente en nuestras sociedades.

Sin embargo, desafiar las políticas actuales es un camino repleto de riesgos, como ilustra mi propio caso. Muchos británicos que no reconocen mi nombre ni saben nada sobre mi trabajo me recordarán, no obstante, como «el científico del Gobierno al que despidieron». En muchos sentidos, mi salida del Consejo Asesor sobre el Uso Indebido de Drogas (ACMD) del Gobierno británico fue la razón por la que decidí escribir este libro, así que parece lógico empezar la historia desde este punto. Aún menos ciudadanos estadounidenses habrán oído hablar de mí, aunque trabajé en Estados Unidos entre 1986 y 1988, dirigiendo la sección de investigación clínica del Instituto Nacional sobre el Abuso del Alcohol y el Alcoholismo, en el vasto campus de los Institutos Nacionales de Salud (NIH) en Bethesda (Maryland). Fue mi profundo conocimiento sobre los perjuicios del alcohol lo que finalmente hizo que me despidiera el Gobierno del Reino Unido.

En octubre de 2009, una conferencia que había dado unos meses antes se publicó como panfleto en Internet.[2] Por alguna razón —quizá fue un día de pocas noticias—, los medios de comunicación se hicieron eco de la noticia y me entrevistaron en Radio 4 de la BBC. Esto generó más interés y varias entrevistas más. Pocos días después recibí un correo electrónico del entonces ministro del Interior, Alan Johnson, en el que me pedía que dimitiera de mi cargo de presidente del ACMD. Cuando me negué, emitió un comunicado para anunciar mi despido.

La conferencia que desencadenó esta serie de acontecimientos versaba sobre diversos temas, pero los medios de comunicación solo estaban interesados en conocer mi opinión sobre el cannabis. La decisión de rebajar el cannabis a la clase C se tomó en 2004 y se aplicó en 2005, pero, en enero de 2009, se volvió a incluir en la clase B, lo que indica un aumento de la nocividad; esta medida contradice las recomendaciones de la ACMD. Jacqui Smith, que era entonces ministra del Interior, justificó el haber ignorado las recomendaciones de nuestro informe porque, según dijo, su «decisión tiene en cuenta cuestiones como la percepción pública y las necesidades y consecuencias para las prioridades policiales. [...] Cuando existen dudas sobre el daño potencial, debemos pecar de cautelosos y proteger al público».[3] En aquella conferencia puse en duda la racionalidad de este enfoque, cuestionando el hecho de que «pecar de cautelosos» e incluir una droga en una categoría legal más alta realmente protegiera a la ciudadanía y redujera los posibles daños. Además, ¿por qué no se adoptaban medidas contra una droga, el alcohol, que sí se había demostrado perjudicial?

Había titulado mi conferencia «Estimación de los daños causados por las drogas: ¿un asunto arriesgado?» porque sabía, por experiencia propia, que hablar de los efectos nocivos de las drogas en términos relativos se consideraba políticamente delicado. Esto me había quedado muy claro cuando un editorial científico que había escrito el año anterior, comparando los daños del éxtasis con los de la equitación, provocó preguntas en el Parlamento y una desagradable llamada personal de Jacqui Smith (puedes leer más sobre este episodio en la página 31).

Un artículo que escribí en colaboración en 2007 obtuvo una reacción similar.[4] Este trabajo consistía en un intento de clasificar veinte drogas por orden de nocividad, teniendo en cuenta nueve tipos diferentes de daños, incluidos factores físicos, psicológicos y sociales. Lo más relevante del artículo era la conclusión de que el alcohol fuera la cuarta droga más nociva en el Reino Unido, por debajo de la heroína y el crack, pero por encima del tabaco, el cannabis y los psicodélicos. Dado que el alcohol era legal, esto ponía en tela de juicio la lógica de la normativa sobre drogas, supuestamente basada en los daños.

A los políticos no les gustaba la idea de que algunas drogas se reconocieran abiertamente como «menos nocivas» que otras (o, peor aún, menos nocivas que drogas legales como el alcohol), porque podría considerarse que animaba a más gente a consumirlas, o que hacía que los políticos parecieran menos «duros» a los ojos de los periódicos sensacionalistas. Esto es así a pesar de que el *propósito* de incluir diferentes clases de drogas en la Ley sobre el Uso Indebido de las Drogas (Misuse of Drugs Act) —o en la normativa estadounidense sobre drogas controladas— es comunicar al público un grado de daño relativo (Cuadro 1.1).[5] Las drogas de clase B deberían ser menos nocivas que las de clase A, y las de clase C, menos nocivas que las de clase B. Por cierto, muchos medicamentos están cubiertos por la Ley sobre el Uso Indebido de Drogas y regulados por la Agencia Reguladora de Medicamentos y Productos Sanitarios (MHRA) y la Ley de Medicamentos (Figura 1.1). En Estados Unidos, la situación es similar, pero el sistema de clasificación utiliza listas en lugar de clases. Las listas estadounidenses no siempre coinciden con las convenciones de la ONU, y, en Estados Unidos, las sanciones son específicas para cada medicamento, en lugar de estar determinadas por su lista.

Clase	Incluye	Posesión	Tráfico
A	Éxtasis, LSD, heroína, cocaína, crack, hongos mágicos, anfetaminas (inyectadas)	7 años	Perpétua
B	Anfetaminas, cannabis, Ritalin, Ketamina	5 años	14 años
C	Tranquilizantes, algunos analgésicos, GHB	2 años	14 años

Cuadro 1.1. Las penas máximas de prisión establecidas por la Ley sobre el Uso Indebido de Drogas del Reino Unido.

Esto nos lleva de nuevo al cannabis, la única droga en la historia de la Ley sobre el Uso Indebido de Drogas del Reino Unido de 1971 que ha sido rebajada de categoría siguiendo las recomendaciones del informe Runciman del año 2000.[6] Sin embargo, tras la desclasificación del cannabis, los medios de comunicación, junto con algunos políticos y profesionales de la medicina, empezaron a preocuparse por el hecho de que las formas más potentes de esta droga (conocidas como *skunk*) estuvieran causando enfermedades mentales graves como la esquizofrenia.

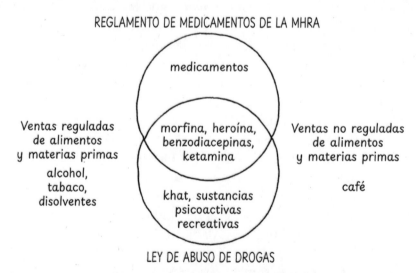

Figura 1.1. Muchas drogas están reguladas como medicamentos y como drogas ilegales en el Reino Unido y Estados Unidos.

Ciertamente, era legítimo preguntarse si las nuevas variedades de cannabis eran más nocivas que las consideradas por Runciman y el

ACMD en el pasado. Como consejo asesor del Gobierno, este es exactamente el tipo de cuestión que se suponía que debía abordar nuestra investigación, y llevamos a cabo un estudio muy exhaustivo, uno de los más completos de la historia. Nuestra conclusión fue que, aunque probablemente existía una relación causal entre fumar cannabis y algunos casos de esquizofrenia, esta relación era débil y no justificaba incluir la droga en una categoría superior. Ciertamente existía el riesgo de desarrollar una enfermedad mental grave tras consumir la droga, pero era menor que los riesgos planteados por otras drogas de clase B como las anfetaminas, que también pueden causar psicosis. Este era el mensaje que queríamos enviar a la opinión pública manteniendo el cannabis en la clase C.

Obviamente, nadie afirmaba que el cannabis fuera seguro. Sin embargo, como demostró mi informe de 2007 publicado en la revista *Lancet* (y como confirmó nuestro artículo de 2010 en esta misma revista),[7] en una serie de diferentes tipos de daños, el cannabis no era en absoluto tan perjudicial como muchas otras drogas, en particular el alcohol. Hice esta misma declaración en mi conferencia y también fue recogida en la entrevista de radio: *«¿No estará diciendo que el alcohol es más perjudicial que el cannabis?»*. Respondí que sí, que eso era exactamente lo que estaba diciendo. Además, esta misma información se podía leer en mi artículo de 2007 de la revista *Lancet*, que, en ese momento, aparecía en la portada de dos de los principales periódicos del Reino Unido (*The Independent* y *The Guardian*), así que difícilmente era un secreto. En todas las entrevistas que concedí esa semana me hicieron la misma pregunta: todo el mundo quería obtener mi declaración sobre que el alcohol era más perjudicial que el cannabis. Era una afirmación totalmente defendible, ya que se basaba en mi propio trabajo científico y estaba respaldada por un estudio similar realizado en Holanda, que coincidía en que el alcohol merecía figurar entre las drogas más nocivas. En estas entrevistas también observé que el Gobierno había solicitado que la ACMD determinara a qué clase pertenecía el cannabis, pero luego no había seguido nuestro consejo.

En una carta enviada a *The Guardian* unos días después de despedirme,[8] el ministro del Interior del Reino Unido, Alan Johnson, explicaba que «me pidieron que me fuera porque no es posible ser al mismo tiempo un asesor del Gobierno y un activista contra la política de ese mismo Gobierno». Respondí en *The Times* que no entendía a qué se refería cuando decía que yo había cruzado la línea que separa la ciencia de la política, y que no sabía dónde estaba esa línea.[9] Se suponía que el ACMD debía asesorar sobre política y, de hecho, fue creado por la Ley sobre el Uso Indebido de Drogas porque, incluso en los años setenta, se sabía que a los políticos les gustaba hacer política partidista en la regulación de las drogas. Por supuesto, los políticos tienen que tener en cuenta cuestiones que van más allá de las pruebas científicas «puras» en muchas de sus decisiones, pero se supone que la clase legal de una droga debe informar al público sobre el daño relativo, y quienes diseñaron la ley reconocieron que esto lo determinaba mejor un grupo de expertos independientes. Al actuar en contra de nuestras recomendaciones, el Gobierno laborista del primer ministro Gordon Brown había desdibujado la línea que separa la ciencia de la política.

El subtítulo de este libro hace referencia a comprender las drogas y sus efectos nocivos, ya sean estas legales o ilegales. Esta siempre ha sido mi principal preocupación como psiquiatra, y lo que siempre consideré que era el trabajo del consejo asesor del Reino Unido (el ACMD) y de las organizaciones internacionales equivalentes, como la ONU. El Gobierno nos ignoraba por tercera vez al reclasificar al cannabis en la clase B. (Las otras dos fueron cuando las setas mágicas pasaron a ser de clase A sin consultarnos, y cuando el Gobierno se negó a rebajar el éxtasis a la clase B a pesar de nuestra recomendación. Todos estos casos se tratan con más detalle en capítulos posteriores). Cuanto más persistiera el Gobierno en desarrollar políticas que entraran en conflicto con las pruebas científicas, más daño harían esas políticas, sobre todo porque socavaban nuestra capacidad de transmitir un mensaje de salud pública coherente, especialmente en torno a los peligros del alcohol. Cuanto más histérico y exagerado se mostrara cualquier Gobierno sobre los daños del cannabis, menos credibilidad tendría a los ojos de los adolescentes que beben hasta caer en coma todos los días. Si queremos minimizar los daños, necesitamos tener una forma de medirlos y un marco político que pueda responder a estas pruebas. Sin embargo, comparar los peligros del cannabis y el alcohol se consideró una acción «política» que sobrepasaba mis competencias como científico y médico.

No soy el único científico que ha sufrido la desaprobación del Gobierno. Un par de años antes, el director médico del Reino Unido (CMO), sir Liam Donaldson, advirtió sobre el rápido aumento de los costes médicos a causa del consumo de alcohol y recomendó adoptar una política sensata[10] y aumentar el precio de las bebidas más baratas. Su informe fue desestimado de forma insultante por el Gobierno laborista, lo que lo llevó a abandonar prematuramente el cargo. El expresidente del Real Colegio de Médicos del Reino Unido, sir Ian Gilmore,[11] también fue ridiculizado por buena parte de la prensa y algunos sectores del gobierno cuando compartió su opinión de que las actuales leyes sobre drogas no estaban funcionando, y que el consumo personal de drogas debería despenalizarse como en Portugal.

Al día siguiente de mi despido recibí un correo electrónico de Toby Jackson, un hombre muy interesado por la ciencia que tenía la suerte de ser bastante rico. Se mostraba escandalizado por el trato que yo había recibido y se ofreció a financiar un comité alternativo de expertos *independientes* que pudiera llevar a cabo investigaciones sobre drogas libres de interferencias políticas. Juntos fundamos el Comité Científico Independiente sobre Drogas (en la actualidad, DrugScience), y la mayoría de los expertos científicos que dimitieron del ACMD como protesta por mi despido se unieron a este nuevo equipo. (Algunos miembros también han trabajado en ambos grupos simultáneamente).

Formar parte de un equipo independiente del Gobierno ha sido en muchos sentidos una bendición, ya que nos ha permitido ser mucho más francos en nuestras críticas a las políticas gubernamentales, sobre todo durante la debacle de la mefedrona y la reciente legislación sobre el *spice* (todo esto se tratará en capítulos posteriores). Espero que este libro sirva para contextualizar el trabajo de DrugScience y contribuya a un debate sobre las drogas basado en pruebas objetivas, que incluya el alcohol y el tabaco.

A QUIÉN SE DIRIGE ESTE LIBRO

Este libro gira en torno a temas controvertidos como la prohibición de la mefedrona, la cuestión de que el alcohol sea más perjudicial que muchas drogas ilegales o la posibilidad de superar una adicción. A través de su lectura entenderemos cómo funcionan las distintas drogas, qué impulsa al ser humano a consumirlas y qué nos puede deparar el futuro. El libro se centra sobre todo en las drogas que suelen considerarse «recreativas» (aunque casi todas ellas tienen también usos médicos), y hay un capítulo dedicado a los fármacos terapéuticos o de prescripción, incluidos los antidepresivos. Mi principal objetivo es ayudarte a estar mejor informado sobre los perjuicios del consumo de drogas, así como sobre sus beneficios, para que puedas tomar mejores decisiones sobre los riesgos que quieres correr con tu propio cuerpo (y quizá con tu carrera profesional y tu vida familiar). Aunque no seas el tipo de persona que se plantearía tomar drogas ilegales, tendrás que tomar decisiones sobre el alcohol, el café, el tabaco y los medicamentos que te receta el médico. Al final del libro hay un capítulo dirigido a los padres, para ayudarlos a hablar con sus hijos sobre las drogas, pero espero que muchos «hijos» también lo lean.

No es necesario tener conocimientos especializados para entender este libro: no presupone ninguna experiencia previa en temas médicos o de drogas. Al final del libro encontrarás sugerencias de lecturas complementarias por si deseas profundizar en alguno de los temas. También hay una lista completa de las páginas web a las que hacemos referencia; esta lista también está publicada en el sitio web del libro (www.uit.co.uk/drugs) para facilitar el acceso a las referencias en línea.

Aunque todo el contenido de este libro se basa en pruebas científicas, las drogas también tienen aspectos sociales y culturales. No podemos hablar de reducir los daños que causan las drogas sin examinar cómo se consumen, hasta qué punto se pueden conseguir libremente y cuál es su situación legal. Por ello, este libro también trata de las políticas: las que reducen los daños (como la prohibición de fumar) y las que los aumentan (como permitir la venta de alcohol a bajo precio en los supermercados). Inevitablemente, el libro es crítico con la «guerra contra las drogas» no solo porque este conjunto de políticas ha causado un enorme daño a millones de personas en todo el mundo, sino también porque la evidencia de este daño aún no ha motivado un cambio de enfoque. Los políticos a menudo deben tomar decisiones con un conocimiento imperfecto, y a veces esas decisiones no funcionan o tienen consecuencias negativas imprevistas.

En la década de los setenta, la guerra contra las drogas no parecía un error tan obvio, pero hoy en día es evidente que está haciendo más daño que bien, y el «problema de las drogas» necesita un replanteamiento radical como una crisis de salud pública en lugar de una cruzada moral.

Cuando empecé a trabajar para el Gobierno, pensaba que las políticas sobre drogas en el Reino Unido iban en general en la dirección correcta. A medida que pasaba el tiempo, observé el alcance de las perversas consecuencias que estas políticas estaban provocando y llegué a la conclusión de que la Ley sobre el Uso Indebido de Drogas del Reino Unido ya no era adecuada para su propósito y debía ser revisada a fondo. Por tanto, *cambié de opinión*. Estar dispuestos a cambiar de opinión a la luz de nuevas pruebas es esencial para la elaboración racional de las políticas. Mientras los políticos se nieguen a considerar cualquier marco que no sea la prohibición y la criminalización, la investigación científica se considerará peligrosa, y quienes la defienden serán marginados e incluso despedidos. Espero que este libro contribuya a una nueva comprensión de las cuestiones en torno a las drogas que sea racional, científica y humana. Una vez que mis lectores —el público en general a ambos lados del Atlántico y en otros lugares— conozcan la verdad sobre las drogas, espero que pidan cuentas a sus políticos.

CAPÍTULO 2
¿ES EL ÉXTASIS MÁS PELIGROSO QUE MONTAR A CABALLO?

E l campo en el que trabajo se llama psicofarmacología: me especializo en el uso de fármacos para ayudar a personas con problemas mentales. Hace unos años empecé a tratar a una mujer de mediana edad con daños cerebrales. Su personalidad había cambiado tras un traumatismo craneal, y ahora se mostraba irritable, ansiosa y, en ocasiones, agresiva. Su comportamiento impulsivo y difícil había provocado que sus hijos fueran tutelados y que se le prohibiera la entrada en el bar de su barrio después de maltratar al personal y a los clientes. Había dejado su trabajo y era poco probable que pudiera volver a trabajar. Los daños cerebrales habían afectado a su vida de forma grave y permanente, y habían impuesto unos costes muy elevados a la sociedad.

Parte de mi trabajo clínico consiste en asistir a personas que sufren adicción a las drogas, y la historia de esta mujer es similar a la de muchos adictos a las drogas o a otras sustancias. Sin embargo, su daño neurológico fue ocasionado por algo totalmente distinto: una mala caída de un caballo. A esta paciente le receté un tipo de anfetamina que ayudó a controlar algunos de sus síntomas. No obstante, me interesó descubrir que una actividad aparentemente tan sana como montar a caballo pudiera ser tan peligrosa. Empecé a investigar las estadísticas, y eran sorprendentes.

Cada año mueren en el Reino Unido unos diez jinetes,[1] y se producen más de cien accidentes de tráfico con caballos implicados, muchos de ellos con resultado de muerte. Las caídas sobre el cuello y la columna vertebral pueden provocar lesiones medulares permanentes, y las lesiones en la cabeza pueden provocar daños cerebrales irreversibles, tal y como experimentó mi paciente. En algunas zonas rurales, donde este deporte es muy común, los traumatismos craneoencefálicos provocados por caídas a caballo son un factor de riesgo real en la enfermedad de Parkinson.[2] En Estados Unidos, algunos estudios han determinado que cada año se producen más de once mil traumatismos craneoencefálicos debidos a la equitación.[3]

Una investigación del National Spinal Injuries Centre del hospital Stoke Mandeville[4] muestra que un jinete en el Reino Unido puede sufrir un accidente grave una vez cada 350 horas de equitación. Si partimos de la base de que se producen dos millones de caídas a caballo al año,[5] tenemos unos 5700 accidentes graves. Aunque los jinetes más experimentados son probablemente más conscientes de los peligros, también están más dispuestos a correr riesgos y, por tanto, sufrir lesiones, pues suelen participar en peligrosas carreras campo a través. Este tipo de competiciones y la caza del zorro u otros animales (por ejemplo, la caza del ciervo) son más peligrosas que otros tipos de equitación, ya que implican saltar barreras de setos. En Estados Unidos, los datos apuntan a unos 100 000 ingresos en urgencias al año por caídas a caballo, y unas 100 muertes. Incluso jugar al polo a caballo es peligroso, y uno de los mejores jugadores de la historia, Carlos Gracida, que enseñó a jugar al polo al príncipe Carlos y al príncipe Harry, murió al caerse de su caballo durante un partido.[6]

Comparación de la equitación con el éxtasis

Estas cifras sugerirían que montar a caballo puede ser considerablemente más perjudicial que algunas drogas ilegales. Decidí comparar los riesgos de montar a caballo con los de tomar éxtasis, una droga muy popular entre el público de las discotecas. Si la probabilidad de que ocurriera algo malo era de 1 entre 350 en el caso de la equitación, ¿cuál es la probabilidad equivalente de sufrir un accidente por tomar una pastilla de éxtasis? Tendría que encontrar datos comparables para los acontecimientos adversos de la equitación: muertes, lesiones, accidentes de tráfico. También tendría que tener en cuenta algunas de las características especiales de las drogas, como el riesgo de adicción, y tener en cuenta problemas sociales, como el comportamiento violento. Aunque no pudiera encontrar cifras exactas, pensé que podría hacerme una idea aproximada de la magnitud de los daños causados por cada actividad para determinar cuál era más peligrosa.

Empecé calculando el número de personas que el éxtasis mata cada año. Las cifras varían ligeramente dependiendo de dónde se obtengan, pero en aquel momento los informes de los forenses británicos mencionaban el éxtasis como la única causa de muerte de 10-17 personas al año,[7] y se menciona en los certificados de defunción de otras 33-50. La mayoría de los consumidores de éxtasis son politoxicómanos (es decir, consumen otras drogas al mismo tiempo), y el hecho de que tuvieran éxtasis en su organismo cuando murieron no significa necesariamente que esta sustancia contribuyera a su muerte. Así que hice una estimación aproximada de entre 10 y 50 muertes al año.

A continuación, busqué datos sobre el éxtasis y los accidentes de tráfico. No parecía haber mucha información al respecto, quizá porque la policía no realiza pruebas de detección con demasiada regularidad, pero encontré algunos estudios de laboratorio en los que la gente simulaba conducir bajo los efectos únicamente del éxtasis y después de mezclar éxtasis y alcohol. Estos estudios demostraron que, aunque la droga afecta a algunos aspectos de la conducción, también mejora la atención y la concentración, y esto era especialmente evidente en combinación con el alcohol, ya que este parece contrarrestar los efectos más perjudiciales de esta droga. Dada la falta de datos claros en ambos sentidos, decidí omitir los accidentes de tráfico relacionados con el éxtasis.

Para comparar con el número de traumatismos craneoencefálicos provocados por la equitación, me remonté a las pruebas de los daños causados por el éxtasis. El informe de 2008 del Consejo Asesor sobre el Uso Indebido de Drogas estimaba que la droga estaba implicada de alguna manera en un par de miles de ingresos hospitalarios al año. La mayoría de estas lesiones eran bastante leves o estaban producidas principalmente por coingestantes (es decir, otras drogas consumidas al mismo tiempo, como el alcohol o el sedante relacionado gamma-hidroxibutirato o GHB, cuyo nombre en la calle es G), pero unas pocas al año eran lesiones graves específicas del éxtasis, como daños hepáticos. Elegí una cifra aproximada de 2000 lesiones graves pero no mortales causadas por el éxtasis cada año,[8] lo que probablemente sea una sobre-estimación.

Por supuesto, volverse adicto es uno de los mayores peligros que plantean las drogas, y aunque el éxtasis no provoca un síndrome de abstinencia físico, la dependencia psicológica no es desconocida. De entre las personas que buscan tratamiento especializado para la drogodependencia cada año, alrededor de mil[9] afirman que el éxtasis es la droga principal de la que abusan, lo que probablemente representa más o menos la mitad de los adictos al éxtasis, ya que no todo el mundo busca ayuda profesional.

Aunque no se trata estrictamente de una adicción, el placer de montar a caballo es tan grande que muchas personas desean seguir practicando este deporte incluso después de sufrir una lesión. Melanie Reid, una conocida periodista del *Times* que se rompió el cuello y la espalda al caer de un caballo,[10] ha descrito su anhelo de volver a montar en términos que recuerdan mucho a una adicción al consumo de drogas. Su deseo de montar a caballo era tan intenso que volvió a hacerlo cuando aún llevaba un armazón metálico externo para sostener su cuello y su espalda.

Otra gran preocupación es que las personas bajo los efectos de las drogas puedan comportarse de forma antisocial. Sin embargo, en los consumidores de éxtasis, la agresividad es muy poco frecuente, y si alguno se vuelve violento es casi con toda seguridad debido al consumo de otras drogas (como el alcohol). Esta asociación indirecta es similar a la relación entre la equitación y la violencia ocasional cuando los cazadores se enfrentan a saboteadores de cacerías. El comportamiento antisocial no parece ser una fuente significativa de daños para ninguna de las dos actividades.

Al final, las cifras totales de «efectos adversos» del éxtasis y la equitación fueron muy similares: quizá unos seis mil casos cada año (Cuadro 2.1). Las pastillas de éxtasis, sin embargo, son mucho más comunes que la equitación, y la policía calcula que cada año se toman unos sesenta millones de pastillas.[11] La proporción de 6000 sobre 60 000 000 significa que el éxtasis causa aproximadamente un caso de daño grave por cada 10 000 sucesos,[12] es decir, cada 10 000 pastillas, es probable que alguien resulte herido. Obviamente, se trata de una estimación muy aproximada, pero la probabilidad es evidentemente mucho menor que una vez cada 350, por lo que me sentí seguro al afirmar que montar a caballo era una actividad más peligrosa.

Diferentes tipos de daños	Éxtasis (60 millones de incidentes/año) en el Reino Unido	Equitación (2 millones incidentes/año) en el Reino Unido
Fallecimientos	10-50 muertes/año	10 muertes/año, más algunos accidentes de tráfico mortales
Daños físicos	2000 ingresos hospitalarios	100 accidentes de tráfico no mortales/ 5700 accidentes graves
Adictividad	1000 personas buscan tratamiento cada año, otras 1000 también son adictas	No aplicable
Daños psicológicos	El éxtasis puede provocar un deterioro cognitivo leve en los consumidores habituales, problemas de memoria y, en ocasiones, alucinaciones y ataques de pánico. Existe una débil relación con la depresión	Pérdida de memoria, trastornos de personalidad, enfermedad de Parkinson de inicio precoz
Pérdida de bienes y relaciones	Casos raros	Casos raros como el de mi paciente
Daños a terceros	Muy poco frecuentes	Accidentes de tráfico, agresiones ocasionales entre cazadores y saboteadores de caza
Delitos	No frecuentes, aparte del tráfico y suministro de la propia droga	Cacerías ilegales
Coste económico	Tratamiento de lesiones en el Servicio Nacional de Salud británico	Tratamiento de lesiones en el Servicio Nacional de Salud británico
Total	Unos 6000 al año	Unos 6000 al año

Cuadro 2.1. Comparación de los daños del éxtasis y la equitación en el Reino Unido.

EQUASY

En 2009, basándome en las cifras que había recopilado, escribí un editorial en el *Journal of Psychopharmacology*[13] en el que comparaba los daños causados por el éxtasis con los de una afección inventada llamada *equasy*, abreviatura de «síndrome de adicción equina» en inglés. Señalé lo peligroso que era el éxtasis y sugerí que considerásemos prohibir montar a caballo como medida de reducción de daños, añadiendo que sería mucho más práctico que prohibir las drogas, ¡ya que es difícil montar a caballo en la intimidad de tu propia casa! Aparte de algunos lectores de la popular revista británica *Horse and Hound*, que protestaron por el hecho de que montar a caballo no solo fuera una actividad saludable, sino también una cura para la diabetes, la mayoría de la gente entendió que se trataba de una broma. Se trataba de un experimento mental con el que pretendía insistir en que penalizar los comportamientos de riesgo es solo una forma de reducir los daños, y no siempre la más adecuada. La comparación con el éxtasis también quería poner de relieve el hecho de que el debate sobre las drogas tiene lugar sin hacer referencia a otras causas de daños en la sociedad, lo que tiende a otorgar a las drogas un estatus diferente, más preocupante desde el punto de vista subjetivo.

Como presidente del consejo asesor sobre drogas del Gobierno británico en aquel momento, supongo que sabía que esto provocaría una respuesta desde el Gobierno, pero no me esperaba una llamada personal de la entonces ministra del Interior (encargada de supervisar las leyes sobre drogas), Jacqui Smith, pidiéndome que me disculpara o abriría una comisión en el Parlamento. En un discurso pronunciado poco después de esta publicación, afirmó que mi artículo: «quita importancia a un problema grave, trivializa los peligros de las drogas, muestra insensibilidad hacia las familias de las víctimas del éxtasis y envía un mensaje equivocado a los jóvenes sobre los riesgos de consumir estas sustancias». Un diputado del Partido Conservador (de la oposición) se sumó al comentario, afirmando que el consumo de drogas y la equitación eran «completamente incomparables», y que yo estaba en el «trabajo equivocado».[14]

Me pareció una reacción exagerada. Al fin y al cabo, yo solo había comparado dos conjuntos de cifras que estaban disponibles gratuitamente, y sugerido que podrían ayudarnos a reflexionar sobre nuestra forma de tratar el tema de las drogas. Desde luego, no pretendía trivializar el dolor experimentado por quienes habían perdido a algún familiar a causa del éxtasis, y me disculpé públicamente por ello, aunque mantengo que el sufrimiento de mi paciente y su familia como consecuencia de su accidente de equitación también era muy grave. Pero el hecho de que dos mil palabras en una revista científica pudieran provocar tanta hostilidad parecía decir mucho sobre nuestra estrategia para abordar los daños de las drogas.

¿QUÉ ES EL ÉXTASIS?

Para entender por qué la gente se opuso con tanta firmeza a la sugerencia de que tomar éxtasis pudiera ser una decisión racional comparable a la idea de participar en un deporte de riesgo como la equitación, tenemos que echar un vistazo a la historia de esta droga, aprender más sobre sus efectos y entender su lugar particular en los medios de comunicación. Éxtasis es el nombre coloquial del compuesto químico 3,4-metilendioximetanfetamina (MDMA), que se vende habitualmente en forma de pastilla o polvo. Se sintetizó por primera vez en Alemania en 1912 como droga para perder peso, pero se ignoró en gran medida hasta la década de los sesenta, cuando empezó a utilizarse como ayuda para la psicoterapia. Su estructura química es similar a la de las anfetaminas y algunos psicodélicos, y en 1977 se declaró ilegal en el Reino Unido por su supuesta similitud con el LSD (aunque en realidad el éxtasis rara vez produce alucinaciones). En la década de los sesenta, muchos terapeutas utilizaban éxtasis[15] en la Costa Oeste de Estados Unidos para mejorar el compromiso y los resultados de las sesiones psicoterapéuticas, especialmente las de terapia de pareja, cuando se conocía como *empatía*, y a nadie parecía ocurrírsele utilizar esta sustancia con fines recreativos.

En la década de los ochenta, cuando alguien tuvo la ocurrencia de rebautizarla como *éxtasis* y venderla en las discotecas, se popularizó su consumo. Al igual que las anfetaminas, el éxtasis proporcionaba a los consumidores grandes cantidades de energía para bailar toda la noche. Pero, al igual que los psicodélicos, también generaba sentimientos de calidez y empatía hacia los demás, así como un «subidón» eufórico cuando se sentían por primera vez los efectos de la droga. Euforia, energía, empatía: la droga perfecta para una fiesta. Incluso hacía que sonaran bien los interminables ritmos repetitivos de la música trance.

El éxtasis produce estos efectos liberando serotonina en el cerebro y en el sistema nervioso central. La serotonina es un neurotransmisor natural (una sustancia química que usan las neuronas para comunicarse) que ayuda a regular el sueño, el apetito, las contracciones musculares, los movimientos intestinales y el estado de ánimo. (En el capítulo 14 veremos que a las personas con depresión clínica se les dan inhibidores selectivos de la recaptación de serotonina (ISRS) con el fin de aumentar el nivel de serotonina disponible). El éxtasis también libera dopamina, un neurotransmisor del placer que contribuye a la sensación de euforia. Los consumidores empiezan a sentir los efectos de la droga unos treinta o sesenta minutos después de tomar una pastilla, y estos efectos alcanzan su punto máximo al cabo de una o dos horas. Algunas personas prefieren comprar la droga en polvo y esnifarla, lo que produce efectos más rápidos y de menor duración. En los últimos años, la droga en polvo es más empleada, ya que la pureza de las pastillas ha disminuido.

Cuando los consumidores compran éxtasis, esperan obtener MDMA como principio activo. Sin embargo, a menudo se añaden otros estimulantes como la cafeína y las catinonas, ya sea para añadir eficacia o porque el productor no disponía de suficiente MDMA. Algunos de estos ingredientes alternativos (por ejemplo, la cafeína) son relativamente inofensivos, pero, como veremos más adelante, otros, como la PMA, pueden ser significativamente más tóxicos que la MDMA.

¿El éxtasis mata?

Las primeras muertes relacionadas con el éxtasis a las que se dio mucha publicidad fueron sobre todo de hombres jóvenes que murieron de deshidratación e hipertermia (temperatura corporal anormalmente alta) tras bailar durante horas en clubes mal ventilados sin beber suficiente agua. Además de la histeria de los medios de comunicación, un comité gubernamental del que yo formaba parte emitió una serie de recomendaciones muy sensatas en materia de salud pública. Se obligó a las discotecas a habilitar salas de descanso y a proporcionar agua gratis para ayudar a los bailarines a refrescarse. Las muertes por deshidratación se redujeron cuando los locales y los bailarines comprendieron la importancia de hidratarse.

Desgraciadamente, este consejo no dejaba claro que beber agua era un antídoto contra los riesgos para la salud del esfuerzo físico extremo y la sudoración, pero no contra la droga en sí. Como resultado, la segunda oleada de muertes relacionadas con el éxtasis afectó sobre todo a mujeres jóvenes que sufrían intoxicación por agua, que se produce cuando una persona bebe tanta agua que el nivel de sodio en el plasma sanguíneo desciende peligrosamente. (La menor proporción de agua corporal respecto a la masa corporal en las mujeres en comparación con los hombres explica probablemente por qué las mujeres corren un riesgo especial). El caso más famoso fue el de la adolescente británica Leah Betts, que murió tras tomar dos pastillas de éxtasis en su casa el día de su cumpleaños.18 Al parecer, cuando empezó a sentir los efectos del éxtasis, bebió repetidamente grandes cantidades de agua pensando que era lo correcto aunque no estuviera bailando. Tomó tanta agua que su nivel plasmático de sodio descendió tanto (hiponatremia) que el agua fue absorbida por ósmosis por las células cerebrales, lo que provocó la inflamación del cerebro. El aumento de la presión en el tronco encefálico la sumió en un coma del que nunca despertó. Una vez más, una campaña de salud pública sobre cuánto beber (medio litro por hora), cómo beber (a sorbos y no de un trago) y qué beber (bebidas para deportistas o agua con sal añadida) ayudó a reducir el número de muertes por esta causa. Ahora sabemos que la MDMA tiene tendencia a liberar una hormona que mantiene el agua en la sangre (hormona antidiurética) y se cree que esto contribuye a la intoxicación por agua. Las mujeres jóvenes parecen especialmente propensas a este efecto de la MDMA y deben tener especial cuidado a la hora de consumirla.

Junto a estas causas de muerte más comunes, se han dado casos ocasionales de insuficiencia hepática, insuficiencia renal y cese repentino de los latidos del corazón. La serotonina interviene en la regulación de la coagulación de la sangre, y algunas personas han muerto por coágulos sanguíneos seguidos de hemorragias incontroladas. El éxtasis eleva la frecuencia cardíaca y la presión arterial, por lo que los infartos no son desconocidos, y algunos consumidores también han sufrido hemorragias cerebrales. Estas reacciones, raras pero mortales, son similares a las alergias, y probablemente sean el resultado de susceptibilidades genéticas u otras afecciones subyacentes. Posiblemente, algún día dispondremos de pruebas para detectar genes concretos que hagan más probables estas reacciones. Por supuesto, son tragedias para las familias afectadas, pero son mucho menos frecuentes que otras alergias que pueden ser mortales, como la alergia a los cacahuetes.[16]

¿Cuáles son los demás perjuicios del éxtasis?

Con el paso del tiempo, y a medida que las muertes se hacían menos frecuentes, las investigaciones y las campañas de salud pública dejaron de centrarse en los peligros de muerte o en los daños físicos a largo plazo para enfocarse en los efectos psicológicos del éxtasis. En concreto, muchas investigaciones han analizado el posible daño que podría causar a las células nerviosas de la serotonina, un proceso denominado neurodegeneración. Los estudios en los que se administraron grandes dosis de éxtasis a ratas y monos revelaron que dañaba las células de serotonina,[17] pero, a pesar de los esfuerzos por reproducir este efecto en humanos cuando se probaba la droga para uso médico, nunca se ha demostrado que el éxtasis en dosis normales cause neurodegeneración.

Se ha demostrado que los grandes consumidores presentan cierto grado de deterioro cognitivo y pérdida de memoria,[18] pero son síntomas leves y de corta duración, y casi siempre mejoran cuando se interrumpe el consumo. En el caso de los politoxicómanos es difícil saber la responsabilidad de cada sustancia en los distintos problemas y, probablemente, el deterioro se deba a otras drogas y actividades que se realizan bajo los efectos del éxtasis, como bailar durante horas. Un interesante estudio realizado con adolescentes mormones[19] que tomaban éxtasis pero no consumían otras drogas ni tampoco alcohol no encontró diferencias entre su funcionamiento mental y el de quienes no tomaban ninguna droga.

A pesar de la preocupación de que el éxtasis pueda interferir a largo plazo en nuestros sistemas de serotonina, causando depresión, los estudios que lo han analizado no han encontrado una relación clínicamente significativa.[20] Aunque los grandes consumidores de éxtasis, sobre todo los que tienen un genotipo específico, obtienen puntuaciones ligeramente peores en las escalas de valoración de la depresión en general, ni siquiera los más afectados estaban en el rango de la depresión clínica.

EL ÉXTASIS SE CONVIERTE EN EL OBJETIVO DE UNA CRUZADA MEDIÁTICA

Los medios de comunicación muestran un enorme interés, a menudo desproporcionado, por los efectos nocivos del éxtasis. En gran parte, esto se debe a cómo se introdujo esta sustancia en el panorama de las drogas recreativas. El éxtasis apareció por primera vez en las salas de baile de Estados Unidos a principios de la década de los ochenta y llegó a Europa tras ser consumido por miles de personas en Ibiza en el verano de 1986. La droga tuvo un profundo impacto en la música dance y pronto atrajo a grandes multitudes a las discotecas con la promesa de que ese estilo de música eufórica sonaba especialmente bien si estabas colocado de éxtasis. Aunque era muy popular, enfrentaba a los dueños de las salas de baile a dos problemas.[21] El primero era que sus clientes acudían a sus locales inevitablemente acompañados por bandas criminales que suministraban esta droga ilegal que todo el mundo quería consumir. El segundo problema era que los consumidores de éxtasis no bebían demasiado alcohol, y, evidentemente, las discotecas obtenían sus beneficios de la venta de alcohol. Como alquilar una sala de baile es muy caro, los organizadores de eventos empezaron a buscar espacios que pudieran utilizar sin pagar: campos y playas en verano y almacenes vacíos en invierno. Antes de que existiera Internet, el organizador de la *rave* o «fiesta gratis» anunciaba un punto de encuentro por una radio pirata y conducía a una caravana de coches hasta el lugar secreto donde se celebraba la fiesta.

Estas fiestas planteaban un auténtico reto para la salud y la seguridad: en los grandes eventos, miles de personas mezclaban importantes cantidades de drogas en lugares remotos de difícil acceso para los servicios de emergencia si algo salía mal, sobre todo en la época anterior a los teléfonos móviles. Aunque era poco probable que los propios consumidores fueran agresivos o se comportaran de forma antisocial, los traficantes que ganaban dinero en las fiestas podían resultar violentos, y esto era algo extremadamente difícil de controlar. Sin embargo, aunque estas preocupaciones fueran reales, gran parte de la presión ejercida sobre el Reino Unido y otros países para responder a la «cultura *rave*» derivaba de otros problemas sociales que estaban de actualidad, y los consumidores de éxtasis eran vistos como manifestantes contraculturales contra las políticas conservadoras. Dado que el éxtasis ya era ilegal en el Reino Unido, el Gobierno de John Major, entonces primer ministro, tomó la medida de prohibir las *raves* en la Ley de Justicia Penal y Orden Público de 1994, definiendo estas fiestas como eventos en los que se pinchaba música con «ritmos repetitivos»[22] en espacios sin licencia. Esto obligó a los bailarines a volver a las discotecas, que cobraban entradas muy caras o dependían de que los asistentes consumieran mucho alcohol. De hecho, en el periodo comprendido entre 1950 y 2007, la única caída o estabilización significativa en el aumento constante del consumo de alcohol en el Reino Unido se produjo desde finales de los años ochenta hasta mediados de los noventa, durante la época dominada por la escena *rave* (Figura 2.1),[23] debido a que mucha gente se pasó al éxtasis durante ese periodo.

El efecto de estos cambios sociales y legales fue que el éxtasis se convirtió en una «historia» para los medios de comunicación asociada a las protestas antigubernamentales y a la contracultura juvenil. Como consecuencia, se ha producido una sobreinformación sistemática de los problemas relacionados con el éxtasis[24] en comparación con otras drogas, dando la impresión de que el éxtasis es más perjudicial de lo que realmente es. Un esclarecedor estudio de la prensa escocesa entre 1990 y 1999 comparó las noticias de los periódicos sobre muertes por drogas con los datos oficiales de los forenses. Se descubrió que el interés de los medios de comunicación variaba considerablemente según de qué droga se tratara. De 265 muertes por paracetamol, los medios de comunicación solo informaron de 1, pero un tercio de las muertes en las que se detectó anfetamina (13 de 36) aparecieron en las noticias. En el mismo periodo de tiempo, se produjeron 28 muertes por éxtasis, de las que se informó de 26, una proporción muy superior a la de cualquier otra droga. (De hecho, es probable que solo un tercio de estas 28 muertes se debiera realmente al éxtasis).

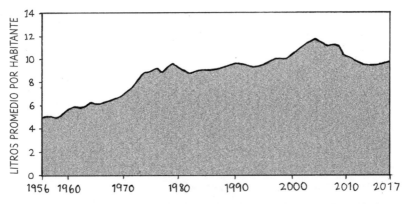

Figura 2.1. Aumento del consumo estimado de alcohol (en litros de alcohol por persona mayor de 14 años).

Por supuesto, solo las historias que encajan con la narrativa de que «el éxtasis es malo para la salud» reciben este tipo de cobertura mediática. Un ejemplo del contraste entre la reacción ante las «buenas» y las «malas» noticias sobre la droga tuvo lugar en Estados Unidos en 2002. Un científico llamado George Ricaurte publicó un artículo en *Science*,[25] en el que afirmaba haber encontrado nuevas pruebas de que el éxtasis provocaba una «neurotoxicidad dopaminérgica grave» en monos. Como este efecto no se había detectado en estudios anteriores a dosis bajas, sorprendió a muchos otros científicos del sector, pero, de ser cierto, podría significar que los consumidores recreativos de éxtasis corrían el riesgo de desarrollar enfermedades como el Parkinson en etapas posteriores de su vida. El estudio de Ricaurte fue ampliamente difundido en su momento, sobre todo porque la Ley de Reducción de la Vulnerabilidad de los Estadounidenses al Éxtasis (Reducing Americans' Vulnerability to Ecstasy, RAVE)[26] se estaba tramitando en el Congreso. Más tarde, en septiembre de 2003, Ricaurte publicó una retractación formal de su artículo:[27] de alguna manera, dos viales de droga se habían confundido, y la neurotoxicidad que había encontrado había sido causada en realidad por la metanfetamina (metanfetamina cristalina). Los medios de comunicación apenas prestaron atención a la retractación. «El éxtasis provoca Parkinson» es un buen titular, mientras que «el éxtasis no es más perjudicial de lo que pensábamos» no parece una información interesante.

De hecho, en lugar de causar Parkinson, el éxtasis podría ser un tratamiento eficaz para controlar su debilitante temblor.[28] Si la investigación que se está llevando a cabo sobre este tema arroja resultados positivos, será la prueba de otro uso terapéutico de la droga, junto con sus efectos beneficiosos en la terapia de pareja y en el tratamiento del trastorno de estrés postraumático (véase el recuadro de la página 38). Estos avances rara vez aparecen en la prensa y, de hecho, el éxtasis no tiene actualmente ningún uso medicinal aprobado oficialmente.

En el Reino Unido, todas las drogas ilegales tienen una clase, que determina las penas por posesión y suministro, y una lista, que determina cómo se regulan para uso medicinal. Según la legislación estadounidense y las convenciones de la ONU, las drogas se clasifican en listas en función de sus presuntos efectos nocivos. El éxtasis está en la lista 1, lo que significa que estas instituciones consideran que es una de las drogas más nocivas. Además, esta clasificación establece que el éxtasis no tiene usos medicinales significativos, a pesar de las numerosas pruebas de que es mucho más eficaz que los fármacos actuales para varios trastornos crónicos resistentes al tratamiento.

Una de las razones por las que el éxtasis permanece en una lista inadecuada es porque los medios de comunicación están obsesionados con sus cualidades nocivas, lo que hace muy difícil que los políticos consideren cualquier cambio en su clasificación. Cuando, en 2008, el Consejo Asesor sobre Drogas del Reino Unido recomendó rebajar el éxtasis a la clase B para reducir las penas por posesión y suministro, el Gobierno dejó claro que, independientemente de lo que indicaran las pruebas,[29] no iba a considerar ninguna reducción del estatus legal de la MDMA.

En Estados Unidos se ha avanzado algo más. Anteriormente, la MDMA se consideraba tanto una droga psicodélica como estimulante, por lo que las penas por su posesión y suministro se determinaban *sumando* las penas por LSD y cocaína; a efectos de sentencia, 1 g de MDMA se consideraba tan nocivo como 500 g de cannabis. En 2010, la Unión Americana de Libertades Civiles apoyó una impugnación legal de esta proporción. El tribunal de Nueva York escuchó el testimonio del experto británico Val Curran y del experto estadounidense John Halpern: ambos afirmaron que los efectos de la MDMA se habían exagerado enormemente, sobre todo en relación con los daños cerebrales. El tribunal estuvo de acuerdo y recomendó una proporción comparativa de 200 g de cannabis por 1 g de MDMA, una clara mejora respecto a la proporción anterior, aunque sigue sobrestimando los daños de la MDMA.

ÉXTASIS: UNA CUESTIÓN MORAL

El éxtasis es una droga nociva, y este capítulo no debe interpretarse en sentido contrario. Pero ¿hasta qué punto? ¿Tan perjudicial como beber cinco jarras de cerveza? ¿Tan peligrosa como subirse a una moto? David Spiegelhalter, catedrático de comunicación de riesgos de la Universidad de Cambridge, ha calculado que tomar una pastilla de éxtasis es tan peligroso como conducir una moto durante unos 10 kilómetros o una bicicleta durante 20 kilómetros.[30] Este tipo de comparaciones son útiles porque pueden ayudar a la gente a tomar decisiones sobre su comportamiento basándose en una evaluación realista de los riesgos. Sin embargo, los políticos suelen resistirse mucho a ellas.

Cuando la ministra del Interior del Reino Unido, Jacqui Smith, responsable de la legislación británica sobre drogas, me llamó para pedirme que me disculpara por mi editorial sobre el *equasy*. Mantuvimos la siguiente conversación:

> Jacqui Smith: No se pueden comparar los daños de una actividad legal con los de una ilegal.
> Yo: ¿Por qué no?
> Jacqui Smith: Porque una es ilegal.
> Yo: ¿Por qué es ilegal?
> Jacqui Smith: Porque es perjudicial.
> Yo: ¿No tenemos que comparar los daños para determinar si debe ser ilegal?

Jacqui Smith [*gritando*]: No se pueden comparar los daños de una actividad legal con los de una ilegal.

He mantenido esta conversación circular varias veces con otros parlamentarios. Este pretexto lógico de la ilegalidad tiene su origen en el mismo punto de partida filosófico que la «guerra contra las drogas» (que analizaremos con más detalle más adelante). En esta conversación, Jacqui Smith quería aseverar que el consumo de drogas era una categoría de actividad totalmente diferente, incomparable con cualquier otra cosa. En esta visión del mundo, consumir ciertas drogas de determinadas maneras no solo es perjudicial, sino *inmoral*; de ello se deduce que a los responsables políticos no les interesa medir los daños, porque su propósito es erradicar cualquier tipo de consumo de drogas aunque no causara ningún daño. Esto, a su vez, lleva a hacer hincapié en las políticas destinadas a reducir el *número total de consumidores*, en lugar de la *cantidad total de daños*.

Esto es problemático por varias razones. Para empezar, dispara en cierto modo a los responsables políticos en el pie. No está nada claro que los Gobiernos influyan especialmente en el hecho de que alguien *pruebe* o no una droga,[31] porque la experimentación viene determinada en gran medida por las normas sociales y las tendencias culturales, mientras que las políticas gubernamentales *pueden* influir mucho en el hecho de que un individuo resulte *perjudicado* o no por una droga. Además, si las políticas que persiguen la abstinencia total tienen algún éxito, este se producirá principalmente entre los consumidores ocasionales (a los que les resultará más fácil abandonar por completo el consumo), en lugar de entre los grandes consumidores y los adictos, que son los que sufren los mayores daños. Si nos centráramos únicamente en reducir la prevalencia del consumo de alcohol, por ejemplo, serían los treinta millones de bebedores británicos que se mantienen dentro de los límites diarios recomendados los que tendrían más probabilidades de convertirse en abstemios si es que alguno lo hiciera. Sería absurdo dirigir una estrategia de reducción del daño del alcohol a los que sufren menos daños en lugar de intentar ayudar a los diez millones de bebedores de riesgo a reducir su consumo. Además, centrarse en reducir la prevalencia puede acabar socavando las medidas que han demostrado reducir los daños, en caso de que estas medidas «animen» a la gente a experimentar con las drogas. Un ejemplo de ello fue la Ley RAVE, que fue promulgada en el 2003 en Estados

Unidos, apoyada por las engañosas pruebas del estudio de neurotoxicidad de Ricaurte (página 29). La ley responsabilizaba más a los locales de frenar el consumo de drogas ilegales en sus instalaciones, citando características como la venta de agua embotellada y la provisión de salas de descanso como prueba de que un local estaba atendiendo las necesidades de los consumidores de éxtasis.

Los detractores de esta legislación[32] señalaron que precisamente estas medidas de salud pública habían contribuido a reducir el número de muertes por deshidratación relacionadas con el éxtasis, y que el hecho de que los locales dejaran de proporcionar agua o espacios para refrescarse por miedo a ser perseguidos podría provocar un aumento de las muertes. Como he apuntado antes, no existe una relación clara entre políticas como la Ley RAVE y los niveles de consumo, por lo que el efecto más probable es que los jóvenes sigan consumiendo éxtasis en las mismas cantidades pero en condiciones menos seguras. Pero, incluso si la Ley RAVE disuadiera a un pequeño número de personas de consumir éxtasis, es perverso que esto se considere un «éxito» aunque el daño causado a los consumidores haya aumentado en general.

POR QUÉ MEDIR LOS DAÑOS DE LAS DROGAS ASUSTA A LOS POLÍTICOS

Los problemas de la Ley RAVE ilustran por qué a los Gobiernos les pone tan nerviosos medir los daños de las drogas. Ser «duro con las drogas» exige que los gobiernos reduzcan la prevalencia, pero la prevalencia por sí sola no es lo que hay que medir: es solo uno de los muchos factores que componen el efecto total de las drogas en la sociedad. La Figura 2.2[33] muestra los costes totales estimados en Estados Unidos, en miles de millones de dólares, de las drogas legales e ilegales, y de algunas otras causas importantes de problemas de salud. La prevalencia tiene una relación con el daño, y la reducción del consumo (sobre todo entre grupos específicos como los adolescentes) podría desempeñar un papel en una estrategia eficaz de reducción del daño, pero también es el área en la que tenemos más dudas sobre las medidas que realmente funcionan. Es más, no solo es poco probable que las políticas dirigidas a reducir la prevalencia sean eficaces, sino que a menudo causan más daños que beneficios de otras maneras. Medir estos otros tipos de daños desacreditaría las políticas gubernamentales, por lo que a menudo no se recopilan los datos y no se realiza este tipo de análisis. Los daños causados por las drogas son muy complejos. Mi comparación entre el éxtasis y la equitación no fue un cálculo preciso, sino un intento de obtener una idea aproximada de la magnitud de los daños causados por cada actividad. Aun así, tuve que tener en cuenta diferentes tipos de daños, algunos de los cuales afectaban a los propios individuos (como las muertes y la adicción), y otros, a otras personas (como la delincuencia y el coste económico). Por ejemplo, no tuve en cuenta el daño causado a los propios caballos, que a menudo mueren en las grandes carreras y en las pruebas de salto.[34] Es importante que nuestras mediciones sean exhaustivas, o una política que reduzca los daños en un área podría estar aumentando las consecuencias negativas en otra parte del sistema. En el próximo capítulo estudiaremos una forma de analizar los daños de forma mucho más sistemática, comparando las drogas entre sí según una serie de criterios diferentes.

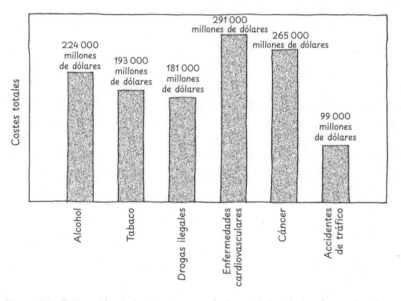

Figura 2.2. Estimación de los costes económicos totales de las drogas legales e ilegales en comparación con otras causas importantes de problemas de salud en Estados Unidos.

Por supuesto, si realmente se considera que el consumo de drogas ilegales es un problema moral, entonces no importa si los consumidores se causan daño a sí mismos, porque asumieron un riesgo y cualquier consecuencia negativa es culpa suya. Sin embargo, esto es ilógico, ya que el nivel de riesgo en el consumo de drogas es casi el mismo que en actividades populares como montar a caballo, que no se considera inmoral, y las buenas políticas sobre equitación implican que los jinetes utilicen el casco y adopten ciertas medidas de seguridad en lugar de estar destinadas a impedir que la gente practique este deporte. También es inhumano, ya que va en contra de los principios de asistencia sanitaria universal sobre los que se fundó el Servicio Nacional de Salud del Reino Unido, en el que incluso las enfermedades autoinfligidas merecen un tratamiento compasivo. Y está mal informada, pues no entiende cómo funciona la sanidad pública. Las enormes mejoras en la salud de la nación que hemos visto en el último siglo se han producido precisamente porque empezamos a tratar a *todo el mundo*: las enfermedades son infecciosas, por lo que todos nos beneficiamos cuando los que corren más riesgo de contraerlas y transmitirlas reciben ayuda. Los consumidores de drogas forman parte de la sociedad y, cuando los tratamos como a cualquier otro ciudadano, los resultados mejoran para todos, incluidos los no consumidores.

La idea de establecer una comparación entre montar a caballo y el éxtasis se me ocurrió cuando traté a una paciente con daño cerebral, una mujer a la que se podía considerar «responsable» de su enfermedad, en el sentido de que, si nunca hubiera montado a caballo, no se habría lesionado. Sin embargo, los periódicos antidroga como el *Daily Mail* del Reino Unido nunca publicarían un titular culpándola de su enfermedad, ni pedirían al Gobierno que encarcelara a los jinetes por la carga que suponen para la sociedad. El tratamiento compasivo que recibieron ella y sus hijos contribuyó a aliviar en parte su sufrimiento, y este tipo de atención a las personas vulnerables se considera un indicador de una sociedad civilizada en otros ámbitos de la salud. Deberíamos aplicar este tipo de pensamiento al consumo de drogas, y empezar a elaborar una estrategia seria para reducir los daños en lugar de centrarnos únicamente en la prevalencia.

Un cuento con moraleja: cómo la ONU empeoró los daños del éxtasis

Por regla general, cuanto más se intenta reducir el consumo de drogas, mayores son los daños que se provocan. Veremos unos cuantos ejemplos de esta aparente paradoja en muchos capítulos de este libro, pero la historia del éxtasis es quizá una de las peores. A finales de la década de noventa, la ONU se mostraba insatisfecha, puesto que, a pesar de que la MDMA se había declarado ilegal unos veinte años antes, su consumo no se había extinguido y ni tan siquiera se había reducido. Así que idearon una nueva estrategia: prohibir el precursor para que los químicos clandestinos no pudieran fabricar MDMA. El precursor de la MDMA es el safrol, que en aquella época se extraía del aceite de sasafrás, un producto vegetal de los bosques tropicales. La ONU decidió prohibir su producción, distribución y venta sin licencia en 1999. Esta prohibición apenas impidió la producción de MDMA hasta que, a finales de 2007, se produjo una incautación masiva de cincuenta toneladas de aceite de sasafrás camboyano en el puerto tailandés de Laem Chabang, suficiente para elaborar la mitad de la producción anual mundial de éxtasis.

La ONU creía que había acabado con la producción de éxtasis y que, como consecuencia, su consumo disminuiría. Sin embargo, el mercado de la química clandestina no es tan sencillo: donde hay demanda, siempre hay un camino. A medida que el safrol se hacía más difícil de obtener, los químicos clandestinos buscaron materiales de partida alternativos y dieron con el aceite de anís. Se trata de un componente importante de muchos alimentos, cosméticos y artículos de tocador, por lo que está ampliamente disponible y, en la práctica, nunca puede prohibirse. Estructuralmente, la molécula del aceite de anís es similar a la del safrol,[35] pero tiene un átomo de oxígeno (O) menos. Así que los químicos clandestinos sometieron el aceite de anís a la misma síntesis que utilizaron para la MDMA y obtuvieron PMA o PMMA, dependiendo del proceso exacto utilizado. Ambos podían hacerse pasar por MDMA y utilizarse para fabricar pastillas de éxtasis.

El problema es que la PMA y la PMMA tienen propiedades muy diferentes a las de la MDMA que las hacen más nocivas. Se absorben más lentamente en el estómago: mientras que la MDMA produce un «subidón» unos veinte minutos después de tomar una pastilla, con la PMA o la PMMA, este puede tardar hasta una hora. El resultado fue que muchas personas pensaban que las pastillas eran débiles y tomaban un par más para conseguir un subidón. Una vez que la PMA/ PMMA llega al cerebro, empieza a liberar serotonina (igual que la MDMA), pero estas drogas también bloquean la descomposición de la serotonina, por lo que puede alcanzar niveles tóxicos y provocar un síndrome serotoninérgico con hipertermia, convulsiones y muerte.

Todo esto ocurrió sin el conocimiento de las autoridades. De repente, a finales de la década de 2000, se produjo una oleada de muertes en el Reino Unido supuestamente debidas al éxtasis, pero en la autopsia se descubrió que se debían a la PMA o la PMMA. Estas drogas habían sido declaradas ilegales en virtud de las Convenciones de la ONU de 1971 y apenas se habían visto en el Reino Unido. Durante los años siguientes, las muertes por PMA/PMMA aumentaron año tras año hasta alcanzar un pico de más de sesenta en 2012, más de las que había causado nunca la MDMA. Fue entonces cuando nos dimos cuenta de lo que había ocurrido: el mercado había sustituido el safrol por aceite de anís con consecuencias devastadoras para los usuarios. La prohibición había resultado contraproducente como medida de reducción de daños, porque eludir la prohibición había conducido a alternativas más tóxicas. Más adelante en este libro nos encontraremos con otros ejemplos de este tipo de fracaso político: por ejemplo, el auge de los fentanilos para eludir las prohibiciones de la heroína y de los cannabinoides sintéticos para eludir las prohibiciones del cannabis. Este tipo común de consecuencias imprevistas es una de las razones por las que estoy firmemente a favor de una política de drogas más racional que permita a los consumidores someter sus drogas a pruebas de seguridad de forma gratuita, como en los Países Bajos (capítulo 8, página 155). Allí no hubo muertes por PMA/PMMA, porque observaron el auge de estas nuevas pastillas y advirtieron a sus jóvenes. También informaron al Gobierno británico, pero este se negó a publicar advertencias similares por si fomentaba el consumo de drogas; de hecho, esta ausencia de información provocó muchas muertes innecesarias.

La prohibición del safrol tuvo un último inconveniente. Los químicos clandestinos acabaron encontrando una solución y aprendieron a fabricarlo sintéticamente en lugar de extraerlo de las plantas. En consecuencia, la MDMA es ahora mucho más barata que antes, por lo que las pastillas de éxtasis vuelven a estar compuestas principalmente de MDMA (en lugar de PMA, etc.). Sin embargo, como ahora la MDMA es barata, los proveedores han aumentado la concentración de MDMA en las pastillas de éxtasis. Al principio contenían entre 40 y 50 mg; ahora son habituales los comprimidos de más de 150 mg. También se vende MDMA en polvo (cristal) en bolsas de 1 g, unas 20 veces la cantidad de las primeras pastillas. Estas nuevas formas de MDMA hacen que la sobredosis accidental sea mucho más probable y, por tanto, las muertes han alcanzado un nuevo máximo de más de cincuenta al año.[36]

El trastorno de estrés postraumático (TEPT) es una enfermedad que a veces aparece tras un suceso vital catastrófico o una experiencia traumática, como presenciar un asesinato o ser atracado a punta de pistola. El paciente sufre escenas retrospectivas, ansiedad, miedo y pesadillas, y puede hacer cualquier cosa para evitar revivir la experiencia, como, por ejemplo, negarse a salir de casa.

El TEPT es sorprendentemente frecuente. En Europa lo padecen 7,7 millones de personas al año.[37] Es muy incapacitante y se asocia a altas tasas de autolesión y suicidio. Las tasas son especialmente altas entre los soldados, pues tienen muchas más probabilidades de enfrentarse a acontecimientos violentos que los civiles. Un estudio realizado en 2004 reveló que el 18 % de los soldados que regresaban de Irak y Afganistán padecían TEPT,[38] y mueren más por suicidio que por combate.

El mejor tratamiento es la terapia centrada en el trauma, en la que los recuerdos se rememoran en un entorno seguro para que el paciente aprenda que ya no está en peligro y supere el miedo. Sin embargo, uno de los problemas de este enfoque es que volver a enfrentarse a los recuerdos del trauma puede resultar demasiado estresante. Existen varios fármacos «tradicionales» para tratar este trastorno, como las benzodiacepinas y los ISRS, pero la enfermedad suele ser resistente al tratamiento y puede durar años.

Si quisiéramos inventar un fármaco especialmente diseñado para potenciar las terapias centradas en el trauma, tendría las siguientes cualidades:

1. Ser de acción suficientemente corta para una sola sesión de terapia.
2. No tener problemas significativos de dependencia.
3. No ser tóxico a dosis terapéutica.
4. Reducir los sentimientos de depresión que acompañan al TEPT.
5. Aumentar los sentimientos de cercanía entre el paciente y el terapeuta.
6. Aumentar la excitación para mejorar la motivación de acudir a terapia.
7. Potenciar la relajación y reducir la hipervigilancia.

8. Estimular nuevas formas de pensar para explorar problemas arraigados.
9. Moderar los cambios cerebrales que provocan ansiedad y angustia.

El éxtasis posee todas estas cualidades cuando se utiliza en un entorno clínico y es extremadamente eficaz. Un ensayo realizado en 2010, en el que se utilizó MDMA para tratar a personas que padecían un TEPT resistente al tratamiento, arrojó resultados muy alentadores, con una tasa de éxito del 83 %[39] (10 de cada 12 sujetos dejaron de padecer el trastorno con solo dos sesiones de psicoterapia asistida con éxtasis [Figura 2.3]). El estudio tampoco halló efectos adversos relacionados con el fármaco ni efectos neurocognitivos. Por supuesto, es posible que se produzcan «reacciones alérgicas» raras al fármaco, pero todos los tratamientos médicos son potencialmente perjudiciales y, si el riesgo es pequeño y el beneficio es grande, el tratamiento puede estar justificado. En un entorno clínico y bajo supervisión médica, las reacciones adversas al éxtasis son prácticamente desconocidas, y el beneficio consiste en aliviar un TEPT que, de otro modo, no remitiría.

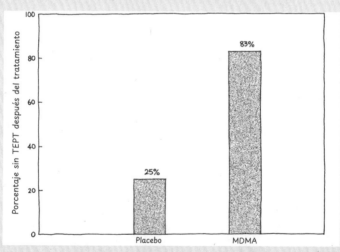

Figura 2.3. Comparación de placebo y la MDMA (éxtasis) en el tratamiento del TEPT, que muestra el porcentaje de pacientes que ya no padecían TEPT después del tratamiento.

Esta relación riesgo/beneficio, a mí, me parece bastante buena, también a la mayoría de los profesionales de la medicina y, lo que es más importante, a los propios pacientes. Permitimos que los pacientes de cáncer elijan ser tratados con fármacos altamente tóxicos que pueden dañar su corazón o su hígado, o causarles cánceres secundarios más adelante en la vida si sobreviven al tratamiento inicial, y también permitimos que los pacientes quirúrgicos se enfrenten a considerables riesgos de muerte. Sin embargo, debido al estatus legal del éxtasis, a miles de personas que sufren TEPT no se les permite tomar por sí mismas una decisión médica mucho menos arriesgada.

La buena noticia es que desde 2010 varios estudios de seguimiento han confirmado este potencial de la MDMA como tratamiento para el TEPT. En conjunto, los resultados son mucho mejores que cualquier tratamiento actual para esta devastadora enfermedad, por lo que MAPS (Asociación Multidisciplinar de Estudios Psicodélicos) está llevando a cabo un ensayo multicéntrico. Si los resultados son positivos, es muy probable que la MDMA sea aprobada como medicamento, ya que la Administración de Alimentos y Medicamentos (FDA) le ha otorgado el «estatus de avance»: creen que tiene un potencial especial en una afección con necesidades no cubiertas (el TEPT en este caso) y, por tanto, merece una vía rápida para su uso clínico.

Mi grupo de investigación lleva esta idea un poco más lejos bajo la dirección del Dr. Ben Sessa, psiquiatra especializado en adicciones residente en Bristol (Reino Unido). Su razonamiento es que muchas personas se vuelven dependientes del alcohol porque lo consumen para suprimir recuerdos traumáticos. Esta no es una buena solución a sus problemas: aunque la bebida puede suprimir transitoriamente la angustia, los recuerdos traumáticos vuelven a aparecer después, y a veces pueden ser peores que antes debido a los cambios cerebrales producidos por la abstinencia del alcohol. Además, la persona puede volverse dependiente del alcohol, con todos los problemas que ello conlleva. Ben pensó que, si sus pacientes alcohólicos pudieran superar sus recuerdos traumáticos mediante un tratamiento con MDMA, podrían dejar de beber o al menos reducir su consumo. Obtuvimos financiación de la fundación benéfica Alex Mosley para llevar a cabo un estudio piloto al respecto. Hasta ahora hemos tratado a siete pacientes según el procedimiento MAPS actual para el TEPT, que consiste en dos sesiones de MDMA (dosis de 125 mg) con dos semanas de intervalo. Durante las sesiones de TEPT se anima a los pacientes a revivir sus recuerdos traumáticos y a controlar las emociones que los acompañan. Hasta el momento, los resultados parecen prometedores, ya que la mayoría de nuestros pacientes son capaces de reducir el consumo de alcohol o incluso de dejarlo durante meses después del tratamiento. Pretendemos tratar a quince pacientes en total y, una vez analizados los datos, sabremos si hay suficientes pruebas de eficacia para que merezca la pena realizar un ensayo controlado doble ciego. (Un ensayo doble ciego es aquel en el que ni el paciente ni el médico saben si el paciente está tomando o no un placebo).

En 2012, con la Fundación Beckley, llevamos a cabo el primer estudio de imagen cerebral de la MDMA en relación con el TEPT. La oposición del *establishment* a la investigación con drogas «ilegales» nos obligó a buscar financiación en fuentes alternativas y obtuvimos una subvención de Channel 4 (canal de televisión del Reino Unido) para hacerlo en parte como un programa científico en directo. Este programa (*Drugs Live: The Ecstasy Experiment*)[40] tuvo un gran éxito y fue el programa científico más visto de la cadena. Los resultados de las imágenes cerebrales mostraron que la MDMA reducía la actividad en los centros emocionales del cerebro y disminuía los recuerdos emocionales negativos. Así que ahora tenemos un mecanismo probable de cómo la MDMA actúa en el cerebro para ayudar a las personas a superar su TEPT.[41]

Basándose en todos estos datos clínicos y en la neurociencia que los sustenta, varias personas, entre las que nos incluimos, han pedido que se retire la MDMA de la Lista 1 para que pueda emplearse en la investigación y el tratamiento clínico.[42]

CAPÍTULO 3
¿CÓMO PODEMOS MEDIR LOS DAÑOS CAUSADOS POR LAS DROGAS?

Comparación de daños basada en pruebas

Cuando la Ley sobre el Uso Indebido de Drogas del Reino Unido entró en vigor en 1971, clasificó una serie de drogas, anteriormente controladas por la Ley de Venenos, en tres clases: A, B y C. Como explicamos en el capítulo 1, la clasificación de una droga pretendía reflejar el daño que causaba, con penas más severas para la posesión y el suministro de sustancias más peligrosas. Se pretendía que esta estructura jurídica fuera flexible y que las drogas subieran y bajaran en el sistema de clases, o incluso salieran de él, a medida que surgieran nuevas pruebas. En la práctica, nunca ha habido justificaciones claras o transparentes para incluir una droga concreta en una determinada clase legal, y ha habido muy pocos movimientos entre clases —especialmente, muy pocos movimientos a la baja— a la luz de nuevas pruebas. De hecho, la única droga que ha descendido de clase ha sido el cannabis, que originalmente pertenecía a la clase A o B en función de su preparación (aceite o materia vegetal). El Consejo Asesor sobre el Uso Indebido de Drogas (ACMD, por sus siglas en inglés) también fue creado por la ley para examinar los datos científicos y elaborar recomendaciones para el Gobierno.

La intención de fundar el ACMD era eliminar la política partidista de las evaluaciones de los daños de las drogas, porque se comprendió que a los políticos les gustaba competir a ser los más «duros» con

42

las drogas: incluso en los años setenta, se consideraba una forma fácil de ganar puntos y obtener el apoyo de los medios de comunicación. Así que se encomendó a un grupo de expertos la responsabilidad de evaluar las drogas. En cierto sentido, de una forma parecida a la responsabilidad de fijar los tipos de interés en el Reino Unido por parte del Banco de Inglaterra. Y durante muchos años funcionó. Cuando el Reino Unido se enfrentó al grave problema de la enfermedad del sida derivada del consumo de heroína inyectada, el ACMD se dirigió a la señora Thatcher, entonces primera ministra, y recomendó programas de sustitución de jeringuillas.[1] Aunque esto chocaba con su filosofía política, aceptó seguir las recomendaciones del ACMD y el Reino Unido acabó teniendo una de las tasas de VIH entre consumidores de drogas inyectables más bajas de Europa. Esto convirtió al Reino Unido en un modelo de política preventiva para el mundo. Estados Unidos adoptó un enfoque prohibicionista de corte moralista muy diferente, con la esperanza de que el miedo al sida disuadiera a la gente de inyectarse drogas: no fue así y esto contribuyó a la epidemia de sida en ese país.

Cuando empecé a asesorar al Gobierno del Reino Unido en 1998, pensaba que la política gubernamental iba en general por el buen camino. Con el paso del tiempo, sin embargo, empecé a ver que el enfoque del Gobierno tenía serios problemas. Me frustró la aversión casi religiosa de los políticos a comparar los riesgos que plantean las actividades legales e ilegales, tan claramente ilustrada en la respuesta a mi editorial sobre el *equasy* capítulo 2, página 22). Empecé a cuestionarme si la criminalización fue alguna vez una respuesta moral eficaz o adecuada al consumo de drogas (de lo que hablaré con más detalle en el capítulo 17). Pero, sobre todo en lo que se refiere a mi papel específico como asesor principal del Gobierno, empecé a sentirme profundamente descontento por la forma en que el Gobierno ignoraba nuestras recomendaciones sobre las clases que deberían asignarse a determinadas drogas, en particular el éxtasis, las setas mágicas y el cannabis. La Ley sobre el Uso Indebido de Drogas del Reino Unido no es un texto legislativo perfecto, pero lo menos que podía hacer el Gobierno era utilizarla de forma racional para optimizar su valor y hacer lo que la ley exigía específicamente: escuchar al consejo asesor de expertos que había creado.

Empecé a pensar en la finalidad de esta clasificación. Está claro que algunas drogas son más nocivas que otras, y la gente que decida tomarlas debe tener un amplio conocimiento de los riesgos. Los políticos a veces invocan el principio de precaución para argumentar que, si no estamos completamente seguros de si algo puede ser perjudicial, deberíamos clasificar una droga en la clase (o, en Estados Unidos, en la lista) más alta posible. Sin embargo, esto puede ser imprudente, ya que puede tener consecuencias perversas. Hace unos años conocimos la triste historia de una joven de las islas Shetland, frente a la costa de Escocia, que quería probar el cannabis pero solo pudo conseguir heroína, y murió de una sobredosis accidental.[2] Si el cannabis y la heroína pertenecen a la misma clase (lo que indica que suponen riesgos parecidos), este tipo de tragedias pueden ocurrir más a menudo. En términos generales, la gente no es tonta y tiene acceso a otras fuentes de información sobre drogas aparte del Gobierno. Si las demás pruebas y la respuesta del Gobierno no parecen concordar, se socava la confianza del público en las decisiones políticas y resulta imposible transmitir un mensaje educativo creíble.

Clasificar las drogas en diferentes categorías es sensato. Casi ningún ciudadano de a pie va a leer largos informes científicos, y disponer de una forma sencilla de evaluar la nocividad relativa resulta útil para mucha gente, independientemente de las sanciones penales que se apliquen a cada clase o lista. Si la posición de una droga en los sistemas nacionales o internacionales de clasificación de daños se determinara realmente en función de su nocividad según una serie de criterios diferentes, la gente podría comprender mejor los riesgos que corre e incluso optar por consumir sustancias de clases o listas inferiores que le causen menos daño.

Dieciséis tipos diferentes de daños

La medición de los daños causados por las drogas plantea muchos retos. ¿Podríamos encontrar una forma de medir los daños causados por las drogas basada en una evaluación contrastada de los daños que realmente causan? ¿Y si incluyéramos las sustancias que actualmente son legales y pensáramos seriamente en los daños que causan en comparación con las drogas ilegales? ¿Y cómo podríamos hacer que esto fuera *transparente* para que la gente confiara en la información que le proporcionamos, y *flexible* para que las drogas pudieran ser reclasificadas a medida que aprendiéramos más sobre ellas? He pasado gran parte de los últimos veinte años intentando responder a este tipo de preguntas.

Medir los daños de las drogas es complicado. Hay que tener en cuenta muchos tipos diferentes de daños: muertes al año, enfermedades crónicas, problemas de salud mental, problemas sociales, como la delincuencia y la violencia, etc. Algunas drogas son especialmente nocivas en algunos ámbitos, pero no en otros; curiosamente, este equilibrio puede cambiar con el tiempo, a medida que evolucionan las pautas de consumo y surgen nuevas tendencias. Nuestros conocimientos pueden ser bastante incompletos, sobre todo en lo que respecta a las nuevas drogas que aparecen en las calles. Gran parte del reto de medir los daños de las drogas consiste en pensar en muchos tipos diferentes de daños al mismo tiempo.

Mi primer intento de comparar los daños de las drogas se concretó en un artículo que publiqué en colaboración en 2007 en la prestigiosa revista médica *The Lancet*.[3] En este estudio analizábamos nueve tipos diferentes de daños: tres físicos, tres sociales y tres asociados a la dependencia. Este artículo recibió muchas críticas constructivas y, una vez que tuvimos en cuenta los comentarios de nuestros críticos, elaboramos una lista exhaustiva de 16 criterios de daño: 9 para los consumidores y 7 para los demás. Para entonces, el Gobierno me había despedido y yo había fundado DrugScience, por lo que mi segundo artículo,[4] publicado en 2010 también en *The Lancet*, se realizó dentro de esta institución, aunque el desarrollo inicial de los 16 criterios tuvo lugar cuando todavía era asesor del Gobierno británico.[5]

A continuación, se ofrece una lista de estos 16 criterios:

Perjuicios para los consumidores

1. Mortalidad específica por drogas. Muerte por envenenamiento. Medimos la toxicidad de una sustancia según dos criterios:

   a. La cantidad necesaria para producir efectos psicoactivos.
   b. La cantidad que sería fatal.

   Esto da un *coeficiente de seguridad*. Por ejemplo, la proporción de seguridad del alcohol es 10: si 2 unidades de alcohol son suficientes para producir un efecto psicoactivo en una mujer pequeña, 20 unidades la llevarán a un coma letal. Algunas sustancias rara vez o nunca causan la muerte por sobredosis: el cannabis y el LSD, por ejemplo.

2. Mortalidad relacionada con las drogas. Incluye las muertes por enfermedades crónicas, como el cáncer, causadas por el consumo de drogas y las muertes por conductas y actividades asociadas. Por ejemplo, el uso de agujas expone a los consumidores al riesgo de contraer hepatitis y VIH, y la conducción temeraria bajo los efectos de una droga o bebida provoca accidentes de tráfico. A veces las causas específicas y relacionadas se solapan: puede ser una sobredosis de heroína lo que finalmente mate a un adicto, pero los problemas crónicos de salud derivados de su estilo de vida habrán debilitado su sistema cardiovascular, lo que implica que tenga menos probabilidades de sobrevivir. La Figura 3.1 muestra las cifras más recientes de muertes relacionadas con las drogas en Inglaterra y Gales. (Las cifras correspondientes al alcohol incluyen 7700 muertes específicas y 20 000 muertes relacionadas con el alcohol).

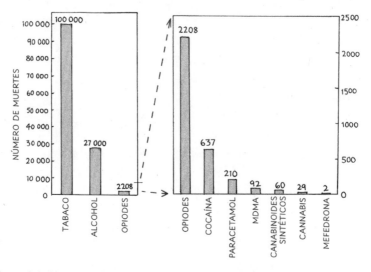

Figura 3.1. Muertes relacionadas con la intoxicación por drogas en Inglaterra y Gales (2015). Basado en datos de la OMS de 2019.

3. Daño específico de la droga. Cualquier daño físico (salvo la muerte) causado específicamente por la droga; por ejemplo, cirrosis relacionada con el alcohol, enfermedad pulmonar relacionada con el tabaco (enfisema), nariz de cocaína, vejiga de ketamina.

4. Daños relacionados con las drogas. Daños no mortales derivados de actividades y comportamientos relacionados con las drogas: virus e infecciones, accidentes, accidentes de tráfico no mortales.

5. Dependencia. El concepto de adicción se aborda en el capítulo 9.
6. Deterioro mental específico provocado por las drogas. En qué medida la intoxicación causada por una droga altera el juicio, lo que puede conducir a comportamientos de riesgo, incluidas las relaciones sexuales sin protección o conducir ebrio o drogado.
7. Deterioro mental relacionado con las drogas. Mientras que el criterio anterior se refiere a los efectos de la intoxicación, el deterioro mental relacionado con las drogas se refiere a los efectos psicológicos que persisten una vez que la droga ha abandonado el organismo. El consumo excesivo de algunas drogas se asocia a síntomas psicóticos, depresión, pérdida de memoria, aumento de la agresividad y anhedonia (incapacidad para sentir placer). Las drogas también suelen provocar depresión por el estrés y los inconvenientes asociados a la adicción.
8. Pérdida de bienes tangibles. Perder el trabajo, los ingresos, las posesiones o la vivienda por culpa del consumo de drogas.
9. Pérdida de relaciones. Las personas pueden perder amigos o familiares debido a su comportamiento en estado de embriaguez (agresividad o retraimiento) o porque son adictas y adoptan comportamientos compulsivos, como robar a sus amigos para financiar su adicción.

Daños a terceros

1. Lesiones. El consumo de drogas suele alterar el control motor y el juicio, lo que aumenta la probabilidad de que se produzca un incidente que perjudique a otra persona. Puede tratarse de un accidente (por ejemplo, de tráfico) o de un acto deliberado (por ejemplo, violencia doméstica). Ambos casos están muy influidos por el alcohol.
2. Delincuencia[6] distinta de la debida al hecho de que el consumo de drogas sea ilegal. La delincuencia relacionada con las drogas se divide principalmente en dos categorías: *(a)* delitos adquisitivos para financiar el hábito de la droga, y *(b)* delitos cometidos cuando el juicio se ve afectado por la influencia de las drogas, como los robos y el vandalismo.
3. Coste económico. Incluye los días de trabajo perdidos por el consumo o la recuperación tras este, el tiempo que la policía dedica a la delincuencia asociada y el coste para los servicios sanitarios.
4. Impacto en la vida familiar. Al igual que en el caso de la pérdida de relaciones, las drogas pueden tener un efecto negativo en la vida familiar debido al comportamiento (especialmente agresivo) de los miem-

bros de la familia mientras están bajo sus efectos, o debido al comportamiento compulsivo de los adictos. Incluye el abandono infantil.

5. Daños internacionales. La naturaleza global de la industria de la droga significa que también debemos tener en cuenta los daños a escala internacional. Estos incluyen los enormes daños colaterales de la guerra contra las drogas; la brutalidad de los barones del narcotráfico internacional, que ganan miles de millones con el comercio ilícito y han matado a más de cien mil personas solo en México; y las emisiones de carbono y otros efectos medioambientales provocados tanto por los fabricantes de drogas como por las medidas adoptadas contra ellos.

6. Daños medioambientales. La producción de drogas puede contaminar las zonas locales con productos químicos tóxicos o inflamables. Las jeringuillas y los restos de los botellones pueden convertir los parques en zonas peligrosas para los niños, mientras que los comportamientos ruidosos y agresivos también degradan el entorno.

7. Deterioro de la reputación de la comunidad. El consumo excesivo de drogas puede estigmatizar a determinados grupos sociales y convertir algunos barrios en guetos. Algunas drogas, sobre todo el crack, son famosas por ello.

Los daños para el consumidor se consideran únicamente a nivel individual (¿cuál es el daño medio experimentado por alguien que consume esta droga?). Los daños a terceros, por su parte, se consideran a nivel poblacional (dados los niveles totales de consumo de esta droga en el país, ¿cuánto daño produce cada droga a nuestra sociedad?). Ambas dimensiones del daño son importantes, y enfocarlas de este modo nos permite considerarlas simultáneamente sin dejar de distinguirlas.

En resumen, los 16 criterios son:

Daños para los consumidores	Daños a terceros
Mortalidad específica por drogas	Lesiones
Mortalidad relacionada con las drogas	Delitos
Daños específicos de las drogas	Coste económico
Daños relacionados con las drogas	Impacto en la vida familiar
Dependencia	Daños internacionales

Daños para los consumidores	Daños a terceros
Deterioro mental específico provocado por las drogas	Daños medioambientales
Deterioro mental relacionado con las drogas	Descenso de la reputación de la comunidad
Pérdida de bienes tangibles	
Pérdida de relaciones	

Cuadro 3.1. Los 16 tipos diferentes de daños derivados del consumo de drogas.

ANÁLISIS DE DECISIONES MULTICRITERIO

Otra crítica al artículo publicado en *The Lancet* en 2007 fue que calculamos la puntuación final del daño dando a cada factor el mismo peso, cuando en realidad algunos de ellos podrían ser más importantes que otros. Una de las personas que se puso en contacto con nosotros tras leer nuestro artículo fue el profesor Larry Phillips, de la Escuela de Economía de Londres, experto en conferencias de decisión.[7] Se ofreció a ayudarnos a diseñar un nuevo proceso para evaluar los daños de las drogas, utilizando el análisis de decisiones multicriterio (MCDA).

El MCDA es una técnica que suele utilizarse en situaciones en las que una decisión debe tener en cuenta distintos *tipos* de información y en las que hay tantas dimensiones que no es fácil sacar conclusiones a partir de un simple debate. El MCDA divide una cuestión en distintos criterios y los compara entre sí para evaluar su importancia relativa. Estos criterios pueden incluir tanto medidas objetivas como juicios de valor subjetivos, y pueden incorporar un elemento de incertidumbre.

Larry Phillips había trabajado anteriormente en una importante consulta pública sobre las opciones para eliminar los residuos nucleares.[8] Expertos y ciudadanos consideraron distintos criterios (coste, seguridad, impacto en las generaciones futuras, etc.) y, a continuación, la importancia relativa de cada uno de ellos. Así se creó un modelo que podía ponerse a prueba en distintos escenarios y con distintos grupos de interés; en el caso de la consulta nuclear, se necesitaron cambios bastante significativos en el peso otorgado a los distintos criterios para que se modificaran las opciones más populares de almacenamiento de residuos nucleares. Como el modelo era muy estable, incluso entre grupos de interés tan diversos como la industria nuclear y Greenpeace, dio mucha legitimidad a la decisión final. También era muy transparente: al dejar claro qué partes de una decisión se basan en pruebas objetivas, y cuáles, en juicios de valor subjetivos, es mucho más fácil entender cómo se ha llegado a una conclusión o se ha tomado una decisión.

EL PANEL DE EXPERTOS

El grupo de expertos que reunimos para estudiar los 16 criterios de los daños causados por las drogas estaba formado por cuatro profesionales con distintos campos de especialización en el trabajo con consumidores de drogas y en la investigación sobre drogas, además de mí, y por muchos especialistas de otras áreas. Cinco de nosotros habíamos formado parte anteriormente del ACMD y, concretamente, la criminóloga Fiona Measham seguía trabajando en este comité en el momento en que realizamos el MCDA.

El panel incluía a cinco expertos en adicciones:

1. Colin Drummond, catedrático de Psiquiatría de las Adicciones del Instituto de Psiquiatría. Ha dedicado gran parte de su carrera a estudiar los problemas derivados del consumo de alcohol, y presidió el grupo del organismo británico de asesoramiento sanitario —el National Institute for Clinical Excellence (NICE, ahora rebautizado como National Institute for Health and Care Excellence)— que elabora directrices para gestionar el consumo nocivo de alcohol y la dependencia del alcohol.
2. John Marsden, profesor adjunto de Conductas Adictivas en el Instituto de Psicología del King's College de Londres, especializado en terapias conductuales y farmacológicas de la drogadicción.
3. Penny Schofield, médico de familia que ha redactado directrices sobre el tratamiento de sustitución con metadona y formó parte del equipo clínico de la Agencia Nacional de Tratamiento del Abuso de Sustancias del Reino Unido.
4. Tim Williams, psiquiatra especializado en drogodependencias. Tim estudia las bases biológicas de la adicción y los factores de riesgo de muerte súbita en consumidores de drogas.
5. Adam Winstock, profesor titular de Adicciones en el Instituto de Psicología del King's College de Londres, especializado en mejorar los resultados sanitarios de los tratamientos contra la drogadicción

favoreciendo la comprensión de los adictos sobre su propio tratamiento.

Contamos con dos expertos en cuestiones de drogas relacionadas con los jóvenes:

1. Patrick Hargreaves, asesor sobre Drogas y Alcohol del Consejo del Condado de Durham, que ha desarrollado nuevos y prometedores enfoques en la educación sobre drogas.
2. Eric Carlin, especializado en prevención e intervención precoz en el consumo de drogas entre los jóvenes.

El panel incluía a dos químicos:

1. Les King, antiguo forense y asesor del Ministerio de Sanidad y del Observatorio Europeo de las Drogas y las Toxicomanías, que evalúa el impacto potencial de las nuevas drogas recreativas en Europa.
2. John Ramsey, científico forense, cuya empresa, TicTac, proporciona la base de datos para la identificación visual de drogas utilizada por la policía y la industria farmacéutica.

Los otros cinco expertos procedían de distintos ámbitos:

1. Phil Delgarno, psicólogo de la Glasgow Caledonian University, especializado en el análisis del consumo de drogas en su contexto social.
2. Martin Frisher, profesor titular de la Universidad de Keele, que llevó a cabo algunas de las investigaciones clave sobre la relación entre el cannabis y la esquizofrenia que sirvieron de base al informe sobre el cannabis del ACMD de 2008.
3. Fiona Measham, catedrática de Criminología de la Universidad de Lancaster, especializada en tendencias emergentes en materia de drogas; preside el grupo de polisustancias del ACMD.
4. Jeremy Sare, exsecretario de la ACMD y periodista especializado en drogas y política de drogas.
5. Nicola Singleton, directora de Política e Investigación de la Comisión de Política de Drogas del Reino Unido, que ha realizado investigaciones sobre la aplicación de las políticas de drogas por parte de la policía y el sistema de justicia penal.

DROGAS CONSIDERADAS POR EL PANEL DE EXPERTOS

Estimulantes:

- Anfetaminas: pastillas o polvo, consumidas sobre todo por los habituales de las salas de baile.
- Metanfetaminas: forma cristalizada de la anfetamina, suele consumirse fumada, poco común en el Reino Unido.
- Esteroides anabolizantes: pastillas o polvo, utilizados para aumentar la masa corporal.
- Khat: hoja que se mastica, es consumida sobre todo por personas de Oriente Próximo y África oriental.
- Mefedrona: pastillas o polvo, popular entre los habituales de las discotecas.
- Cocaína: polvo, suele esnifarse.
- Cocaína crack: forma cristalizada de la cocaína, suele consumirse fumada.
- Butano: gas que se puede inhalar, popular entre los adolescentes.
- Tabaco: cuando se fuma en cigarrillos.

Depresores:

- Alcohol: se presenta en bebidas de diferentes graduaciones.
- Benzodiacepinas: un tipo de somnífero, sobre todo de venta con receta (por ejemplo, Valium).
- Ketamina: polvo que se esnifa o líquido que se inyecta; popular entre los habituales de las discotecas.
- Cannabis: resina sólida u hojas de la planta que se fuman o se comen; la droga ilegal más consumida en el mundo.
- GHB: polvo que suele disolverse en líquido y beberse, con efectos similares a los del alcohol.

Opiáceos:

- Heroína: sólido marrón que puede fumarse o «cocinarse» en un líquido e inyectarse.
- Metadona: sustituto farmacológico de la heroína que suele tomarse en forma líquida.
- Buprenorfina: sustituto farmacológico de la heroína en forma de pastilla.

Empatógenos y psicodélicos:

- Éxtasis: pastillas o polvos que contienen MDMA y producen sensaciones de energía y euforia, populares en las discotecas.
- LSD: líquido (en papel secante) que en dosis muy pequeñas provoca experiencias psicodélicas.
- Setas: ingeridas enteras o preparadas en infusión, provocan experiencias psicodélicas.

CLASIFICACIÓN DE LAS DROGAS

El primer paso del proceso MCDA consistió en clasificar los 20 fármacos según cada uno de los criterios. Tomemos como ejemplo la mortalidad relacionada con las drogas.[9] (Recordemos que la definimos como la muerte causada por enfermedades provocadas por el consumo de drogas, y los comportamientos y actividades asociados). Entre todas las drogas, decidimos que la heroína era la peor para este criterio, sobre todo por la propagación de virus transmitidos por la sangre y los problemas de salud asociados a la adicción y el síndrome de abstinencia. La heroína recibió una puntuación de 100. En nuestra opinión, la única droga sin mortalidad relacionada era el LSD, por lo que le dimos una puntuación de 0.

En el caso de la mortalidad relacionada con las drogas se elaboró la escala reflejada en la Figura 3.2.

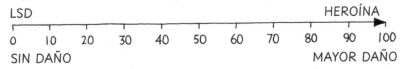

Figura 3.2. Escala 0-100 de mortalidad relacionada con las drogas.

A continuación, examinamos las otras 18 drogas e intentamos estimar dónde deberían situarse en esta escala. El tabaco, con su enorme carga de enfermedades mortales, como cánceres e infartos, fue clasificado en el puesto 90. Las setas mágicas, que en sí mismas no matan, pero a veces se identifican erróneamente y la gente muere por consumir variedades venenosas, recibieron una puntuación de 1. Basamos nuestras estimaciones en nuestra experiencia y conocimiento profesional, discutiendo los puntos de desacuerdo hasta llegar a un consenso aceptable. La Figura 3.3 muestra el orden de las drogas en la escala.

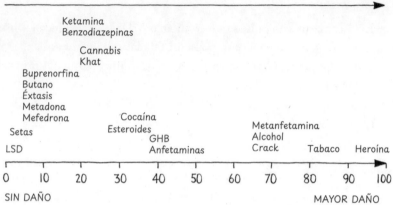

Figura 3.3. Las 20 drogas examinadas por el panel de expertos independientes ordenadas en la escala 0-100 de mortalidad relacionada con las drogas mediante el análisis de decisión multicriterio.

Nuestras estimaciones del daño relativo adquirieron una calidad objetiva gracias a la discusión y al debate que se produjeron durante el proceso de clasificación. A continuación, corroboramos nuestro análisis comparando nuestras puntuaciones con mediciones como las estadísticas oficiales sobre muertes relacionadas con las drogas.[10] Encontramos relaciones sólidas: por ejemplo, cuando examinamos las estadísticas de mortalidad y la mortalidad específica por drogas, la correlación fue de aproximadamente 0,98 (una puntuación de correlación perfecta es 1), y al examinar una encuesta estadounidense sobre la dependencia a lo largo de la vida y nuestras propias puntuaciones de dependencia encontramos una correlación de 0,95.

El proceso de calificación de otros criterios puso de manifiesto la falta de datos objetivos en muchos ámbitos, sobre todo en lo que respecta a los daños sociales. En este caso, el enfoque del panel de expertos es lo mejor que podemos hacer por ahora. Aunque no es perfecto, es importante partir de un enfoque cuantitativo, pues incluso las cifras aproximadas pueden aportar información valiosa, además de poner de relieve dónde es más importante concentrar los esfuerzos de investigación en el futuro. Si esperamos a disponer de datos objetivos para todo, paralizamos el proceso de toma de decisiones y corremos el riesgo de dañar o perder vidas innecesariamente. El MCDA aprovecha el hecho de que la gente suele ser buena haciendo juicios relativos, sobre todo en grupos bien informados; utilizar este método para medir los daños significa que no tenemos que esperar a disponer de información completa para tomar decisiones justificadas y transparentes. También es muy fácil incorporar nuevas pruebas a medida que salen a la luz. (Véase como ejemplo la sección sobre la ketamina en la página 62).

EL VALOR DE CADA CRITERIO

Una vez elaboradas las escalas (como las de la Figura 3.3) para los 16 criterios, las comparamos entre sí. Para ello había que tener en cuenta dos cosas: lo grande que era la diferencia entre 0 y 100, y lo importante que nos parecía cada una de las 16 medidas (en relación con la que considerábamos más importante, que eran los costes económicos).

Una analogía de cómo alguien puede sopesar distintos criterios de este tipo en la vida cotidiana es cuando quiere comprar un coche. Para la mayoría de la gente, el precio es uno de los factores más importantes a la hora de elegir un vehículo, pero, si fueras a un concesionario y la diferencia entre el modelo más caro y el más barato fuera solo de 200 euros, probablemente tomarías tu decisión basándote en otros factores como el tamaño o el gasto de combustible. El contexto también es importante: el precio probablemente sería un problema mucho mayor si la diferencia fuera de dos mil euros, a menos que seas muy rico y no te importe gastar unos cuantos miles aquí o allá. La Figura 3.4 ilustra el programa informático que utilizamos para aplicar los distintos valores al comparar las diferentes drogas.

Por supuesto, el proceso de ponderación implicaba juicios que no pueden contrastarse con medidas objetivas. Sin embargo, experimentando con diferentes ponderaciones pudimos comprobar que el modelo era bastante estable. Este proceso de cambiar las ponderaciones del modelo una vez construido se denomina «análisis de sensibilidad» y es una gran ventaja del MCDA. Nuestras clasificaciones eran estables: incluso cambios bastante sustanciales no afectaban al orden de clasificación. (En otras palabras, la clasificación general era «insensible» a cambios menores: no afectaban significativamente al resultado). Por ejemplo, para que la heroína desbancara al alcohol en el primer puesto como droga más nociva en general, habría sido necesario aumentar en 15 puntos el peso del valor de la mortalidad específica de la droga. Para que el resultado se viera afectado de forma apreciable, habrían sido necesarios cambios sustanciales de este tipo en una o dos áreas, o muchos cambios menores diferentes, por lo que estábamos satisfechos de que los resultados fueran fiables.

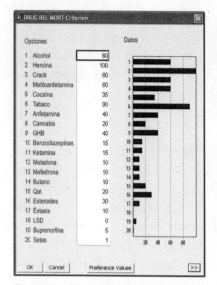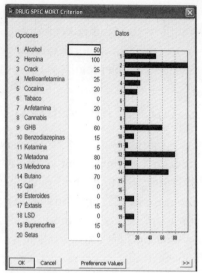

Figura 3.4. El programa informático que utilizamos para asignar diferentes valores a cada droga, mostrando aquí las clasificaciones resultantes para las mortalidades relacionadas y específicas de las drogas.

RESULTADOS

Una vez clasificadas todas las drogas y ponderados los criterios, cada una de ellas obtuvo una puntuación final sobre 100. El alcohol ocupó el primer puesto, con 72 puntos, seguido de la heroína y el crack, que se situaron a la par, con 55 y 54 puntos, con una caída bastante pronunciada hasta la metanfetamina, con 33 puntos. En los últimos puestos se sitúan los empatógenos y los psicodélicos, con el éxtasis con una puntuación de 9, y el LSD y las setas con 7 y 6. La Figura 3.5[11] muestra las 20 drogas clasificadas por orden de daños totales.

Lo primero que hay que señalar es la escasa relación que existe entre la situación legal actual de una droga en el Reino Unido o Estados Unidos, o en las convenciones de la ONU, y la posición que ocupa en nuestra clasificación. Entre las seis primeras sustancias había cuatro de clase A, pero también había dos drogas actualmente legales que, según el sentido común, se encontrarían entre las menos nocivas. En el extremo inferior de la escala había otras tres de clase A: éxtasis, LSD y setas. De hecho, cuando comparamos la clase legal y la clasificación general, encontramos una correlación de 0,04, lo que significa que no había ninguna relación. Por el contrario, la correlación entre este estudio y el mío de 2007 era de 0,7, y la correlación con un estudio holandés similar que clasificaba las drogas según su nocividad era de alrededor de 0,8. Aunque estas cifras muestran que no hubo una coincidencia perfecta entre los tres estudios, indican que todos estamos en la misma línea y que, de hecho, muchas de las diferencias pueden atribuirse a metodologías diferentes.

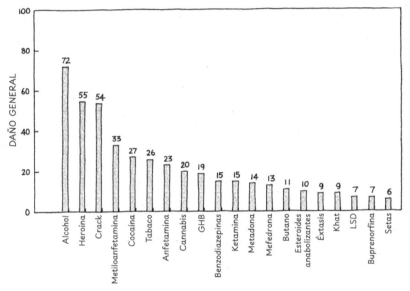

Figura 3.5. Las 20 drogas analizadas en el informe de DrugScience de 2010, clasificadas por su daño global.

Obsérvese lo peligroso que es el alcohol: se clasificó como la cuarta droga más nociva para el consumidor y la más nociva para los demás (Figura 3.6),[12] lo que la sitúa a la cabeza en términos generales. Más de la mitad de su puntuación procede del coste económico, las lesiones, las adversidades familiares y la delincuencia. Aunque esto es muy preocupante, al menos disponemos de muchas pruebas sobre las formas de reducir los daños causados por el alcohol, y su aplicación debería ser claramente una prioridad en nuestras políticas relacionadas con las drogas.

LIMITACIONES DEL MODELO

Ningún modelo es perfecto, y el planteamiento que adoptamos tenía ciertas limitaciones.

En primer lugar, solo puntuamos los daños causados por las drogas, cuando en realidad todas tienen también beneficios (al menos inicial-

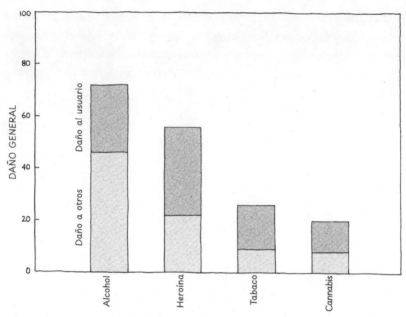

Figura 3.6. Cuatro de las drogas consideradas en nuestro artículo de 2010 en *The Lancet*, desglosadas por daños al consumidor (parte superior de la barra) y daños a terceros (parte inferior de la barra).

mente, de lo contrario nadie las tomaría). Sopesar los beneficios ya es una parte establecida del argumento a favor de mantener legales el alcohol y el tabaco, ya que los puestos de trabajo que proporcionan y los ingresos fiscales que aportan compensan hasta cierto punto sus costes. Un modelo más matizado podría tratar de pensar tanto en los costes como en los beneficios, y teóricamente esto sería muy fácil de hacer con MCDA, aunque políticamente podría ser bastante problemático.

En segundo lugar, muchos de los daños causados por las drogas se ven afectados por su disponibilidad y su situación legal, por lo que lo ideal sería que un modelo pudiera distinguir entre los daños directamente relacionados con la droga y los daños relacionados con el control legal de una droga. Una gran parte del riesgo de sobredosis para los consumidores de heroína, por ejemplo, está relacionado con el hecho de que no pueden conseguir un suministro limpio y constante. (Por otra parte, la creciente disponibilidad de alcohol ha contribuido sin duda al enorme aumento de sus daños en los últimos cincuenta años. Desde luego, nadie sugiere que la heroína deba estar disponible en los estantes de los supermercados).

En tercer lugar, la mayoría de las personas son politoxicómanas, y nuestro estudio solo tuvo en cuenta el impacto de cada sustancia de manera independiente. Ciertas drogas son más peligrosas cuando se combinan —por ejemplo, el alcohol con el GHB, o el alcohol con la heroína— y necesitamos investigar más sobre la forma en que interactúan.

Por último, los consumidores de drogas distan mucho de ser un grupo homogéneo: existen pautas de consumo muy diferentes que pueden tener perfiles de daños muy distintos. Un futuro modelo podría distinguir entre distintos métodos de consumo de drogas, entre consumidores con receta y sin ella, y entre adictos y no adictos.

REACCIÓN DE LOS MEDIOS DE COMUNICACIÓN Y DEL GOBIERNO

Cuando se publicó el informe, el titular «El alcohol es más nocivo que la heroína o el crack» apareció en la portada de *The Guardian*, uno de los principales diarios del Reino Unido, y tanto la prensa británica como la de otros países se hizo eco de la noticia. Como era de esperar, el *Daily Mail* me calificó de «hombre peligroso»,[13] afirmando que las políticas que yo proponía «serían un desastre para nuestra sociedad». En realidad, yo no había propuesto ninguna estrategia política, tan solo había aconsejado un enfoque más racional en la clasificación de las drogas.

La respuesta del Gobierno británico fue interesante. A pesar de que el diseño del proceso de análisis de decisiones había sido financiado con fondos públicos cuando yo aún era asesor en materia de drogas, un portavoz del Gobierno afirmó sin rodeos que no habían leído el informe, y añadió: «Nuestras prioridades son claras: queremos reducir el consumo de drogas, acabar con la delincuencia y los disturbios relacionados con las drogas y ayudar a los adictos a abandonar el consumo para siempre».[14] Esto evidenciaba que buena parte de las equivocaciones del Gobierno laborista de entonces (1997-2010) en relación con las drogas probablemente continuarían con la posterior coalición de los Partidos Conservador y Liberal Demócrata (2010-2015).

Como se verá en el capítulo 10, es muy difícil que un drogadicto abandone el consumo para siempre. La mayoría de los delitos relacionados con las drogas se deben a que los toxicómanos roban para financiar su adicción y la mayoría de los disturbios relacionados con las drogas se deben a que la gente está borracha, y tanto los toxicómanos como los borrachos tienden a no responder a las «medidas enérgicas».

Como ya argumenté en el capítulo 1, las políticas encaminadas únicamente a reducir el consumo de drogas no resultan útiles. Por tanto, es necesario cambiar de objetivo y centrarnos en reducir el daño, y esta era exactamente la razón por la que quería medir los daños de las drogas de una forma más exhaustiva.

ANÁLISIS EN EUROPA, CANADÁ Y AUSTRALIA

Tras el gran interés suscitado por el artículo de 2010 publicado en *The Lancet* (mi artículo más citado, referenciado más de 1100 veces por otros artículos académicos), DrugScience obtuvo una subvención de la Unión Europea para repetir el estudio MCDA, pero esta vez con expertos y datos europeos.[15] Convocamos una reunión cerca de Bruselas con 30 expertos europeos de 20 países. Cambiaron cada una de las 16 clasificaciones de daños, y cada una de las puntuaciones, pero el resultado final fue casi idéntico al obtenido por el equipo del Reino Unido. Esto demuestra que el enfoque MCDA de los daños causados por las drogas es extremadamente sólido y válido.

El grupo de la Universidad de Columbia Británica en Vancouver (Canadá) ha realizado un avance interesante a partir de nuestros datos y proceso de trabajo.[16] Utilizaron el MCDA para obtener una puntuación personalizada de riesgo/daño para cada paciente drogodependiente de sus clínicas y descubrieron que tenía un importante valor predictivo, especialmente en relación con los efectos graves para la salud. El MCDA también se utilizó en el estudio noruego de 2017 para ayudar a definir una política nacional sobre drogas (página 351).

En el año 2018 recibí una invitación de los expertos en drogas australianos para desarrollar un análisis similar. El panorama del consumo de drogas en Australia era algo diferente al del Reino Unido y Europa, sobre todo por la reciente aparición de la potente alternativa a la heroína, el fentanilo (más información en el capítulo 14), y los cannabinoides sintéticos (*spice*, véase el capítulo 6). Además, la población indígena consume sustancias ausentes en el consumo del Reino Unido y Europa, como la kava y la nafta, y, por tanto, fueron incluidas en el estudio. Los resultados fueron muy similares a los obtenidos por los análisis anteriores, con ciertas excepciones:[17]

- La metanfetamina superó a la heroína y se situó en segundo lugar (por detrás del alcohol) en daños globales.

- El fentanilo ocupaba el cuarto lugar.
- La kava era la droga menos nociva en general.

UN NUEVO SISTEMA DE CLASIFICACIÓN DE DROGAS BASADO EN LOS DAÑOS

Cuando escribimos el artículo para *The Lancet* en 2007, nuestro principal objetivo era examinar si la clasificación de las drogas en el Reino Unido reflejaba o no los daños que causaban. La conclusión rotunda de ese artículo, y de los tres posteriores, fue que no lo hacía, ¡y tampoco lo hacía en Europa ni en Australia! Hemos intentado conseguir financiación para realizar un estudio con expertos de Estados Unidos, pero lamentablemente aún no lo hemos conseguido. Sospecho que los resultados serían relativamente similares a los australianos, dado el aumento del consumo de fentanilo en Estados Unidos.

Entonces, a partir de estos resultados, ¿es posible construir un nuevo sistema de clasificación mejor? Obviamente, esto depende del conjunto de daños (para uno mismo o para los demás) que se pretenda reducir, pero, en términos de daño global, el alcohol, la heroína y el crack son claramente más nocivas que todas las demás sustancias. Así que quizá en el Reino Unido las drogas podrían clasificarse como se sugiere en el Cuadro 3.2, con una clasificación paralela en otros países como Estados Unidos y también en las Convenciones de la ONU. El grado de aplicación de estas medidas y las sanciones que deberían conllevar es otro tema de debate, pero una clasificación de este tipo al menos transmitiría un mensaje coherente en materia de salud pública.

Clase de droga	Puntuación de daños
A	40+
B	39-20
C	19-10
D	9-1

Cuadro 3.2. Clases de drogas en el Reino Unido sugeridas por estudios recientes.

El proceso de MCDA es un enfoque prometedor para abordar las complejas cuestiones interrelacionadas en torno a los daños causados por las drogas. El análisis puede repetirse con distintos grupos de interés, sobre todo en la fase de ponderación. Hemos observado que los consumidores de drogas indican clasificaciones de daños muy similares a las nuestras.[18] Ahora sería interesante ver cómo, por ejemplo, las familias de los consumidores de drogas priorizan los diferentes criterios en comparación con nuestro panel de expertos. Un exmiembro del Parlamento británico se ha propuesto el objetivo de lograr que otros parlamentarios se interesen por el proceso de ponderación, ya que implicarse en la elaboración del modelo podría ayudar a otros políticos a adoptar una perspectiva diferente sobre el sistema de clasificación que ayude a definir el objetivo de sus políticas.

Todos los modelos tienen limitaciones, pero el MCDA de 2010 es más flexible y sofisticado que mi análisis de 2007 y, obviamente, se sostiene sobre pruebas más firmes que el actual sistema de clases A/B/C del Reino Unido o las listas de cuatro niveles de la Convención de la ONU. Desde el estudio de 2010[19] hemos utilizado el enfoque MCDA para comparar los daños de diferentes productos del tabaco (capítulo 12) y de distintas formas de analgésicos opioides (capítulo 10). Agradecemos las críticas de base científica al modelo, y esperamos que sea mejorado con el tiempo tanto por DrugScience como por otros grupos y organizaciones. Es cierto que no se trata de ciencia «pura», sino de «interpretar» la ciencia, es decir, de contarla de una forma que los políticos y el público puedan entender. Nuestro conocimiento sobre las drogas nunca será exhaustivo, pero, mientras tanto, los políticos tienen que legislar y la gente debe saber decidir qué droga tomar y de qué manera. No deberíamos dejar que «lo mejor sea enemigo de lo bueno» y dedicarnos a buscar el modelo perfecto sin cambiar nada cuando nuestro actual sistema de clasificación es claramente inadecuado para su propósito.

Revisar la clase de una droga: el caso de la ketamina

La ketamina se inventó en 1963 como sustituto de la fenciclidina,[20] un agente anestésico. La ketamina es un anestésico potente y muy seguro porque deprime muy poco la respiración y no detiene el reflejo faríngeo, pero apenas se utiliza en la medicina convencional debido a sus efectos psicoactivos. Su uso habitual es veterinario, por lo que a menudo se denomina «tranquilizante para caballos». En Estados Unidos se produjo cierto abuso de la ketamina en la guerra de Vietnam, cuando se utilizó en las zonas de combate. En el Reino Unido, hasta la década de los noventa, el uso recreativo de la droga se limitaba a un pequeño número de autodenominados *psiconautas*, que se inyectaban suministros medicinales para explorar los extraños mundos interiores que puede revelar la ketamina.

En los años noventa surgió un nuevo tipo de consumo. Los consumidores de drogas asociados a la escena dance empezaron a fabricar su propia ketamina en polvo blanco o a comprarla en la India en forma de solución, mal etiquetada como «agua de rosas». Era legal y relativamente barata, y constituía un buen «bajón» al final de una noche de estimulantes como el éxtasis y las anfetaminas. También se mezclaba a menudo con cocaína y se esnifaba en un brebaje conocido como CK1. El Gobierno británico empezó a preocuparse a principios de la década del 2000, y en su informe de 2004[21] recomendó su control (es decir, su ilegalización); en 2006, fue incluida en la clase C, la menos nociva de las drogas controladas. El informe consideraba que el perfil de dependencia de la ketamina era bajo y que se utilizaba principalmente en el contexto de las politoxicomanías: se creía que el principal daño que provocaba era su interacción con otras sustancias, haciendo que las personas intoxicadas fueran menos conscientes de su entorno, por lo que eran más propensas a sufrir accidentes y contratiempos.

En nuestro estudio de 2010, las puntuaciones que nuestro panel de expertos otorgó a la ketamina en relación con los 16 criterios (página 48) se basaban en gran medida en nuestra comprensión de la droga a partir del informe del Gobierno británico de 2004. Sin embargo, empezaron a salir a la luz nuevas pruebas que finalmente se recogieron en el primer informe sobre drogas de DrugScience en 2010, unos seis meses después de que realizáramos el proceso de análisis de decisiones. Dos nuevas tendencias preocupaban a los profesionales de la droga y a los médicos de familia: un aumento del número de personas que buscaban ayuda por dependencia de la ketamina y un aumento de jóvenes (especialmente hombres jóvenes) con una enfermedad de las vías urinarias relacionada con el consumo de ketamina denominada «cistitis ulcerosa inducida por ketamina». Se trata de una afección recientemente identificada, en la que la vejiga entra en espasmo y su pared se engrosa, lo que provoca una capacidad reducida de la vejiga. No está del todo claro por qué la ketamina tiene este efecto, pero una teoría es que activa las fibras nerviosas de la vejiga, afectando a su capacidad para expandirse y contraerse al llenarse y vaciarse. Los síntomas incluyen necesidad de orinar con frecuencia y urgencia, incontinencia, dolor al orinar y sangre en la orina. En casos extremos es irreversible, y los pacientes necesitan una reconstrucción o la extirpación total de la vejiga, con los consiguientes cuidados médicos de por vida. También surgieron nuevas pruebas sobre problemas renales, función hepática anormal y dolor abdominal intenso («calambres k») probablemente originados en la vejiga. Estas nuevas pruebas demostraron que la ketamina, especialmente cuando se toma a diario en dosis elevadas, es más perjudicial de lo que se pensaba.

Si hubiéramos conocido estos hechos al ejecutar el análisis de decisión, podríamos haberla otorgado un valor más alto tanto para la dependencia como para el daño específico de la droga. La ventaja del modelo MCDA es que podemos experimentar con él, repitiéndolo con cifras diferentes. Podemos ver que aumentar la puntuación de la ketamina en los dos criterios anteriores en solo 5 puntos la hace más dañina que las benzodiacepinas en general; sin embargo, se necesita un salto de casi 40 puntos en estos dos criterios para que su puntuación final supere a la del GHB. Así pues, el orden de clasificación de las drogas se mantiene bastante estable mientras solo sean uno o dos criterios los que necesiten ser revisados.

Controlar bien la ketamina sigue siendo importante en todo el mundo. Su uso como tratamiento de la depresión resistente está aumentando y en Estados Unidos se ha introducido una nueva versión (esketamina) que se administra por vía intranasal como medicamento. Varios buenos ensayos han demostrado que ambas formas de ketamina tienen efectos antidepresivos a corto plazo. Los médicos de urgencias de los festivales de música del Reino Unido la utilizan a menudo en procedimientos como la reparación de huesos rotos. En los países más pobres, la ketamina es el único anestésico que no requiere que el paciente esté ventilado (mediante respiración artificial): en Zambia, se emplea aproximadamente en la mitad de las operaciones.

A pesar de estos factores, el ACMD ha revisado la ketamina (sin mi aportación) y ha llegado a la conclusión (sin usar MCDA) de que los daños de la ketamina habían aumentado, por lo que la subieron a la Clase B en 2014. Esto tiene el desafortunado efecto que ya no puede ser prescrita y empleada por médicos de urgencias, limitando peligrosamente su disponibilidad para operaciones en festivales de música en el Reino Unido. Este es uno de los muchos ejemplos de cómo cambios aparentemente pequeños en la ley pueden tener consecuencias profundas y perversas.

Desde entonces ha habido intentos internacionales —liderados por China— para conseguir que la ONU prohíba completamente la ketamina en todo el mundo. Como se ha visto anteriormente, debido a sus usos terapéuticos, tal prohibición sería un desastre para los países pobres, ya que acarrearía enormes perjuicios. DrugScience y otras organizaciones de expertos han argumentado enérgicamente en contra de esta propuesta de prohibición y hasta ahora la Organización Mundial de la Salud (OMS) no ha apoyado la petición china. Sin embargo, el hecho de que China intente solucionar su problema local de abuso de ketamina presionando para que se prohíba a nivel mundial demuestra lo mucho que nos queda por hacer para desarrollar políticas internacionales racionales de control de drogas.

Permitir el uso de la ketamina como tratamiento protegiendo al mismo tiempo a los pacientes de sus posibles daños es una cuestión que DrugScience está abordando. Recientemente hemos elaborado una guía para profesionales médicos sobre esta sustancia.[22]

CAPÍTULO 4

¿POR QUÉ LA GENTE CONSUME DROGAS?

L as drogas son el producto de un complejo juego evolutivo. A medida que los hongos y las plantas evolucionaban, algunas especies desarrollaron sustancias químicas en sus hojas o semillas que disuadían a los insectos y a otros animales de alimentarse de ellas, lo que ayudaba a las plantas a sobrevivir y reproducirse. Estas sustancias químicas imitaban las sustancias naturales del cerebro de los insectos y les indicaban cómo comportarse, confundiéndolos o sobrecargando su sistema nervioso y envenenándolos.

Los insectos y los animales de mayor tamaño evolucionaron a su vez y se adaptaron a estas sustancias y, en ocasiones, desarrollaron una afición por las sustancias químicas de las plantas. Muchos animales salvajes buscan drogas: las cabras comen granos de café, y los cerdos y los elefantes se atiborran del alcohol de la fruta fermentada. En los laboratorios, pequeños mamíferos como ratones y ratas tienen reacciones muy similares a las de los humanos y se vuelven adictos al mismo tipo de drogas que nosotros. La mayoría de las drogas que consumimos hoy en día proceden directamente de plantas o son derivados sintéticos de estas sustancias químicas vegetales. Para entender cómo funcionan necesitamos comprender algunos de los mecanismos básicos del cerebro.

SUSTANCIAS QUÍMICAS EN EL CEREBRO HUMANO

Las sustancias químicas que envían mensajes entre las células nerviosas (*neuronas*) de nuestro cerebro se llaman *neurotransmisores*; responden a nuestro entorno y nos dicen cómo comportarnos. Cuando tenemos hambre, nuestro cuerpo nos indica que comamos, y, cuando estamos saciados, que paremos, igual que cuando estamos seguros necesitamos relajarnos y cuando estamos en peligro necesitamos estar alerta.

Una neurona libera neurotransmisores en la *sinapsis* (unión *gap*)[1] entre ella y una neurona vecina. Los neurotransmisores se desplazan a través de estas uniones comunicantes (gap) hasta la otra neurona, donde activan *receptores* diseñados específicamente para reconocer la sustancia química concreta (Figura 4.1) y crear así sensaciones, por ejemplo, de hambre o miedo. Estos neurotransmisores se reabsorben en los *puntos de recaptación* (Figura 4.2) cuando la señal ya no es necesaria, por ejemplo, cuando el depredador se ha marchado. (En el punto de recaptación, unas proteínas *transportadoras* especiales de la pared celular permiten que las moléculas del neurotransmisor, que son grandes, pasen al interior de la neurona. Más adelante veremos que algunos fármacos actúan bloqueando los transportadores e impidiendo la reabsorción del neurotransmisor).

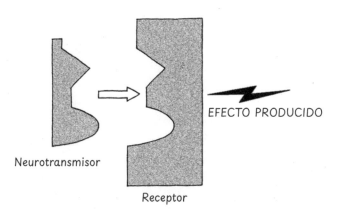

EFECTO PRODUCIDO

Neurotransmisor

Receptor

Figura 4.1. Un receptor del cerebro reconoce un neurotransmisor específico. Cuando el neurotransmisor activa el receptor, se produce un efecto en el cerebro.

UN DÍA TÍPICO SIN DROGAS

El cerebro es un órgano extremadamente complejo sobre el que aún nos queda mucho por conocer, aunque, en las dos últimas décadas, las técni-

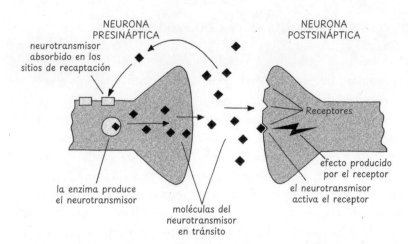

NEURONA PRESINÁPTICA

NEURONA POSTSINÁPTICA

neurotransmisor absorbido en los sitios de recaptación

Receptores

la enzima produce el neurotransmisor

efecto producido por el receptor

el neurotransmisor activa el receptor

moléculas del neurotransmisor en tránsito

Figura 4.2. Esquema de una sinapsis entre dos neuronas (células nerviosas). Las moléculas de neurotransmisor son fabricadas y emitidas por la neurona presináptica, y causan un efecto cuando activan los receptores de la neurona postsináptica. El neurotransmisor también puede reabsorberse en los puntos de recaptación, lo que reduce la concentración del neurotransmisor en la zona de la sinapsis.

cas de neuroimagen han mejorado enormemente nuestra comprensión del funcionamiento de los neurotransmisores. En el Cuadro 4.1 se enumeran las sustancias químicas más importantes y se resumen sus funciones. Como veremos más adelante, las drogas se dirigen a receptores diseñados para responder a estas sustancias químicas naturales, por tanto, cuanto mayor sea nuestro conocimiento sobre las sustancias químicas naturales, mejor comprenderemos los efectos de los fármacos que las imitan.

Para ilustrar el funcionamiento de estas sustancias químicas, tomemos a Ben como ejemplo. Ben es un hombre al que no le gusta tomar ningún tipo de droga, ni siquiera café. Cuando se despierta y se levanta de la cama, su cerebro libera glutamato, que inicia la transición de su cuerpo al estado de vigilia. Ben sale de su casa camino del trabajo, hoy es un día importante y quiere llegar a tiempo. Cuando coge el coche y se ve sorprendido por un enorme atasco, el cerebro de Ben se inunda de noradrenalina, pues la idea de llegar tarde le produce enfado y estrés. Cuando por fin entra en la oficina, resulta que su jefe aún no ha llegado, así que Ben no tiene problemas después de todo, y un aumento de los niveles de serotonina le hace sentirse mejor. Cuando se acerca la hora de comer, se produce un bajón de colecistoquinina que le hace sentir hambre, así que va a la cantina y su nivel de colecistoquinina vuelve a subir mientras come.

Tipo	Química	Para qué sirve
Interruptor de encendido/apagado	Glutamato	Activa el cerebro: desarrolla la memoria, regula el estado de alerta, el movimiento, las sensaciones y el estado de ánimo.
Interruptor de encendido/apagado	GABA	Calma el cerebro: interviene en el sueño, la sedación, la relajación, la reducción de la ansiedad y la disminución de la tensión muscular.
Lípidos	Endocannabinoides	Regulan el dolor, el apetito, la coordinación y el aprendizaje.
Aminas	Serotonina	Regula el estado de ánimo y la ansiedad, el apetito, el ciclo sueño/vigilia y la temperatura corporal.
	Noradrenalina (Norepinefrina en EE.UU.)	Genera sensación de alerta, atención, concentración, eleva la tensión arterial, levanta el ánimo, puede aumentar la ansiedad
	Dopamina	Crea sentimientos de motivación e impulso, agrado, atención, placer, disfrute de la comida
	Acetilcolina	Regula el ciclo sueño/vigilia y el estado de alerta, refuerza la memoria
	Adenosina	Nos hace sentir cansados y hambrientos
Péptidos	Endorfinas	Crean sensaciones de placer y recompensa, reducen el dolor
	Sustancia P	Regula las respuestas al dolor y al estrés
	Colecistoquinina	Nos dice cuándo comer, posiblemente implicada en el control de la ansiedad

Cuadro 4.1. Las principales sustancias químicas de comunicación (neurotransmisores) del cerebro y su función.

Después de comer, Ben realiza una buena presentación que complace mucho a su jefe y, al ser felicitado, su cerebro libera endorfinas y dopamina. De camino a casa discute por teléfono con su mujer y su serotonina baja, lo que le hace sentirse mal, pero, después de salir a correr, sus niveles de endorfinas suben y se siente mucho más feliz. Mientras prepara la cena a modo de disculpa, se corta un dedo, y los endocannabinoides y las endorfinas lo ayudan a adormecer el dolor. Al caer la noche, la adenosina se acumula en su cerebro, los niveles de glutamato descienden y los de GABA aumentan, lo que hace que Ben se sienta cansado y quiera irse a dormir.

¿QUÉ ES UNA DROGA?

En el contexto de este libro, definimos *droga* como una sustancia que procede del exterior del organismo, atraviesa la barrera hematoencefálica y tiene un efecto similar al de nuestros neurotransmisores naturales. (Existen otros tipos de drogas: antibióticos, inhaladores para el asma, warfarina, jarabes para la tos, etc., pero no son el tema de este libro). A veces, una droga actúa bloqueando los puntos de recaptación en las sinapsis, haciendo que el cerebro experimente una oleada de sustancias químicas naturales; la cocaína, las anfetaminas y el MDMA actúan de este modo. Otras drogas imitan a los neurotransmisores (Figura 4.3), comunicándose directamente con los receptores; tanto el alcohol como la heroína funcionan de este modo y, de hecho, la heroína se adapta mucho mejor a nuestros receptores de endorfinas que las

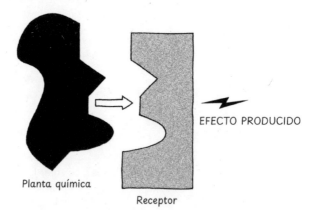

EFECTO PRODUCIDO

Planta química

Receptor

Figura 4.3. Una sustancia química vegetal (una «droga») imita la acción de un neurotransmisor natural en el cerebro y produce artificialmente un efecto similar al del neurotransmisor.

sustancias químicas naturales que producimos, lo que la convierte en un analgésico mucho más eficaz.

Existen cuatro clases principales de drogas que se consumen por placer. Los siguientes cuatro apartados están dedicados a cada uno de estos tipos de drogas.

1. OPIOIDES: OPIO, HEROÍNA, METADONA, BUPRENORFINA, CODEÍNA

El opio, látex de la adormidera, se utiliza como analgésico desde hace miles de años. Contiene los opiáceos naturales codeína y morfina, de los que también se han obtenido los opiáceos sintéticos heroína, metadona y buprenorfina. Se dirigen a los receptores de endorfinas del cerebro, creando una sensación de bienestar. En medicina desempeñan un papel esencial en el control del dolor físico agudo, y se administran a personas con lesiones traumáticas o después de una intervención quirúrgica, y para permitir una muerte tranquila a personas con enfermedades terminales. Los opiáceos también mitigan el dolor psicológico, y parecen ser especialmente atractivos para las personas que han sufrido experiencias traumáticas, como abusos durante la infancia o guerras.

Opioides y opiáceos

Opiáceo: originalmente, un opiáceo era cualquier medicamento que contuviera opio, utilizado normalmente para aliviar el dolor o conciliar el sueño.

Más recientemente, ha pasado a designar cualquier droga natural extraída de la planta del opio. La heroína, la morfina y la codeína son las más conocidas.

Opioide: cualquier estupefaciente sintético con efectos fisiológicos similares a los de la morfina. También se utiliza de forma más amplia para incluir cualquier droga de este tipo, ya sea natural o sintética. En este sentido, todos los opiáceos son opioides, pero no todos los opioides son opiáceos.

En el uso común, las dos palabras se utilizan ahora indistintamente, o de forma confusa, con significados exactamente inversos a los descritos anteriormente.

Llevar a cabo actividades normales bajo los efectos de los opioides es bastante difícil, e incluso los opiáceos suaves, como la codeína, no son recomendables para las personas que conducen o manejan maquinaria pesada. Algunos son muy adictivos y su consumo repetido provoca dependencia física y fuertes síntomas de abstinencia. Los principales daños que causan al organismo son náuseas, vómitos y estreñimiento crónico. En caso de sobredosis, existe un riesgo de muerte a causa de asfixia.

Los opioides no son buenos para tratar el dolor físico crónico, pero, a pesar de ello, se utilizan mucho, lo que se está convirtiendo en un grave problema sanitario. ¡En Estados Unidos mueren ahora más personas por sobredosis de opioides con receta que de heroína![2]

Enfermedades agudas frente a enfermedades crónicas

Una enfermedad aguda es una enfermedad de aparición súbita y corta duración. (Mientras que habitualmente *agudo* se considera sinónimo de *grave*, en medicina no es así, puesto que hay enfermedades agudas pero no graves, como, por ejemplo, un resfriado).

Crónico es lo contrario de agudo, es decir, una enfermedad que dura mucho tiempo. (De nuevo, se puede tener una afección que sea crónica pero no grave).

---

2. ESTIMULANTES: COCAÍNA, ANFETAMINA, METANFETAMINA, CAFEÍNA, ESTEROIDES, KHAT, MEFEDRONA Y TABACO

Los estimulantes (Cuadro 4.2) liberan las aminas noradrenalina y dopamina. Esto desencadena la respuesta de «lucha o huida», hace que te mantengas alerta y lleno de energía, y suprime la necesidad de comer y dormir. Los estimulantes suaves, como la cafeína y la nicotina (del tabaco), forman parte de la vida cotidiana de muchas personas, y algunas formas de anfetamina, como el Ritalin, pueden incluso ayudar a las personas con trastornos de atención a concentrarse en las tareas cotidianas. Las drogas más potentes (cocaína, crack y metanfetamina) sobreestimulan el sistema nervioso central y dificultan la concentración en actividades normales. El cerebro se bloquea y no puede funcionar correctamente.

Estimulante	Receptores a los que se dirige
Cocaína	Dopamina y, en menor medida, noradrenalina.
Anfetamina/metanfetamina	Dopamina y, en menor medida, noradrenalina.
Mefedrona	Noradrenalina, dopamina, serotonina
Khat	Noradrenalina
Cafeína	Adenosina
Tabaco	Acetilcolina, dopamina

Cuadro 4.2. Los estimulantes se dirigen a diversos receptores.

Las anfetaminas tienen varios usos medicinales, como el tratamiento del trastorno por déficit de atención con hiperactividad y la narcolepsia (quedarse dormido sin previo aviso), mientras que la cocaína es un anestésico local útil. Los soldados, estudiantes y trabajadores por turnos que necesitan mantenerse alerta durante la noche suelen recurrir a los estimulantes, y los habituales de las discotecas los utilizan para seguir bailando durante horas. A las personas que se mueven en entornos altamente competitivos, desde bandas callejeras hasta zonas de guerra o en la bolsa, los estimulantes pueden ayudarlas a sobrellevar el estrés psicológico. Las formas que llegan muy rápidamente al cerebro pueden ser muy adictivas, y su consumo regular sobrecarga el corazón.

3. Depresores: alcohol, benzodiacepinas, GHB

Los depresores activan los receptores GABA, desconectando el cerebro como si se estuviera preparando para dormir. Son útiles para disminuir la ansiedad, aliviar el insomnio y el dolor, reducir las convulsiones y relajar los músculos contraídos. El alcohol es el depresor más utilizado, aunque también libera noradrenalina, por lo que algunos de sus efectos pueden parecerse a los de un estimulante. El GHB es similar al alcohol. Las benzodiacepinas (entre las que se incluye el Valium) son una clase de medicamentos que suelen recetarse como somníferos o ansiolíticos (fármacos para reducir la ansiedad). En el ámbito recreativo, las tres suelen combinarse con otras drogas para contrarrestar algunos de sus efectos negativos.

Los depresores parecen favorecer la sociabilidad y mejorar el estado de ánimo, probablemente porque reducen la ansiedad. En dosis bajas, o cuando se toman según lo prescrito, pueden ser compatibles con una vida normal (muchos ancianos toman benzodiacepinas por la noche desde hace décadas para conciliar el sueño), pero dosis más altas o no prescritas pueden provocar dependencia. Las benzodiacepinas originan muy pocos daños físicos, pero pueden alterar la memoria y aumentar el riesgo de caídas en los ancianos. El alcohol es especialmente perjudicial para el hígado y el cerebro porque es intrínsecamente tóxico. (El alcohol de las toallitas para limpiar la piel mata las bacterias que contiene). En el interior del organismo, el alcohol es más nocivo porque se descompone en acetaldehído, que es aún más tóxico.

4. Psicodélicos: LSD, setas, ayahuasca/DMT, peyote/ mescalina, ibogaína

Psicodélico significa «manifestar la mente», y este tipo de drogas siguen siendo un misterio para los psicofarmacólogos como yo. Actúan sobre un subtipo especial de receptor de serotonina (del que hablaremos con más detalle en el capítulo 16) que explica los fuertes sentimientos prosociales de apertura y locuacidad que crean. La actividad de este receptor también explica las intensas experiencias visuales y trascendentales que producen los psicodélicos. Los psicoterapeutas los han utilizado para tratar enfermedades psicológicas, como el trastorno de estrés postraumático (TEPT), y para ayudar a los pacientes terminales a aceptar la idea de la muerte, ya que favorecen el autoconocimiento y proporcionan otras formas de entender la existencia pasada y presente. Fuera del ámbito médico, los consumidores suelen tomarlas para explorar su propia psique, y algunas culturas tradicionales las emplean en contextos religiosos y en rituales sagrados. Son, con diferencia, la clase de droga menos adictiva, e incluso se han utilizado para vencer la adicción a otras drogas (capítulo 16). Aunque realizar actividades cotidianas es extremadamente difícil bajo su influencia, en cierto modo, pueden ser más fáciles de integrar en la vida normal, ya que rara vez conducen a un consumo compulsivo. Causan muy poco daño al organismo, aunque con algunos psicodélicos son frecuentes las náuseas o los vómitos poco después del consumo.

Drogas más difíciles de clasificar

Algunas drogas son más difíciles de clasificar. El éxtasis parece estar a medio camino entre un estimulante y un psicodélico, ya que proporciona estado de alerta y grandes cantidades de energía, pero también produce sociabilidad y locuacidad, porque aumenta la serotonina, liberándola y bloqueando su recaptación. La mefedrona parece actuar también en parte sobre la serotonina. La Figura 4.4 muestra cómo algunos de los estimulantes más comunes se dirigen en mayor medida a neurotransmisores diferentes, por otro lado, cuanto más alto es el pico, mayor es la acción de la droga.

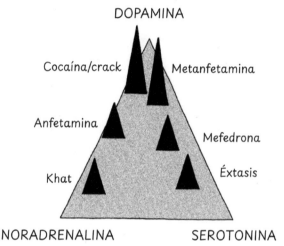

Figura 4.4. Efectos de diversos estimulantes sobre la dopamina, la noradrenalina y la serotonina. La posición de cada triángulo muestra el efecto relativo de la droga sobre los tres neurotransmisores. Por ejemplo, el khat afecta más a la noradrenalina que a la dopamina o la serotonina. Cuanto más alto es el pico, mayor es la acción de la droga.

La ketamina es otra droga que se sitúa entre estas clases. Actúa como un depresor, ya que bloquea el glutamato, desconectando el cerebro de forma similar a como lo hace el aumento del GABA (Figura 4.5), lo que explica su utilidad medicinal como anestésico. Sin embargo, subjetivamente, muchos consumidores la asemejan a un psicodélico, ya que distorsiona el tiempo y el espacio y les abre nuevas perspectivas; probablemente, así es como funciona cuando se utiliza para tratar la depresión.

Por último, el cannabis combina las sensaciones de relajación típicas de los depresores con distorsiones de la percepción, apertura, locuacidad y gran placer al comer. No es sorprendente que el cannabis tenga efectos únicos, porque la droga interactúa con un sistema natural específico del cerebro, conocido como *sistema endocannabinoide*. En algún momento de nuestra historia evolutiva, el cannabis debió de ser una parte muy importante de los ecosistemas en los que vivían nuestros

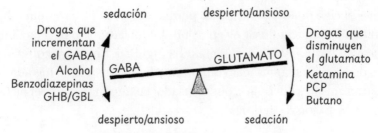

sedación   despierto/ansioso

Drogas que incrementan el GABA
Alcohol
Benzodiazepinas
GHB/GBL

GABA   GLUTAMATO

Drogas que disminuyen el glutamato
Ketamina
PCP
Butano

despierto/ansioso   sedación

Figura 4.5. El GABA y el glutamato son como un balancín que equilibra la sedación con la ansiedad/vigilia.

antepasados animales, ya que desarrolló la capacidad de dirigirse a un elemento concreto de nuestra química cerebral con tanta precisión.

Parece que nos gustan especialmente las drogas que combinan sedación y estimulación. El alcohol y el cannabis son los ejemplos más obvios, pero la Figura 4.6 muestra también algunos otros. Una de las drogas más populares del siglo XX fue el Dexamyl (comúnmente conocido como corazones púrpuras), un antidepresivo temprano que apareció en la década de los treinta. Los corazones púrpuras contenían una combinación de anfetamina (para elevar el estado de ánimo) y barbitúricos (para contrarrestar los efectos secundarios de la anfetamina). Aún más potentes eran las *speedballs*, inventadas por los soldados en Vietnam, en las que se mezclaba cocaína líquida y heroína en la misma jeringuilla. Precisamente esta combinación mató al actor River Phoenix en 1993. Más recientemente, el potente sedante propofol

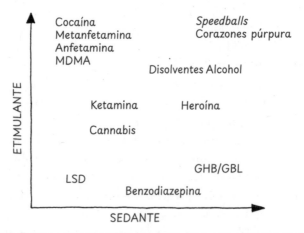

Figura 4.6. Parece que nos gustan las drogas que son a la vez estimulantes y sedantes.

acabó con la vida de la estrella de la música Michael Jackson, que lo utilizaba para superar su insomnio extremo.[3]

UN DÍA TÍPICO CON DROGAS

De nuevo, vamos a describir un día normal, pero esta vez tomaremos como modelo a Jen. Ella hace las mismas cosas que Ben, salvo que, como la mayoría de la gente, consume regularmente drogas (legales) para modificar la química de su cerebro. Al levantarse de la cama, los niveles de glutamato de Jen aumentan de forma natural, pero además se toma una taza de café que bloquea la adenosina en su cerebro, y hace que se sienta más alerta. Cuando coge el coche y se ve atrapada en un atasco, le sube la noradrenalina, pero, al encenderse un cigarrillo, la nicotina activa los receptores de acetilcolina y se tranquiliza. Un vaso de vino con la comida (sus niveles de colecistoquinina bajan y vuelven a subir mientras come) eleva el GABA, lo que reduce la ansiedad de Jen ante la cita con un cliente importante por la tarde.

La reunión va bien y Jen se toma el resto de la tarde libre, complementando la sensación de bienestar de la dopamina y las endorfinas con los efectos relajantes de otras dos copas de vino. Recibe una llamada de su marido y discuten sobre la conveniencia de que coja o no el coche, lo que disminuye su serotonina. Jen decide no conducir e ir caminando a casa. Por el camino se detiene a comprar una tableta de chocolate, que se suma a las endorfinas naturales liberadas por el ejercicio y mejora su estado de ánimo. Está preparando a su marido una buena cena para disculparse cuando se corta un dedo y se administra codeína para complementar sus analgésicos naturales. Aunque ha sido un día largo, la adenosina y el GABA del cerebro de Jen no son suficientes para que desconecte, y permanece despierta durante una hora hasta que se toma un Valium y se queda dormida.

BREVE HISTORIA DEL CONSUMO DE DROGAS

Las drogas no pueden entenderse de forma puramente mecánica: el contexto y el entorno son esenciales para sus efectos. Para comprender plenamente su papel en la vida moderna tenemos que repasar la historia de nuestra interacción con ellas y los pasos que nos han traído hasta aquí. La historia de las drogas modernas comprende seis etapas, tal y como resume la Figura 4.7.

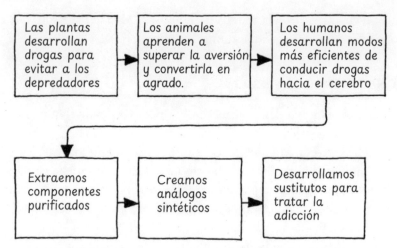

Figura 4.7. Seis etapas en la historia de las drogas modernas.

Las primeras etapas se remontan a la prehistoria. Las plantas desarrollaron drogas para alejar a los depredadores interfiriendo en sus cerebros; algunos animales aprendieron a superar esta aversión y a experimentar los cambios químicos como agradables. Algunas plantas pueden incluso haber generado drogas para animar a los animales a comérselas y así esparcir sus semillas. Por ejemplo, a muchos mamíferos les gustan las frutas fermentadas con alto contenido en alcohol.

Los humanos —con nuestra inmensa curiosidad, capacidad para recordar y registrar experiencias y facilidad para manejar herramientas— desarrollamos nuevos métodos de consumo de drogas para hacerlas llegar al cerebro de forma más eficiente. Inhalar el humo de las hojas secas de la planta del tabaco, tostar y moler los granos de café, raspar la adormidera para obtener su resina y fermentar frutas y granos para obtener alcohol no son actividades obvias, pero, una vez que las descubrimos, nos dimos cuenta de que podíamos abrir nuevos reinos de experiencias placenteras. También aprendimos que podíamos potenciar los efectos de algunas drogas si las combinábamos con otras sustancias o fomentar la liberación de sustancias químicas naturales mediante la creación de ambientes eufóricos o relajantes.

La creación deliberada de estados alterados de conciencia es uno de los universales humanos, como el lenguaje y la música. Las pocas sociedades que históricamente no han contado con algún tipo de ayuda botánica han recurrido al ayuno o a largos periodos de insomnio para alcanzar estos estados mentales, y han recurrido rápidamente a drogas como el alcohol cuando se han topado con ellas. Todas las sociedades tradicionales han utilizado plantas y hierbas como medicina y han sido conscientes de la importancia de la dosis, entendiendo que incluso la droga más beneficiosa o placentera podía convertirse en un veneno si se empleaba una dosis demasiado alta.

Aunque alterar nuestra conciencia empleando drogas es una actividad común en casi todas las sociedades, durante la mayor parte de la historia de la humanidad, las plantas y sustancias utilizadas se limitaban al subconjunto particular de lo que crecía cerca y que la cultura local había interpretado como de efecto agradable. Como resultado, las drogas que se conocían y utilizaban en las distintas partes del mundo eran relativamente estáticas y específicas de cada región.

Es difícil saber con exactitud cuándo empezaron a usarse las distintas drogas, pero hace mil años un viajero podría haberse encontrado con un mundo como el que se muestra en la Figura 4.8. En ese mundo cada droga tenía un contexto cultural específico y estaba cargada de significado social, religioso y político. Los psicodélicos peyote, ayahuasca, ibogaína y amanita muscaria eran parte esencial de los rituales religiosos y los trances chamánicos, del mismo modo que el vino tenía un papel prescrito en muchos rituales judíos. El cambio de una sustancia por otro a veces acompañaba a cambios culturales importantes, como la sustitución del alcohol por el café en el mundo árabe con el auge del islam.

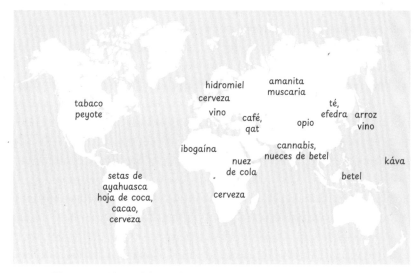

Figura 4.8. Mapa del mundo con las principales drogas utilizadas hace mil años.

Beber kava en el Pacífico y fumar tabaco en pipas de la paz en las Américas desempeñaba papeles importantes en el mantenimiento de la cohesión social (al tiempo que cimentaba las divisiones de género, ya que su consumo estaba prohibido para las mujeres). A veces, sustancias que hoy consideraríamos drogas se consideraban alimentos, y viceversa: la cerveza desempeñaba un papel esencial en las dietas del norte de Europa en el pasado, porque el agua solía estar contaminada por bacterias. En América Latina, el cacao era una planta medicinal cuando los exploradores occidentales lo encontraron por primera vez.

A medida que los viajes se hicieron más fáciles y comunes, se introdujeron medicamentos y drogas de placer en nuevos lugares. Los imperios que surgieron en lugares como China y Oriente Próximo difundieron conocimientos sobre el mundo natural, y la mayoría de las terapias disponibles en la Inglaterra medieval procedían de fuentes griegas o árabes. La expansión europea expandió drogas y medicinas, así como enfermedades. Los exploradores trajeron el tabaco y el cacao (y probablemente también la sífilis) de América, y el café se adoptó en Europa con la expansión del Imperio otomano. En el transcurso de unos pocos siglos, las drogas disponibles en muchas partes del mundo se multiplicaron y crearon nuevos contextos sociales.

Sin embargo, el desarrollo de la química impulsó la creación de las drogas reconociblemente modernas. En 1817, un joven alemán llamado Friedrich Sertürner fue el primero en aislar en su forma pura el principio activo de una planta, extrayendo la morfina del opio. Esto permitió estudiar los compuestos psicoactivos puros y desarrollar medicamentos mucho más potentes y eficaces que las plantas de las que procedían. Una vez que comprendimos la composición de estas sustancias químicas, pudimos producirlas sintéticamente en el laboratorio, y de ahí a experimentar con los efectos psicoactivos de compuestos químicamente similares solo hubo un paso. La heroína, las anfetaminas y la mefedrona son, respectivamente, análogos sintéticos del opio de la adormidera, la efedrina de la efedra y la catinona del khat.

Esto revolucionó la medicina, pero también acarreó enormes problemas. Antes del siglo XIX, la mayoría de los medicamentos a los que tenía acceso el ciudadano de a pie eran probablemente inertes y tenían muy poco efecto. A finales del siglo XIX, casi todo lo que se vendía en las farmacias, incluidos los jarabes para la tos de los niños, contenía extractos de cannabis, heroína o cocaína. La falta de regulación sobre el contenido de los medicamentos, quién podía adquirirlos y cuál era la dosis adecuada había permitido a las empresas farmacéuticas generar beneficios al tiempo que ponía a muchas personas en riesgo de dependencia y sobredosis. Esto llevó a muchos Gobiernos a establecer normas estrictas sobre el etiquetado y la distribución y, finalmente, a la firma de tratados internacionales que ilegalizaban estas sustancias.

Las nuevas drogas eran potentes e inmensamente placenteras, y los humanos estamos programados para desear repetir las experiencias placenteras. Analizaremos el concepto de adicción en detalle en el capítulo 9, pero su rasgo definitorio es que el consumidor siente unas ansias tan poderosas por la droga que le resulta casi imposible resistirse a consumirla, aunque esté destruyendo sus relaciones, su salud o su capacidad para llevar una vida normal. Por desgracia, a medida que hemos ido desarrollando formas cada vez más eficaces de hacer llegar las drogas al cerebro, inevitablemente las hemos hecho cada vez más adictivas. Estos avances en medicina y en nuestra comprensión del cerebro han tenido consecuencias imprevistas, y los farmacólogos dedican ahora mucho tiempo a buscar sustitutos para las drogas de abuso más comunes, con la esperanza de encontrar otras menos nocivas.

¿POR QUÉ LA GENTE CONSUME DROGAS?

Volvamos a la pregunta inicial: ¿por qué se consumen drogas? Si nos fijamos en cómo surgieron las drogas, sería sorprendente que *no* las consumiéramos. Las plantas producían sustancias químicas especialmente diseñadas para interferir en el cerebro de los animales mucho antes de que existieran los seres humanos, y el ser humano ha evolucionado para responder a sus efectos al igual que para digerir ciertos alimentos. Las culturas que no han empleado los poderes psicoactivos de las plantas han sido minoría, y han utilizado otros métodos para alterar sus estados de conciencia. Desde este punto de vista, consumir drogas es totalmente natural; como dice Mike Jay, en su libro *High Society*, «consumíamos drogas mucho antes de ser humanos».[4] Consumimos drogas por dos motivos principales: para experimentar placer y para aliviar el sufrimiento. A grandes rasgos, podrían denominarse consumo de drogas «recreativo» y «medicinal», pero, aunque los tratados internacionales de los años sesenta crearon una estricta división legal entre ambos, en realidad la línea que los separa es muy difusa. Los ejemplos más obvios son drogas como el cannabis y el LSD, que se incluyeron en la Lista 1 más restrictiva (sin valor medicinal reconocido), de modo que cualquier consumo se considera «recreativo», a pesar de que muchas personas con enfermedades como la esclerosis múltiple (EM) o las cefaleas en racimo reducen de forma demostrable su sufrimiento al consumirlas. En la actualidad, la situación del cannabis ha cambiado: se ha convertido en medicamento en más de veinte países (incluidos el Reino Unido y Estados Unidos), aunque sigue siendo ilegal en la mayoría.

Sin embargo, los psicodélicos, a pesar de la creciente evidencia de su valor clínico, continúan siendo ilegales[5] en casi todos los países, con las únicas excepciones de algunos países americanos que permiten la ayahuasca, las setas mágicas y el peyote.

Otras drogas que tienen usos medicinales reconocidos pero limitados, como la heroína para el dolor extremo, pueden seguir reduciendo el sufrimiento cuando se toman fuera de un contexto obviamente terapéutico. A algunas personas que han sufrido traumas graves (como los soldados con TEPT) tomar una droga como la heroína puede ser lo único que les permita vivir. El alcohol se utiliza a menudo para automedicarse de los recuerdos traumáticos.

El consumo de drogas por placer tiene una serie de elementos que van más allá de sus efectos mecánicos sobre nuestro cerebro. De hecho, tenemos que estar *dispuestos a* experimentar placer: a la mayoría de nosotros nos resultaría profundamente desagradable tomar una droga por accidente, y pensaríamos que nos han envenenado o que estamos sufriendo un episodio psicótico. Elegir activamente consumir una droga es una parte esencial del efecto que produce, e incluso los animales experimentan efectos diferentes en función de si han elegido consumirla o no. Las ratas que reciben pasivamente inyecciones de cocaína se vuelven físicamente dependientes de la droga[6] (experimentan síntomas de abstinencia si dejan de consumirla), pero se vuelven mucho más adictas —en términos de búsqueda activa de la droga— cuando tienen que accionar ellas mismas una palanca para autoadministrársela.

Las drogas son sociales y, por lo general, se consumen en grupo, donde los sentimientos de desinhibición y locuacidad que generan muchas drogas contribuyen a fomentar el vínculo social. Consumir una sustancia concreta, o hacerlo de una forma determinada, puede convertirse en un símbolo identitario y anunciar importantes cambios sociales. En Bolivia, por ejemplo, mascar coca[7] se ha hecho más popular desde la elección de un presidente indígena, y una mayor igualdad de género ha ido acompañada a menudo de un aumento del consumo de tabaco entre las mujeres.[8] Negarse a participar en el consumo de drogas puede resultar muy incómodo, como saben los adolescentes cuando luchan contra la presión de sus compañeros, y como experimentan muchos adultos cuando rechazan una copa en el pub.

El consumo de algunas drogas, especialmente las psicodélicas, puede estar muy impregnado de significado. Las sustancias psicoactivas consumidas en contextos espirituales y sagrados se denominan sustancias *enteógenas*, y este uso difumina la línea entre lo recreativo y lo medicinal. A veces, estos rituales tienen como finalidad la sanación, aunque puede ser el chamán quien tome la droga en lugar del paciente (que era como se utilizaba el tabaco en algunas ceremonias tradicionales de los nativos americanos). En otros casos, la droga se utiliza para acceder a conocimientos secretos o experiencias divinas. Puede que solo el chamán consuma la droga, o puede que sea toda la congregación, como en el caso del uso del peyote por parte de la Iglesia Nativa Americana. Aunque el consumo de drogas enteógenas puede tener momentos placenteros de euforia y éxtasis, estas experiencias suelen describirse como dolorosamente intensas, un trabajo duro más que un «viaje» de evasión. Por tanto, este consumo es muy diferente al del LSD en una discoteca y así se reconoció en 1996 cuando se concedió a la Iglesia Nativa Americana[9] una dispensa especial para utilizar peyote en sus servicios.

A veces la gente encuentra placer en tomar drogas precisamente por sus riesgos. Esto es especialmente notable cuando se desvía el uso de los medicamentos recetados: los escolares estadounidenses que toman ilícitamente Ritalin[10] tienen reacciones muy distintas a las de quienes lo toman siguiendo las indicaciones de su médico. Aunque se trate de la misma formulación, tomarlo en una fiesta con amigos con la intención deliberada de pasarlo bien y «colocarse» se traduce en un buen rato (¡aunque el efecto no solo se deba al fármaco!). Pero tomar Ritalin en la escuela para poder estudiar y concentrarse, cuando el estudiante no quiere «colocarse», se traduce en un efecto totalmente diferente.

Una actividad ilegal en un contexto puede ser legal en otras circunstancias: por ejemplo, si a tu abuela le recetan Valium, lo toma legalmente, pero, si tú le coges el Valium a tu abuela, eso es consumo ilegal de drogas. En los últimos años, ha surgido una nueva tendencia entre los jóvenes del Reino Unido y de otros países de Europa: intentar deliberadamente intoxicarse tanto (normalmente con alcohol) que no recuerden haberse «emborrachado». Puede resultar difícil entender por qué esto puede ser placentero, pero probablemente esté relaciona-do con el prestigio social que se adquiere por atreverse a hacer cosas que, si no se estuviera en un estado de desinhibición extrema, nadie haría.

El consumo de alcohol en la sociedad occidental actual ilustra lo difícil que puede resultar separar el uso de las drogas para aliviar el sufrimiento de su consumo para obtener placer. En el extremo más extremo, las personas con bajos niveles de receptores GABA que viven en un estado crónico de ansiedad pueden sentirse «normales» solo cuando beben. Aunque ciertamente no es la medicación ideal, su consumo de alcohol no está motivado principalmente por el placer. En el extremo menos grave de la escala, hay millones de personas en el mundo a las que les resulta muy difícil relajarse después del trabajo sin alcohol, una especie de leve automedicación contra el estrés de su vida laboral. Por supuesto, esto suele ocurrir en el pub o en el bar, y charlar con los amigos y relajarse es tan placentero como medicinal. La droga, combinada con el contexto social del bar, hace que la gente se sienta «mejor» y, si es aquí donde tiene lugar la mayor parte de su vida social, dejar de ir al bar para reducir la ingesta de alcohol hará que se sientan desgraciados y solos.

Por último, una minoría de consumidores toma drogas porque son adictos, algo que analizaremos con más detalle en el capítulo 9. La adicción difumina la línea que separa el dolor del placer. Es bastante habitual que alguien empiece a tomar una droga por sus efectos placenteros, pero, una vez que se ha hecho adicto, se convierte en lo único que puede aliviar el intenso deseo y los desagradables síntomas físicos de la abstinencia.

MAXIMIZAR LOS BENEFICIOS, MINIMIZAR LOS DAÑOS

Los humanos siempre hemos consumido deliberadamente sustancias psicoactivas, y nuestros cerebros están adaptados para responder a ellas. Sin embargo, aunque en este sentido el consumo de drogas es «natural», las drogas purificadas a las que ahora tenemos acceso y la rapidez con la que podemos introducirlas en nuestro cerebro hacen que muchas de ellas sean mucho más potentes que las drogas con las que evolucionamos. Esto las hace más eficaces y potencialmente más dañinas. Si queremos reducir estos daños, debemos comprender tanto nuestros impulsos naturales como el contexto cultural contemporáneo del consumo de drogas.

En medicina, sopesar los riesgos de un fármaco frente a sus beneficios se entiende bien, si bien no siempre se promulga a la perfección. Con algunos fármacos, los beneficios no están reconocidos oficialmente; con otros, no está claro si es el paciente, el médico, el organismo regulador o la empresa farmacéutica quien debe decidir en última instancia si la relación riesgo/beneficio de un medicamento merece la pena. Pero al menos se entiende que la minimización del daño implica el equilibrio entre dos riesgos (el riesgo de seguir enfermo y el riesgo de resultar perjudicado por el fármaco), en lugar de considerar el fármaco únicamente como una fuente de daño. Ningún Gobierno aplicaría políticas para reducir el número de personas que toman medicamentos si estos mejoraran la salud de la nación en general.

Cuando se trata de minimizar los daños del consumo recreativo de drogas, hay varias escuelas de pensamiento. Una pretende erradicar por completo el consumo de drogas: el «mundo sin drogas» que pretendía crear la Convención Única de 1961 de la ONU sobre Estupefacientes. Esta pretensión es muy aplaudida por los periódicos sensacionalistas, pero es inútil en la práctica. Para empezar, sentir placer tiene beneficios cuantificables, por lo que erradicar el consumo placentero de drogas podría causar otro tipo de daños, como un aumento de los problemas de salud relacionados con el estrés. Esto se entiende con el alcohol, y beber en compañía o para relajarse después del trabajo es realmente beneficioso (aunque los daños también son muy reales). El Gobierno puede facilitar que la gente disfrute de los beneficios del bar o del pub y se haga menos daño encareciendo el alcohol y garantizando que las bebidas sin alcohol sean más baratas y haya más variedad, o financiar la investigación de una alternativa más segura. Pero prohibir totalmente los bares y los pubs perjudicaría la salud de la gente de otras maneras, además de causar indignación pública.

También hay una razón totalmente práctica para aceptar que un nivel de consumo excesivo de drogas siempre va a formar parte de la sociedad humana: sencillamente, no sabemos cómo detenerlo. La búsqueda del placer forma parte de la naturaleza humana. Nuestro cerebro, cuando funciona con normalidad, libera endorfinas y dopamina para generar sensaciones de bienestar cuando hacemos bien un trabajo, pasamos tiempo con las personas que queremos, meditamos, rezamos y compartimos actividades colectivas como cantar y bailar. Estas sensaciones de bienestar generan recuerdos que nos enseñan qué experiencias debemos repetir. Las drogas interactúan con estos sistemas naturales de aprendizaje de una forma muy poderosa, pues a menudo crean algunas de las experiencias más intensas que una persona puede tener. Estamos programados para disfrutar y recordar estas experiencias, por lo que incluso un castigo muy severo no actúa necesariamente como elemento disuasorio, aunque genere otro tipo de daños.

Si aceptamos que la gente va a consumir drogas por placer, y que lo importante es minimizar los daños, entonces comprender las razones que subyacen al consumo de drogas puede servirnos de inspiración para lograrlo. Si parte del placer de la droga es el contexto social positivo en el que se consume, entonces tal vez fuera posible crear contextos similares en los que la droga no sea el centro de atención, como las medidas propuestas anteriormente para que el bar o el pub sean menos perjudiciales. Por otro lado, si la gente busca específicamente una experiencia de riesgo, se va a exponer a sufrir daños sea cual sea la droga que consuma.

Desafiar la cultura de la intoxicación extrema es una de las tareas más difíciles a las que nos enfrentamos, pero es esencial si queremos reducir los daños. Una de las mejores protecciones contra este tipo de riesgos es permitir que se desarrollen culturas positivas en torno a las drogas que hagan hincapié en el consumo moderado en lugar de en las borracheras. En cierto sentido, se trata de crear contextos sociales de tipo enteogénico similares a los usos tradicionales de los psicodélicos y otras sustancias. Esto ayudaría a proteger contra los problemas graves de la intoxicación extrema y también contra la adicción: los nativos americanos evitaron hacerse adictos al tabaco[11] durante miles de años rodeando su uso de rituales y observando estrictamente las restricciones sobre cuándo y cómo se tomaba. Aunque es poco probable que este tipo de contexto se desarrolle en el mundo occidental moderno, un sentido renovado de un código social de comportamiento aceptable e inaceptable cuando se consumen drogas como el alcohol y la cocaína ayudaría sin duda a reducir los daños.

Las drogas son una parte importante de nuestra historia evolutiva y estamos rodeados de ellas todos los días. La mayoría de nosotros tomamos algún tipo de droga a diario y apreciamos los beneficios que no aporta. Ser más conscientes de las razones por las que nos gustan tanto y de cómo podemos maximizar sus aspectos beneficiosos al tiempo que minimizamos el daño que causan es un reto que deben asumir los individuos, las comunidades y los Gobiernos.

CAPÍTULO 5
EL CANNABIS, ¿DE MEDICINA DE LAS REINAS A ENEMIGO PÚBLICO NÚMERO UNO?

L a planta del cannabis (Figura 5.1) es originaria de Asia y ha sido utilizada por el ser humano durante miles de años. La planta ha tenido tres vidas: como fibra, como medicina y como droga recreativa. En su primera vida tenemos el cáñamo, una de las fibras vegetales más versátiles de la naturaleza; en la segunda, el cannabis indica/sativa, que alivia el dolor y los espasmos, y en la tercera, la *ganja*, la hierba o el *skunk*, la droga recreativa más

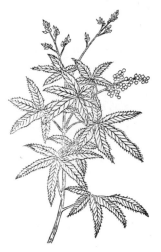

Figura 5.1. La planta de cannabis.

consumida actualmente en el mundo después del alcohol y el tabaco. A lo largo del último siglo, estas tres vidas se han entremezclado, creando una complicada situación legal que causa mucho daño a muchos millones de personas en todo el mundo. Este capítulo examina los beneficios y perjuicios de la droga, y cuenta la historia de cómo la medicina más antigua del mundo perdió su valor terapéutico en la escena internacional.

EL CANNABIS COMO FIBRA (CÁÑAMO)

El tallo de la planta del cannabis se puede utilizar para fabricar cáñamo, un producto esencial en la fabricación de cuerdas y velas de lona en sociedades marineras como las de los antiguos griegos y los británicos en tiempos pasados. Enrique VIII,[1] el rey inglés famoso por tener seis esposas, llegó a aprobar una ley que obligaba a los agricultores a cultivarlo. Hoy en día, el cáñamo se utiliza para elaborar papel especial, como el de los billetes y las biblias, para tejidos y para un material de construcción bajo en carbono llamado *hempcrete*[2], que es una mezcla de cáñamo y cal y tiene notables propiedades aislantes. Las variedades cultivadas para estos fines solo tienen propiedades psicoactivas traza porque tienen niveles muy bajos del ingrediente psicoactivo D9-THC (véase más adelante).

¿Cannabis o cáñamo?

De uso común:
- El cáñamo es una planta de cannabis que contiene un 0,2 % o menos de THC (en peso seco).
- El cannabis contiene más de un 0,3 % de THC.

El Cannabis sativa y el Cannabis indica son cepas diferentes de la planta, pero pueden entrecruzarse, y se producen deliberadamente híbridos de las dos. Las cepas de C. indica suelen tener mayores niveles de CBD y menos de THC. Las de C. sativa suelen tener dosis más bajas de CBD y más altas de THC.

EL CANNABIS COMO DROGA

Las partes psicoactivas del cannabis son los cogollos y la resina de las plantas femeninas, que pueden comerse, fumarse en pipa de agua o combinarse con tabaco para liar un cigarrillo conocido como canuto o porro. La resina se conoce generalmente como hachís y los cogollos como hierba, y la planta entera también se conoce por su nombre mexicano: marihuana o marijuana.

El ingrediente psicoactivo del cannabis es el delta-9-tetrahidrocannabinol (D9-THC), y actúa sobre los receptores cannabinoides.[3] Cuando los científicos empezaron a buscar los neurotransmisores naturales que estos debían haber evolucionado para reconocer, encontraron un sistema de control que ayuda a regular el apetito, la sensación de dolor, el estado de ánimo y la memoria. Se conoce como *sistema endocannabinoide* (véase el recuadro «El dichoso sistema endocannabinoide», página 110), y las sustancias químicas naturales que lo activan recibieron el nombre de *endocannabinoides*, de «cannabinoides endógenos».

En la década de los noventa, gran parte del cannabis que se consumía en el Reino Unido era hachís importado de Marruecos, pero cuando la guerra contra las drogas empezó a reprimir la producción en ese país, el hachís marroquí se hizo más difícil de conseguir. En respuesta, las bandas criminales del norte de Europa empezaron a cultivar sus propias plantas de cannabis y a criarlas selectivamente para aumentar los niveles de THC, creando nuevas variedades más potentes, conocidas generalmente como *skunk*, desarrolladas originalmente por entusiastas del cannabis en los Países Bajos para que fueran una versión más fuerte de la marihuana tradicional. La mayoría de la *skunk* tienen un contenido de THC dos o tres veces superior al de la hierba no modificada o el hachís. El cannabis de *skunk* es potencialmente más dañino que el hachís porque suele contener menos cannabidiol (CBD), un compuesto psicoactivo que reduce la ansiedad y puede minimizar algunos de los efectos negativos del D9-THC.[4]

El nombre de *skunk* (mofeta) deriva de su repugnante olor, semejante al que excreta ese animal cuando se siente amenazado. El olor de las plantas de cannabis no se debe a los cannabinoides que contienen, sino que procede de otros productos vegetales llamados terpenos. La skunk fue la primera variedad potente del cannabis y se han producido muchas más mediante cría selectiva y condiciones de cultivo cuidadosamente controladas. Cuando utilizo este término aquí, me refiero a todas las formas de cannabis con alto contenido en D9-THC y bajo contenido en CBD.

El cannabis suele hacer que los consumidores se sientan relajados, habladores y sociables, lo que coloquialmente se conoce como estar fumado. Puede producir una distorsión de la noción del tiempo y el espacio, aunque no tan grave como la de las drogas psicodélicas. Algunas personas también pueden experimentar paranoia. Aunque no es en absoluto segura, es considerablemente menos nociva que el alcohol y rara vez induce a la violencia o a comportamientos antisociales.

¿CUÁLES SON LOS BENEFICIOS DEL CANNABIS?

El cannabis es probablemente la medicina más antigua del mundo, utilizada principalmente para tratar el dolor y los espasmos. Se conoce como *ma* en la medicina china[5] (un retruécano de la palabra «caótico»), tenía su propio pictograma chino e históricamente se utilizaba sobre todo en un contexto terapéutico, aunque una minoría también lo usaba como intoxicante. Aunque sus usos medicinales se conocen desde hace mucho tiempo en la medicina india, donde se conoce como *bhang*, su consumo con fines espirituales y recreativos también tiene una larga historia, y la planta y sus propiedades psicoactivas son un elemento común en las leyendas y cuentos populares indios. Incluso hoy en día se utiliza mucho en determinadas celebraciones.

Aunque la medicina occidental conocía el cannabis desde la Edad Media, no se popularizó en Gran Bretaña hasta la década de 1840,[6] gracias a un cirujano del ejército que había servido en la India. El cannabis se convirtió en un analgésico común, junto con el opio (láudano). Se cree que el médico de la reina Victoria, J. R. Reynolds, se lo recetó para ayudarla con los dolores menstruales y postparto. En *The Lancet*, Reynolds escribió un artículo titulado «On the Therapeutic Uses and Toxic Effects of *Cannabis indica*», en el que afirmaba que «cuando es puro y se administra con cuidado, es uno de los medicamentos más valiosos que poseemos».[7] Al parecer, a la reina Victoria le gustaba mucho, ¡quizá el acceso al cannabis fue una de las razones por las que tuvo tantos hijos!

La afección que parece beneficiarse más comúnmente del consumo de cannabis es la esclerosis múltiple (EM), una enfermedad caracterizada por fatiga, debilidad muscular, incontinencia, espasmos musculares y dolor crónico. Cerca de noventa mil personas en el Reino Unido y muchos cientos de miles en Estados Unidos padecen EM, y una minoría significativa de ellas se automedica con cannabis. Los enfermos afirman que la droga los ayuda con la espasticidad, el dolor, los temblores y el control de esfínteres. Incluso cuando la droga era ilegal, muchos médicos aconsejaban a sus pacientes que se la autoadministraran. (La espasticidad consiste en una contracción muscular continúa que suele causar problemas para hablar, caminar y realizar movimientos ordinarios).

El cannabis también parece ser beneficioso en el tratamiento de otros trastornos, por ejemplo, alivia el dolor del conocido como miembro fantasma y previene las convulsiones, especialmente en los niños con epilepsia grave, como en el caso de los síndromes de Dravet y Lennox-Gastaut. También hay pruebas anecdóticas de que el cannabis puede ser útil para tratar el glaucoma, la enfermedad de Crohn y el asma bronquial, ya que disminuye la presión ocular, reduce la inflamación intestinal y actúa como broncodilatador.

La utilidad del cannabis para la epilepsia es una de las razones por las que varios países, entre ellos el Reino Unido y Estados Unidos, han legalizado el cannabis medicinal. En 2012, en Estados Unidos, los padres de Charlotte Figi, una niña con epilepsia intratable que no había respondido a los medicamentos tradicionales contra la enfermedad, descubrieron que el aceite de cannabis obtenido en México (donde son legales todos los productos vegetales, incluidos los hongos) detenía sus ataques.[8] Hicieron campaña para que el aceite de cannabis estuviera disponible en Estados Unidos bajo lo que se llamó la Ley de Charlotte, por el nombre de su hija. Esto supuso el impulso que finalmente llevó a la legalización del cannabis medicinal en la mayoría de los estados de Estados Unidos.[9]

Por supuesto, los padres de niños con epilepsia en otros países advirtieron este notable beneficio del aceite de cannabis en el tratamiento de las convulsiones y lo probaron con sus hijos, con profundos beneficios similares. El ejemplo más famoso en el Reino Unido es el de Billy Caldwell. Tenía miles de convulsiones al mes y también sufría problemas cognitivos debidos a los medicamentos que tomaba. Su madre lo llevó a Estados Unidos para que recibiera tratamiento con cannabis medicinal y las convulsiones cesaron. Su estado de ánimo y sus facultades cognitivas mejoraron y pudo reanudar sus estudios. Pero el cannabis era ilegal en el Reino Unido, así que se vio obligado a vivir en el extranjero. Cuando su madre pidió que le enviaran cannabis medicinal de la República de Irlanda a su farmacia local en Irlanda del Norte (Reino Unido), su médico de cabecera le dijo que se enfrentaría a sanciones penales si lo recetaba. Entonces tomó la valiente decisión de traer a Billy al Reino Unido con cannabis medicinal recetado desde Canadá. Este medicamento fue confiscado en la frontera, por lo que el estado de Billy empeoró rápidamente. Sus ataques volvieron con fuerza y entró en un estado de epilepsia permanente llamado «estado epiléptico». Billy tuvo que ser ingresado en una unidad de cuidados intensivos y conectado a un respirador artificial.

Ante la perspectiva de la muerte de Billy, y las potenciales protestas públicas ocasionadas por esta, el Gobierno del Reino Unido cedió en su oposición al cannabis medicinal. El 1 de noviembre de 2018 acordaron que el cannabis podría pasar de la Lista 1 a la Lista 2, lo que permitiría a los médicos recetarlo. La vida de Billy se salvó y otros niños con epilepsia severa ahora se recuperan con cannabis medicinal. Lamentablemente, pocos pacientes más se benefician todavía, porque muchos médicos son reacios a recetarlo y muchos farmacéuticos no lo suministran. (En los primeros seis meses desde que se permitió el cannabis medicinal en el Reino Unido, en el Sistema Nacional de Salud se hicieron menos de diez recetas). La organización benéfica DrugScience, financiada en parte por este libro, está trabajando con médicos, pacientes y farmacéuticos para rectificar esta situación.[10]

Los efectos antiepilépticos del cannabis medicinal proceden de varios productos diferentes de la planta del cannabis. El principal efecto parece derivar del CBD, un producto no psicoactivo. Actualmente está autorizado como medicamento para las convulsiones infantiles con el nombre de Epidiolex. Sin embargo, algunos pacientes, entre ellos Billy, necesitaban, además de CBD, una mezcla de sustancias químicas del aceite de cannabis. El aceite de cannabis contiene D9-THC, así como una molécula llamada THCV (tetrahidrocannabivarina, también conocida simplemente como cannabivarina), que en ensayos de probeta ha mostrado potentes efectos antiepilépticos. Parece probable que al menos una de estas moléculas contribuya a los beneficios médicos del cannabis para la epilepsia. (El efecto aditivo de los distintos elementos de la planta de cannabis se denomina *efecto séquito*).

Otros usos terapéuticos del cannabis incluyen ayudar a las personas con bajo peso, como los enfermos de cáncer y sida, a engordar, pues aumenta el apetito. El deseo de comer después de tomar cannabis es un efecto común de la droga, conocido coloquialmente como «el antojo». Y aunque el D9-THC puede empeorar los síntomas psicóticos, algunos componentes del cannabis, especialmente el CBD, parecen tener también algunos efectos antipsicóticos, lo que puede explicar su popularidad entre las personas que padecen esquizofrenia. (Véase el recuadro «*¿El cannabis provoca esquizofrenia?*» en la página 105).

En cuanto a su uso recreativo, el cannabis desempeña un papel similar al del alcohol como favorecedor social, sobre todo porque existe una cultura arraigada de compartir la droga (¡es de muy mala educación no pasarse el canuto!). También es popular entre artistas y músicos, y hay muchos testimonios de que estimula la creatividad de la gente.[11] Algunos dicen que la música jazz surgió cuando en los años veinte el cannabis permitió a los músicos americanos liberarse de la estructura musical convencional y ¡sincopar! Incluso antes, poco después de que el cannabis llegara a Europa, se afirma que los pintores holandeses contemporáneos de Rembrandt van Rijn empezaron a consumirlo para mejorar su capacidad de ver la profundidad y el color.[12]

¿Cuáles son los perjuicios del cannabis?

Aunque el cannabis es considerablemente menos perjudicial que el alcohol, sigue obteniendo una puntuación de 20 en nuestra escala de daños.[13] Esto puede sorprender a algunas personas, sobre todo a las que tienen experiencia con la droga y la consideran inofensiva. De los 16 criterios, el cannabis obtuvo la puntuación más alta en daños relacionados con las drogas y deterioro del funcionamiento mental relacionado con las drogas, sobre todo debido a los daños asociados al consumo de tabaco y a los vínculos de la droga con la depresión y los síntomas psicóticos.

La dependencia del cannabis se da en aproximadamente el 10 % de los consumidores,[14] y existe un síndrome de abstinencia físico con algunos síntomas desagradables, como disminución del apetito, pérdida de peso, cambios de humor e insomnio. Estos síntomas son reales y no solo psicosomáticos: fármacos como el rimonabant,[15] que bloquean los efectos del cannabis, pueden precipitar estos síntomas de abstinencia. (Esta distinción se explica con más detalle en el capítulo 9). Incluso sin síntomas físicos, muchos consumidores habituales experimentan ansiedad si dejan de consumir. Ahora sabemos que en los países occidentales hasta el 8 % de las personas que consumen cannabis se vuelven dependientes y buscan tratamiento.[16] Aproximadamente la mitad son menores de 18 años, lo que resulta muy preocupante. Parece que la mayor distribución de variedades más potentes, como la *skunk*, es en gran parte responsable de este aumento de la dependencia, probablemente porque la skunk carece del elemento protector CBD.

A menudo, el mayor efecto que tiene el cannabis en la vida de las personas es una sensación general de desmotivación y falta de disfrute cuando no están intoxicadas, y, si se consume con regularidad, especialmente a diario, puede perturbar las tareas escolares o el empleo. Un estudio sobre los trabajadores de correos de Estados Unidos[17] descubrió niveles más bajos de rendimiento entre las personas que dieron positivo en cannabis, y las investigaciones han demostrado que el consumo a largo plazo puede afectar a las capacidades cognitivas, dificultando el aprendizaje y la retención de información.

Cuando el cannabis es ilegal, existen otros daños asociados a su producción y distribución. La mayor parte del cannabis de uso recreativo que se consume en el Reino Unido es nacional, a menudo cultivado en granjas gestionadas por bandas criminales que canalizan los beneficios hacia otro tipo de delitos, como el tráfico de personas. En los últimos años, muchas de estas granjas han empezado a ser gestionadas por bandas vietnamitas[18] que utilizan a inmigrantes ilegales vietnamitas (algunos de ellos niños) como trabajadores en condiciones casi de esclavitud. Los costes de vigilar, procesar y encarcelar a los delincuentes relacionados con el cannabis ascienden a la escalofriante suma de casi quinientos millones de libras al año.[19] Se ha calculado que la legalización del cannabis no solo eliminaría estos costes, sino que aportaría importantes ahorros en términos de costes sanitarios y empleo, lo que produciría un beneficio neto para la economía del Reino Unido de casi novecientos millones de libras al año.

En los estados de Estados Unidos en los que el cannabis sigue siendo ilegal para uso recreativo (actualmente, la mayoría de ellos), las bandas mexicanas dirigen el mercado de producción y suministro.[20] Por supuesto, una gran virtud de legalizar el cannabis es eliminar el mercado clandestino con su actitud perversa hacia los seres humanos. Esta es la razón por la que Uruguay, bajo la visión del presidente Mujica, introdujo en 2015 un mercado legal de cannabis controlado por el Estado para productos de cannabis de bajo riesgo (D9-THC de baja concentración equilibrado con CBD), que estaban disponibles en las farmacias, y proporcionando licencias para el cultivo doméstico.[21]

MÉTODOS DE CONSUMO DEL CANNABIS: SUS «VÍAS DE CONSUMO»

Existen tres métodos tradicionales («vías de consumo») para consumir cannabis, y un cuarto para el Sativex, un aerosol de cannabis aprobado con fines medicinales. En orden creciente de nocividad son:

1. Pulverización de la forma medicinal en la parte posterior de la garganta. El aerosol es la vía menos nociva, como es de esperar tratándose de una sustancia aprobada como medicamento.

2. La ingesta (normalmente cocinada en alimentos dulces como bizcochos o galletas) es probablemente la segunda menos perjudicial, ya que también evita los problemas de salud asociados al tabaco. Sin embargo, puede tardar hasta cuatro horas en llegar al cerebro (Figura 5.2), y este efecto retardado hace más difícil calcular la dosis.

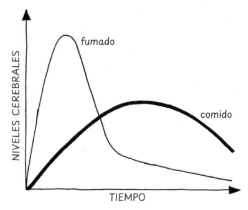

Figura 5.2. Dado que el cannabis llega al cerebro más lentamente cuando se ingiere que cuando se fuma, calcular la dosis resulta más difícil.

3. Inhalar a través de una pipa de agua conocida como bong (Figura 5.3) es intuitivamente más limpio que fumar, pero, como la gente no se ahoga ni tose, puede dar caladas mucho más profundas y

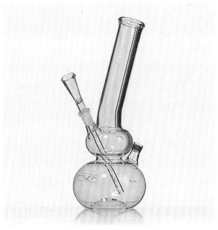

Figura 5.3. Bong.

embriagarse más. Ha surgido una subcultura de inhalación rápida con cachimba hasta alcanzar niveles extremos de intoxicación que parece tener un carácter diferente a la actitud «relajada» de la gente que prefiere los canutos.

4. Fumar cannabis con tabaco liado en cigarrillos expone a los fumadores a los mismos problemas que fumar tabaco solo; fumar cannabis puro, es decir, sin tabaco, reduce estos riesgos pero no los elimina por completo. Los canutos se suelen compartir en grupo en lugar de ser fumados individualmente, pero los consumidores suelen inhalar más profundamente y a menudo aguantan el humo entre 10 y 15 segundos porque creen que así se colocan más rápido. (Las pruebas han demostrado que esto en realidad no aumenta los niveles de D9-THC en el cerebro, por lo que probablemente sea solo la privación de oxígeno lo que causa un mayor efecto).[22]

¿ES EL SKUNK MÁS NOCIVO QUE EL HACHÍS?

El cultivo de plantas con mayores niveles de D9-THC ha dado como resultado la eliminación del CBD, el compuesto que puede disminuir la ansiedad y minimizar los efectos negativos del THC. Sin embargo, no sabemos si las personas que consumen *skunk* realmente ingieren más D9-THC, ya que existen pruebas de que los consumidores experimentados varían la profundidad de la calada para mantener un nivel uniforme de intoxicación por D9-THC; esto se denomina «ajustar la dosis». Otras investigaciones han descubierto que los productos con niveles más altos de D9-THC son menos apreciados: las pruebas realizadas con fumadores de hachís han demostrado que la *skunk* les parece demasiado fuerte, y que muchas personas preferirían fumar hachís si pudieran conseguirlo. Esto parece haber llegado a oídos de los productores de cannabis: los niveles de D9-THC alcanzaron, en un momento dado, hasta el 21 %,[23] pero pronto volvieron a bajar hasta el 15 %, que era claramente una potencia más placentera y, por tanto, más fácil de comercializar.

Recientemente hemos analizado si consumir *skunk* tiene efectos diferentes en el cerebro que una mezcla equilibrada de D9-THC/CBD.[24] Encontramos diferencias subjetivas, además de claras diferencias en la actividad cerebral, cuando se consume una u otra forma de cannabis. Esto demuestra que puede haber pruebas científicas de que el CBD ejerce un efecto «moderador» de la actividad del D9-THC.

Este estudio, al igual que el realizado sobre la MDMA del capítulo 2, también fue financiado por Channel 4 para ser emitido como una sección de sus programas dedicados a la ciencia.[25]

LA CAMPAÑA MUNDIAL CONTRA EL CANNABIS

La historia de cómo el cannabis se convirtió en una temida droga recreativa y perdió su condición de medicamento es complicada. Como hemos dicho, el cannabis se utilizó en Asia tanto con fines medicinales como recreativos durante muchos miles de años, mientras que la planta era omnipresente en toda Europa como fuente de cáñamo, al menos desde la Edad Media. A pesar de ello, parece que hubo muy poco uso recreativo de la planta en Europa, en parte porque las variedades utilizadas eran bajas en D9-THC, y en parte porque fumar era una actividad desconocida en Europa hasta que Cristóbal Colón se encontró con los nativos americanos. Incluso cuando fumar tabaco en pipa se hizo más habitual, y el cannabis empezó a utilizarse como medicina, apenas hubo uso recreativo de la droga en Gran Bretaña hasta finales del siglo XIX, y los niveles se mantuvieron muy bajos hasta la década de los sesenta. El uso recreativo del cannabis adquirió popularidad entre la población negra estadounidense a partir de principios del siglo XX, especialmente en la escena del jazz.[26]

A medida que el Imperio británico se expandía por Asia, el Gobierno británico se encontró con un uso generalizado de la droga. En la India era una mercancía que se utilizaba como medio de control social y de recaudación de impuestos, ya que muchos indios la consideraban un artículo cotidiano esencial. Al igual que la Compañía de las Indias Orientales acaparó el mercado de la sal, cerró la producción local de cannabis, obligando a la gente a comprar su *bhang* a los británicos. (Si se tiene en cuenta el comercio de opio en China y los enormes beneficios obtenidos del comercio de té, café y alcohol, el Imperio británico probablemente ha sido el mayor traficante de drogas de la historia).

Cuando el cannabis entró en el botiquín de los médicos de los países occidentales en la década de 1840, se vio eclipsado por las propiedades analgésicas más potentes del opio,[27] en parte porque el opio era más fácil de transformar en otras sustancias como láudano, morfina y heroína. Las tinturas de cannabis (extracto disuelto en alcohol) se vendían como cura para los calambres, la abstinencia de opiáceos, los ataques, las migrañas y el insomnio, y gozaron de un breve periodo de popularidad en Gran Bretaña hacia finales del XIX. Sin embargo, la creciente preocupación por los medicamentos no regulados y la presión de las industrias farmacéuticas llevaron a la Asociación Médica Británica a lanzar su campaña contra los «remedios secretos» a principios del siglo XX, tras lo cual se eliminó el cannabis de la mayoría de estos medicamentos, al igual que la cocaína, la morfina y la heroína.

Mientras tanto, a algunos gobernadores británicos de la India les empezaba a preocupar que el cannabis pudiera estar causando problemas psicológicos generalizados en la colonia. Esto condujo al informe de la Comisión de Drogas de Cáñamo de la India en 1894,[28] que reunió siete volúmenes de pruebas sobre los usos medicinales y sociales del cannabis en el subcontinente. El informe concluía que la droga no era perjudicial y no debía controlarse. Presumiblemente porque no incriminaba al cannabis como un problema de salud, el informe fue ignorado en gran medida en el Reino Unido, a pesar de haber sido encargado por el Parlamento británico y de haber recogido una enorme variedad de testimonios y pruebas. Ni siquiera se mencionó en el Parlamento hasta 1967. La situación legal del cannabis, junto con sus posibles daños y beneficios, se consideraba una cuestión ajena a las preocupaciones cotidianas de los británicos.

Esta falta de interés determinó la respuesta británica a escala internacional. En 1925, Egipto, respaldado por Turquía, propuso que se incluyera el cannabis en la Convención Internacional de Ginebra sobre Fiscalización de Estupefacientes. Aparentemente, la propuesta se basaba en que el consumo crónico de hachís estaba causando una locura generalizada, aunque, como esto no ocurría en la India (y sigue sin ocurrir en ninguna parte hoy en día), se trataba de una exageración del problema. Sin embargo, Egipto dependía en gran medida de las exportaciones de algodón, y es posible que intentara proteger su industria algodonera de la competencia del cáñamo. La votación fue favorable a Egipto, a pesar de la oposición de India. Aunque el delegado británico mostró su apoyo a su colonia india absteniéndose en la votación, el Reino Unido firmó el tratado.

El tratado de 1925 dio lugar a la Ley de Drogas Peligrosas del Reino Unido, que entró en vigor en 1928 y prohibió el consumo recreativo de opio, cannabis y cocaína. (El opio y la cocaína ya estaban regulados desde hacía una década por la Ley de Defensa del Reino de 1916). Las tres drogas seguían disponibles como medicamentos, y su uso recreativo era poco frecuente, por lo que se aprobó sin muchos comentarios.

Aunque los medios de comunicación publicaban ocasionalmente historias sobre «drogadictos» (hombres extranjeros que consumían drogas para corromper a mujeres blancas), en Gran Bretaña no había ni de lejos el mismo nivel de histeria que en Estados Unidos (descrito más adelante), y el cannabis rara vez se mencionaba en estas historias. En 1945 hubo un total de cuatro procesamientos por delitos relacionados con el cannabis,[29] y no fue hasta 1950 que el número de procesamientos por cannabis (86) superó a los de opio y otras drogas manufacturadas (83). No hubo ninguna presión nacional para controlar el cannabis junto con otras drogas duras, ni tampoco ningún esfuerzo organizado para mantener su legalidad.

La situación era muy diferente en Estados Unidos,[30] paradójicamente debido a la prohibición de otra droga: ¡el alcohol! La prohibición del alcohol en 1923 provocó el auge de la mafia y de otros sindicatos del crimen organizado con la extrema violencia armada que perpetuaron. Muchas personas no apoyaron la prohibición del alcohol e intentaron eludirla. Esto llevó al crecimiento de los bares clandestinos (speakeasies) y a la corrupción policial. Para luchar contra ello, se creó una nueva agencia policial bajo la dirección de Harry Anslinger. Contrató a agentes profesionales, inmunes a los sobornos (conocidos como los Intocables), para luchar contra la mafia. Harry entabló una estrecha relación con la prensa y se convirtió en uno de los hombres más famosos de Estados Unidos, al frente de un ejército de unos 35 000 hombres, hoy conocido como Agencia Antidroga (DEA).

Pero entonces se vislumbró el final de la prohibición del alcohol y Anslinger se enfrentó a la posibilidad de perder su estatus y su ejército,[31] así que contraatacó. Justificó su permanencia alegando que había que proteger a la población estadounidense contra otras drogas, además del alcohol, y señaló al cannabis como el nuevo problema. La campaña de Anslinger contra el cannabis comenzó asociándolo con los inmigrantes de México; incluso se modificó la ortografía de *marihuana* a *marijuana* (que rima con Tijuana) para que pareciera más mexicano. Entre la parte más ruidosa de la prensa que difundía rumores sobre sus efectos negativos se encontraban los medios propiedad de William Randolph Hearst, un magnate de los medios de comunicación que había realizado grandes inversiones en la industria de la pasta de madera. Dado que el papel de cáñamo suponía una competencia directa para el papel de pasta de madera, tenía un interés económico en limitar la producción de cáñamo, y reconocía que, si se imponían controles sobre el cannabis debido a sus efectos psicoactivos, sería más difícil cultivar la planta para otros fines. El imperio mediático de Hearst difundió historias sobre ataques violentos a mujeres blancas por parte de inmigrantes mexicanos intoxicados con marihuana, creando una sensación de pánico moral y apoyo a los controles sobre la droga y, por tanto, también sobre la planta. Las tres vidas del cannabis pasaron a depender del destino de su uso como droga recreativa. Aunque los estadounidenses de a pie estaban familiarizados con el cáñamo, muchos no se daban cuenta de que tenía algo que ver con la marihuana, del mismo modo que muchos médicos no parecían advertir que se trataba de la misma planta, el *Cannabis indica*, que consideraban un valioso medicamento.

El resultado fue que el cannabis en Estados Unidos estaba regulado por el Impuesto sobre la Marihuana de 1937. Esto prohibía la venta o el cultivo de cannabis sin un sello fiscal que, aunque solo costaba un dólar,[32] nunca se puso a disposición del público, ilegalizando de hecho la producción. Esta fue la culminación de varias décadas de creciente preocupación por los usos recreativos de la droga, alimentada por informes exagerados en los medios de comunicación sobre sus efectos nocivos.

En la época en que Estados Unidos lideraba la negociación de la Convención Única de 1961 sobre Estupefacientes, el cannabis estaba tan mal considerado que no solo fue incluido en la misma categoría de nocividad que la cocaína y los opiáceos, sino que además la OMS declaró que el cannabis no tenía ningún valor médico (a la cocaína y los opiáceos se les seguía permitiendo cierto uso sanitario). Sorprendentemente, esta decisión de la OMS (respaldada por la ONUDD, Oficina de las Naciones Unidas contra la Droga y el Delito) se basó en un análisis realizado en el marco de la Sociedad de Naciones en 1935. El informe original (¡que ahora se ha perdido!) no se revisó durante más de ochenta años, a pesar de los repetidos intentos de los expertos de persuadir a la OMS para que lo hiciera y de que veinte países permitieran el cannabis como medicina. Hasta 2018 no se produjo esta revisión.[33] En diciembre de 2016, frustrada por la incapacidad de la OMS para revisar adecuadamente la situación de los medicamentos a base de cannabis, la organización benéfica DrugScience redactó un informe sobre la situación actual del cannabis como medicamento y lo presentó en la reunión del Comité de Expertos de la OMS en Ginebra,[34] pidiendo que se revisara adecuadamente. El Comité aplazó la decisión, pero dijo que haría una revisión en 2018 (¡84 años después de la primera!). Esta revisión ya se ha completado y creemos que el Comité de Expertos de la OMS ha recomendado que los medicamentos a base de cannabis sean retirados de la Lista 1 (sin valor medicinal). Sin embargo, hasta ahora el Consejo de la OMS no se ha pronunciado al respecto, probablemente debido a la presión de países como Rusia y China, que se resisten firmemente a cualquier liberalización de las actuales convenciones internacionales sobre drogas de la ONU.

La decisión original de 1935 pudo deberse en parte a la complejidad del cannabis como compuesto. Mientras que el opio y la cocaína fueron fuertemente promovidos por la industria farmacéutica, el cannabis había caído en desgracia entre las compañías farmacéuticas cuando empezaron a extraer ingredientes puros de diversas drogas para producir medicamentos en forma de pastillas, y cuando se inventó la jeringuilla hipodérmica. El cannabis no se disuelve en agua, por lo que no se puede inyectar, y es demasiado complejo para fabricar comprimidos (del mismo modo que no se pueden fabricar comprimidos con tabaco). Esta falta de apoyo de las empresas farmacéuticas, unida a la hostilidad de las industrias competidoras del cáñamo y a la indignación por la supuesta violencia y locura que podría provocar el cannabis, hizo que se devaluara como medicamento.

Durante mucho tiempo, el Reino Unido resistió la prohibición internacional y el cannabis siguió estando disponible con receta durante los años sesenta. Sin embargo, en esta década se generalizó el consumo recreativo; algunas personas lo compraban en el mercado negro y, ocasionalmente, otras desviaban las recetas de sus médicos.[35] Aunque los consumidores de cannabis y los profesionales de la medicina ya estaban más organizados e intentaban despenalizar todos los usos de la droga, se había importado parte del pánico moral de Estados Unidos y este país ejercía una fuerte presión política para que el Reino Unido sometiera la droga a un mayor control.

Tras el Convenio de la ONU sobre Sustancias Psicotrópicas de 1971, el Gobierno británico decidió no renovar la licencia médica sobre el cannabis,[36] en parte por la preocupación de que la droga se desviara de fuentes médicas (es decir, medicina legítima pero obtenida y utilizada con fines ilegítimos). Era una forma extraña de abordar el problema. Los médicos tienen acceso a una amplia gama de fármacos con potencial de abuso, e impedimos que esos suministros se desvíen mediante normas y reglamentos estrictos sobre lo que los médicos pueden recetar, y disciplinando a los sanitarios a través de su organismo de autorización (el Consejo Médico General) si infringen esas normas. Lo que había que prohibir era esta práctica por parte de los médicos, no la droga.

CONSUMO DE CANNABIS MEDICINAL

La criminalización del cannabis (Figura 5.4)[37] para uso recreativo ha provocado muchos daños derivados del encarcelamiento, como veremos en el capítulo 17. Sin embargo, el resultado más inhumano del estatus legal del cannabis ha sido la criminalización de personas muy enfermas y discapacitadas que dependen de la droga como medicina. Una exprofesora de mediana edad con esclerosis múltiple me escribió para contarme cómo la policía ha derribado la puerta de su casa de madrugada en tres ocasiones en seis años para combatir su consumo de cannabis con fines medicinales. Este tipo de aplicación agresiva de la ley es devastadora para los pacientes y sus familias y desagradable para los tribunales (muchos magistrados admiten en privado su extrema aversión a tener que criminalizar a los consumidores). Y eso por no hablar de que es un completo despilfarro de dinero público.

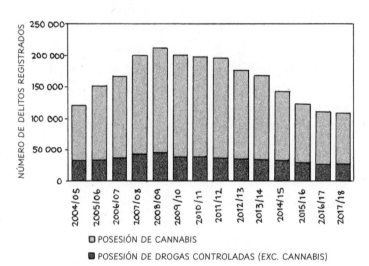

□ POSESIÓN DE CANNABIS

■ POSESIÓN DE DROGAS CONTROLADAS (EXC. CANNABIS)

Figura 5.4. Número de delitos de posesión de cannabis registrados. (Fuente: Crime Statistics, Ministerio del Interior).

En 1998, la Cámara de los Lores (la cámara alta del Parlamento)[38] elaboró un informe sobre los usos médicos del cannabis y los efectos de la

penalización sobre sus consumidores. Recomendaron que se abando-
naran todas las sanciones penales contra dichos consumidores y que se
aprobara la prescripción de un medicamento a base de cannabis en un
plazo de tres años. De hecho, hubo que esperar hasta 2010 para que el
aerosol de cannabis Sativex recibiera la aprobación en el Reino Unido,
aunque no satisface las necesidades de todos los pacientes y solo está
disponible si el médico está dispuesto a recetarlo, cosa que la mayoría
sigue sin hacer. En todo caso, la situación legal se ha vuelto aún más
draconiana en los últimos años.[39] En 2005, el Tribunal de Apelación
del Reino Unido dictaminó que la defensa de la necesidad ya no era
admisible en los casos en que se descubriera que los pacientes cultiva-
ban o poseían cannabis para tratar un problema médico para el que
otros tratamientos resultaban ineficaces.

Las personas obligadas a declararse culpables de posesión de cannabis rara vez se enfrentan a penas de prisión, a menos que tengan varias condenas; sin embargo, muchos pacientes sí acaban con múltiples
condenas porque tienen que seguir consumiendo cannabis. También
pueden recibir multas considerables y sufrir una gran angustia mental, ansiedad y humillación social. A algunos ciudadanos se les han
confiscado sus posesiones y cuentas bancarias en virtud de la nueva
legislación británica sobre productos del delito: cuando hay pruebas
de que el delincuente se ha «beneficiado» de su «conducta delictiva»,
el Estado puede quedarse con todos sus bienes. Con frecuencia, esta
injusticia se aplica a las parejas de los consumidores de cannabis medicinal, que suelen ser quienes realmente salen a buscar la medicina.

Ha habido un avance en el Reino Unido desde la primera edición
de este libro. El partido político Liberal Demócrata ha votado a favor
de un informe que recomienda un mercado de cannabis legalizado,[40]
aunque muy regulado, en el Reino Unido. Esto se produjo después de
que casi fueran derrotados en las elecciones de 2015, ¡lo que hace que
uno se pregunte qué habría pasado si hubieran incluido esta nueva
política en su programa electoral!

La situación es muy diferente en otros países. En el momento de
escribir estas líneas, veinte países han legalizado el cannabis medicinal.
Esto incluye a Estados Unidos, donde más de treinta estados ahora
tienen acceso a la marihuana medicinal y en diez es legal para uso recreativo (aunque su consumo sigue siendo ilegal en tierras federales, lo
que significa que la gente todavía está siendo penalizada si fuma cannabis, por ejemplo, en los parques nacionales, incluso en los estados

donde es legal). Como ya se ha explicado, el motor de este cambio fue la creciente toma de conciencia en Estados Unidos de que el cannabis tiene propiedades medicinales importantes y especiales, en particular en el tratamiento de la epilepsia infantil con el aceite de cannabis Charlotte's Web. Esto ha llevado a cambios en el Reino Unido, aunque el control centralizado de las recetas en el Sistema Nacional de Salud significa que el despliegue de los medicamentos de cannabis ha sido mucho más lento que en Estados Unidos.[41]

¿ES CORRECTO PENALIZAR EL CANNABIS ?

Las tres vidas de la planta de cannabis (como droga recreativa, medicina y fibra vegetal) demuestran que muchos factores diferentes han contribuido a la situación legal que tenemos hoy. En lugar de basarse en una evaluación racional de los daños y beneficios de la droga, la situación legal actual del cannabis es el resultado de factores como la política interior egipcia en los años veinte, la derogación de la prohibición del alcohol en Estados Unidos y los intereses industriales de este país que querían acabar con la producción de cáñamo.

Solo en 2019[42] se legalizó el cultivo de cualquier tipo de cáñamo en Estados Unidos (incluso las variantes que no tienen propiedades psicoactivas), un cambio legal impulsado por los grupos de presión agrícolas.[49] Los efectos negativos del estatus y la presentación pública del cannabis se dejan sentir por todas partes. Muchos jóvenes han ignorado las auténticas advertencias que les hacen los profesionales de la salud sobre los peligros del cannabis porque muchas de estas advertencias son exageradas. Así, las advertencias exageradas aumentan los riesgos de daño y adicción en lugar de proteger a la gente. Criminalizar el consumo recreativo conduce a que miles de jóvenes obtengan antecedentes penales cada año por consumir una droga que es considerablemente menos dañina que el alcohol.

Sin embargo, los efectos negativos de criminalizar el uso medicinal del cannabis son aún peores. Como consecuencia de unas leyes que casi nada tienen que ver con los riesgos o beneficios de la droga, a miles de enfermos y discapacitados se les niega el acceso a un medicamento con propiedades únicas para tratar sus enfermedades, o bien se ven obligados a infringir la ley y arriesgarse a ser procesados para obtenerlo. Esta situación disparatada e inhumana no puede continuar. Nuestra confianza en los políticos se ve mermada cuando hacen declaraciones que establecen una falsa distinción entre el «cannabis en bruto» y los medicamentos a base de cannabis que han autorizado. Debemos basar nuestras leyes en una evaluación realista de los daños, no en factores históricos irrelevantes, ni en la cobardía política de cambiar el *statu quo*.

¿El cannabis provoca esquizofrenia?

En el Reino Unido, una de las principales justificaciones para mantener el cannabis como droga ilegal ha sido el temor a que provoque esquizofrenia. Se han realizado algunas investigaciones al respecto, pero los resultados son realmente difíciles de interpretar. Lo que podemos decir es que el consumo de cannabis está asociado a una mayor incidencia de trastornos psicóticos, en particular de episodios de corta duración.

Analizar esto es complicado porque la razón por la que la gente toma cannabis es precisamente porque cambia su estado mental. Estos efectos similares a la psicosis son producidos por el D9-THC de la planta de cannabis y son lo más cerca que la mayoría de la gente está de experimentar lo que significa la psicosis. Incluyen distorsiones del sentido del tiempo y de la percepción (especialmente de la percepción visual), y cambios en la forma de pensar, incluyendo a veces la paranoia. Por eso, cuando se analiza la incidencia de los trastornos psicóticos con el cannabis, puede ser bastante difícil saber si se trata simplemente de los efectos agudos (es decir, a corto plazo) del cannabis o de alguna consecuencia más duradera.

Existen muchos otros factores de confusión que dificultan determinar que la esquizofrenia de un paciente concreto haya sido causada por el cannabis. La esquizofrenia suele desarrollarse a finales de la adolescencia y principios de la veintena, que es también el grupo de edad que más cannabis consume. La esquizofrenia es más común entre las personas de bajo nivel socioeconómico y las que han sufrido traumas en la infancia, ambas asociadas a mayores niveles de consumo de drogas, psicosis y adicción.

El producto del cannabis, el CBD, parece aliviar algunos de los síntomas de la esquizofrenia y ahora se considera un complemento de los fármacos antipsicóticos tradicionales.[44] Esto significa que podría haber un elemento de causalidad *inversa* en la asociación entre esquizofrenia y consumo de cannabis: la psicosis podría llevar al consumo de cannabis como forma de automedicación, y no al revés. Recientes análisis genéticos también han demostrado que los genes que predisponen a la esquizofrenia también predisponen al consumo de cannabis,[45] haciendo posible que ninguno de los dos esté realmente causando el otro. Así que parece probable que sean los genes y no el cannabis los que tengan un mayor efecto. Si pecamos de cautelosos, podemos decir que, si consumes cannabis, sobre todo si consumes mucho, tendrás más probabilidades de sufrir experiencias psicóticas. Esto incluye la esquizofrenia, pero la rareza de la enfermedad y los factores de confusión mencionados anteriormente hacen que sea muy difícil admitir su causalidad. La conclusión a la que llegamos fue que los fumadores de cannabis tienen unas 2,6 veces más probabilidades de sufrir una experiencia psicótica que los no fumadores. Para poner esta cifra en proporción, hay veinte veces más probabilidades de contraer cáncer de pulmón si se fuma tabaco que si no se fuma, por tanto, hay un riesgo relativamente pequeño de que fumar cannabis provoque una enfermedad psicótica en comparación con un riesgo bastante considerable de fumar tabaco y desarrollar cáncer de pulmón.

Otro factor de confusión es que la esquizofrenia parece estar reduciéndose en la población general a pesar de que el consumo de cannabis se ha multiplicado por veinte en los cuarenta años transcurridos desde 1971, cuando se prohibió el cannabis medicinal (Figura 5.5).[46] Las cifras de las Bases de Datos de Investigación de Práctica General en el Reino Unido muestran clara y sistemáticamente que la psicosis y la esquizofrenia no están aumentando (Figura 5.6). Así pues, aunque la *skunk* existe desde hace más de veinte años, no se ha producido ningún repunte de la esquizofrenia. De hecho, allí donde se ha buscado, no se ha encontrado ninguna prueba que vincule el consumo de cannabis en una población y la esquizofrenia.

Otro resultado interesante de nuestro análisis es lo que se necesitaría para reducir el número de personas diagnosticadas de esquizofrenia si nos centráramos en el consumo de cannabis. Nuestra investigación calcula que, para prevenir un episodio de esquizofrenia, tendríamos que impedir que cinco mil hombres o siete mujeres de entre veinte y veinticinco años consumieran la droga.[47] Evidentemente, se trata de un reto imposible para la salud pública y no es una vía viable para reducir la esquizofrenia.

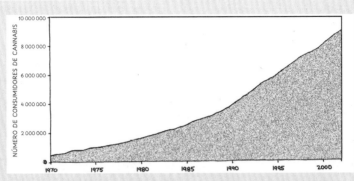

Figura 5.5. Consumo de cannabis en Inglaterra y Gales, 1970-2002.
(Fuente: Encuesta OCJS).

En 2019, el grupo del King's College de Londres, que ha dirigido
la investigación en este campo, informó de que, aunque el consumo
de *skunk* seguía estando vinculado a la psicosis,[48] el consumo de cannabis tradicional no lo estaba. Una vez más parece que la prohibición (esta vez, del cannabis tradicional importado) ha provocado más

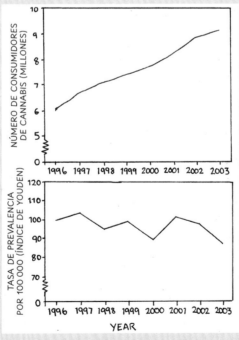

Figura 5.6. Número de personas que han consumido alguna
vez cannabis, comparado con la prevalencia de esquizofrenia y
psicosis en Inglaterra (1996-2006).[49]

daños que beneficios: el uso de una droga nacional más peligrosa y potente (*skunk*) que es deficiente en el componente antipsicótico protector CBD. El consumo de cannabinoides sintéticos, como el *spice* (véase el capítulo 6), por parte de personas con enfermedades mentales ha empeorado aún más esta situación.

Muchas personas con esquizofrenia siguen tomando cannabis (aunque admiten que empeora algunos de sus síntomas) porque las ayuda a afrontar síntomas importantes de la enfermedad, como la ansiedad y la tensión, y les permite pensar con más claridad. Como con cualquier medicamento, las personas deciden si los efectos secundarios merecen la pena por los beneficios que obtienen. En la situación actual, los padres y los médicos culpan a los pacientes de su enfermedad, a veces incluso llegando a afirmar que ellos mismos se la han provocado con el consumo de drogas. En la mayoría de los casos, es muy improbable que esto sea cierto y constituye una nueva forma hiriente de estigmatización para una minoría social muy angustiada.

¿POR QUÉ LOS CÓCTELES DE CANNABIDIOL ESTÁN DISPONIBLES EN LONDRES Y NO EN NUEVA YORK?

En 2018 abrió en Londres el primer bar de cócteles de cannabidiol (CBD), además de una serie de cafés y panaderías de CBD. El CBD se convirtió en el nuevo fenómeno de salud a base de hierbas ampliamente disponible en tiendas naturistas y herbolarios. Sin embargo, en Estados Unidos, el cannabis sigue siendo una droga ilegal según la normativa federal. ¿Cómo es posible?

De todos los componentes de la planta del cannabis, el CBD es el que más confunde a los legisladores y al público. ¿Es un «antídoto mágico» para la epilepsia, como se ha visto en el caso de Billy Caldwell y Charlotte? ¿Es adictivo? ¿Es psicoactivo? ¿Es legal? Estas son algunas de las muchas preguntas que plantea el CBD. Y las respuestas difieren en función del lugar en el que vivas más que según la farmacología o la química.

El CBD fue uno de los primeros componentes de la planta del cannabis que se descubrieron, incluso antes de que se identificara el D9-THC. El aceite rico en CBD podía extraerse tanto de la planta de cáñamo como de la de cannabis, y pronto se hizo evidente que no tiene los mismos efectos que el THC: no coloca. Eso no impidió que se prohibiera en virtud de la Convención de la ONU de 1961, lo que dio lugar a medio siglo de oposición. No fue hasta 2019 cuando la OMS declaró que el CBD era, de hecho, un medicamento y, por tanto, podía salir de la Lista 1 de las Convenciones de la ONU. (También revisó el estatus médico del D9-THC al mismo tiempo, pero hasta ahora la decisión es secreta). El CBD también se ha declarado ilegal en muchos países, incluido Estados Unidos, donde solo está permitido como medicamento. Un producto de CBD llamado Epidiolex salió al mercado estadounidense en 2019 para el tratamiento de epilepsias infantiles como el síndrome de Dravet.

En un raro ejemplo de política de drogas independiente y basada en pruebas, el Gobierno británico decidió que, dado que el CBD no era obviamente psicoactivo, no lo ilegalizaría. Así pues, el CBD es legal desde hace más de cincuenta años, pero ¿por qué acaba de convertirse en un popular aditivo para bebidas y una droga para el bienestar? Una de las razones es que poca gente sabía que la situación legal en el Reino Unido era diferente: la batalla para conseguir que el aceite rico en CBD se convirtiera en un medicamento legal en Estados Unidos había hecho que la gente asumiera que el CBD era ilegal en todas partes. Pero incluso quienes lo sabían se enfrentaban a otro reto: cómo obtener CBD libre de THC. La presencia de una cantidad mínima de D9-THC (1 % o incluso menos) haría que el aceite de CBD fuera ilegal. Extraerlo de plantas de cannabis, que inevitablemente contenían D9-THC, hacía casi imposible separar los dos componentes. Con el tiempo, se desarrollaron vías sintéticas para fabricar CBD puro (y se cultivaron nuevas variedades de cáñamo ricas en CBD), por lo que el CBD puro se hizo accesible, aunque no barato. Y como era el primer compuesto derivado del cannabis que estaba disponible legalmente en el Reino Unido, la población lo tomó con entusiasmo.

Pero ¿dónde se originaron las declaraciones de las propiedades saludables del CBD? En parte se inventaron a partir de los beneficios demostrados en el tratamiento de la epilepsia. Además, otras investigaciones habían demostrado que el CBD podía reducir la ansiedad de hablar en público.[50] Se afirmaba que el CBD podía ayudar a tratar algunos tipos de cáncer. Y, por encima de todo, era extremadamente seguro, se podía comer, beber en cócteles o tés, o incluir en líquidos para vapear. En 2017, los herbolarios y las tiendas de productos saludables del Reino Unido vendían prácticamente todos sus productos de CBD porque la gente pensaba que tenía múltiples beneficios para la salud. El comité de medicamentos del Gobierno intervino para señalar que no era un producto sanitario y amenazó con multar a cualquier empresa que lo vendiera con declaraciones de propiedades saludables. Así que ahora el CBD se vende como un producto de «bienestar» con posibles propiedades positivas. Sin embargo, los médicos del Reino Unido no pueden recetar CBD, porque aún no está aprobado como medicamento. Si el CBD pasa a considerarse un medicamento autorizado en el Reino Unido, el Gobierno se enfrentará a un reto considerable: ¿permitirá que el CBD se siga vendiendo como alimento saludable y, al mismo tiempo, como medicamento?

En Estados Unidos y en otros lugares, el CBD sigue siendo ilegal, a menos que sea en forma de medicamento. Así que todavía no se pueden tomar cócteles de CBD en Nueva York, ya que este estado no ha legalizado (a fecha de mayo de 2019) el cannabis recreativo.

El dichoso sistema endocannabinoide

¿Por qué el cannabis produce D9-THC? Al igual que ocurre con otras drogas de origen vegetal como el opio y la cocaína, la respuesta se encuentra en el cerebro de los mamíferos.

En el capítulo 4 mencionamos casi de pasada que el cannabis actúa sobre el sistema endocannabinoide. Más concretamente, el D9-THC activa un receptor específico en el cerebro llamado receptor CB1. Estos receptores fueron descubiertos, a partir de ensayos de genética molecular, hace menos tiempo que los receptores para otros neurotransmisores, como la dopamina y la serotonina. Lo más sorprendente fue que hubiera tantos receptores CB1 en el cerebro, de hecho, superan en número a todos los receptores de dopamina, serotonina y noradrenalina juntos.

La gran pregunta es: ¿por qué están en el cerebro? Supuestamente no están ahí para que la gente pueda fumarse un porro y colocarse. Debe haber un nuevo tipo de neurotransmisor que actúe en estos receptores. Se inició la búsqueda del cannabis propio del cerebro y pronto el padre de la investigación sobre el cannabis, el israelí Raphael Mechoulam, encontró el primer candidato.[51]

Extrayendo muchos compuestos diferentes del cerebro, Mechoulam encontró una pequeña molécula que actuaba como el D9-THC para estimular el receptor CB1. Llamó a este primer cannabinoide «endógeno» natural anandamida, por la palabra sánscrita que significa felicidad, pues consideraba que poseía propiedades calmantes y mejoraba el estado de ánimo. Desde entonces, se han aislado e identificado otras moléculas producidas en el cerebro que actúan sobre el receptor CB1. La más importante parece ser el 2-acilglicerol (2AG). Desde entonces, se ha identificado otro tipo de receptor del cannabis, el receptor CB2, fuera del cerebro, sobre todo en las células inmunitarias. Estos neurotransmisores químicos y los receptores sobre los que actúan se denominan ahora sistema endocannabinoide, y parecen desempeñar papeles vitales en el equilibrio y la modulación de la función cerebral e inmunitaria.

Los endocannabinoides no son neurotransmisores típicos, por lo que su descubrimiento es bastante reciente. No se almacenan en las terminaciones nerviosas a la espera de ser liberados cuando la neurona se dispara, sino que se fabrican a partir de las moléculas grasas que componen la pared celular de la neurona. Estas moléculas endocannabinoides actúan sobre los nervios de los que se liberan para producir alteraciones duraderas en la actividad neuronal, necesarias para el aprendizaje y la memoria. Este efecto explica por qué los productos derivados del cannabis pueden tener potentes propiedades antiepilépticas: pueden atenuar la actividad de las neuronas hiperactivas que causan los ataques epilépticos y provocan espasticidad y dolor crónicos.

A veces el cerebro no quiere activar tantos neurotransmisores. Sin embargo, a diferencia de los neurotransmisores tradicionales como la serotonina, que son absorbidos de nuevo por las neuronas, los endocannabinoides no tienen un sistema de recaptación. En su lugar, para limitar la actividad de los endocannabinoides, se han desarrollado enzimas que descomponen la anandamida y el 2AG en moléculas inactivas. Una de estas enzimas se llama FAAH (ácido graso amida hidrolasa) y resulta que algunas personas tienen una variante menos activa de esta enzima. Esto significa que los niveles de endocannabinoides son más elevados en estas personas, lo que les confiere una relativa insensibilidad al dolor. Una mujer con esta variación genética declaró sentir muy poco dolor después de una operación e incluso durante el parto.[52]

Basándose en el principio de que elevar los endocannabinoides podía tener un valor terapéutico, algunas empresas farmacéuticas están desarrollando bloqueadores de FAAH por sus posibles efectos analgésicos. Probablemente, el sistema endocannabinoide revele muchas más posibilidades terapéuticas en los próximos años, a medida que se generalice la investigación sobre el cannabis medicinal.

CAPÍTULO 6
CANNABINOIDES SINTÉTICOS:
EL PROBLEMA DEL *SPICE*

E l reciente auge de los cannabinoides sintéticos (coloquialmente conocidos como *spice*) es uno de los fracasos más
desastrosos de la política pública en materia de drogas. Estas drogas, desechadas por la industria farmacéutica en los
años setenta, están causando estragos en muchos países, provocando
cientos de muertes, convulsiones e infartos. Además están corrompien-
do el sistema penitenciario. ¿Qué son estas sustancias?

Los cannabinoides sintéticos son moléculas diseñadas para imitar
e incluso mejorar los efectos terapéuticos del D9-THC, presente de
forma natural en el cannabis. En la década de los setenta, cuando se
reconoció el potencial del D9-THC para tratar las náuseas, los vómitos y la caquexia (pérdida de peso), las empresas farmacéuticas decidieron desarrollar nuevas moléculas sintéticas similares al D9-THC,
pero que, a diferencia de este, pudieran patentarse y venderse como
medicamentos. Se inventaron varias series moleculares diferentes y varios compuestos progresaron hasta llegar a ser probados en humanos
en voluntarios sanos. Sin embargo, todos eran tan desagradables y potentes que ninguno de ellos se utilizó como medicamento.

Para entender por qué estos compuestos son tan desagradables necesitamos saber cómo funciona el D9-THC. Como se ha mencionado anteriormente, actúa sobre unos receptores especiales del cerebro
conocidos como «receptores cannabinoides tipo 1» (receptores CB1).

El D9-THC se une a estos receptores y estimula la neurona en la que se encuentran. Los cannabinoides sintéticos también estimulan estos receptores CB1, pero de forma mucho más potente que el D9-THC.[1] De hecho, sobreestimulan el receptor, lo que provoca estos efectos extremadamente desagradables.

Cuando la industria farmacéutica advirtió que los cannabinoides sintéticos no podían tolerarse, descartó su uso y durante varias décadas cayeron en el olvido. Continuarían allí si no fuera porque Gobiernos de Estados Unidos y el Reino Unido decidieron utilizar análisis de orina, especialmente en las cárceles, para detectar el consumo de drogas e imponer con sanciones punitivas. La naturaleza química de los productos del cannabis hace que permanezcan en el organismo durante muchas semanas. Por consiguiente, el consumo de cannabis puede detectarse mucho tiempo después de haberse fumado el porro. Por tanto, era la droga que más probabilidades tenía de ser detectada en los presos. Un resultado positivo podía acarrear la pérdida de la libertad condicional, lo que se traducía en varios años más de prisión, por lo que los presos empezaron a buscar otras drogas que aliviaran su aburrimiento pero que fueran eliminadas del organismo mucho más rápido. Mientras muchos recurrían a la heroína, el mercado negro empezó a explorar drogas parecidas al cannabis, pero que no pudieran ser detectadas. Entonces se resintetizaron algunos de los primeros cannabinoides sintéticos para venderse como alternativas al cannabis.

Para que los cannabinoides sintéticos se parecieran más al cannabis, se disolvían en un líquido que luego se pulverizaba sobre hierbas secas para poder fumarlo. (De ahí viene el nombre de *spice*: algunas de las primeras hierbas utilizadas como portadoras eran especias, como la salvia). La idea funcionó: los cannabinoides sintéticos podían fumarse y no eran detectados en los análisis de orina. Eran menos agradables que el cannabis real, pero eran seguros y cumplían su propósito de ayudar a superar el aburrimiento de la vida en prisión.

Las autoridades no se mostraron comprensivas y exigieron la prohibición de estos cannabinoides sintéticos. Los legisladores de muchos países acogieron esta petición con entusiasmo[2] y prohibieron la primera generación de cannabinoides sintéticos. Esto no disuadió a los químicos clandestinos que comenzaron a copiar otros cannabinoides sintéticos. Esta segunda generación de cannabinoides sintéticos se había probado en ensayos de laboratorio con seres no humanos y resultaba razonablemente segura, aunque era más desagradable y nociva para los humanos que la primera tanda.

Los Gobiernos no cambiaron de estrategia, que consistía en prohibir y prohibir, y esta segunda generación fue ilegalizada.[3] Así que los químicos volvieron al laboratorio y crearon una tercera serie de compuestos. El problema era que muchos de ellos no se habían fabricado nunca, por lo que no había datos sobre su seguridad, ni siquiera en ensayos con animales. Como era de esperar, estos compuestos resultaron ser incluso peores que el segundo lote, y a menudo provocaban reacciones psicóticas graves, convulsiones y ataques al corazón. Muchos no tenían ningún efecto similar al cannabis, probablemente porque no interactuaban con el receptor CB1 o porque estimulaban también otros receptores. Aun así, no podían detectarse, por lo que su uso continuó. Y debido a los miles de posibles análogos sintéticos del D9-THC, muchos todavía no han sido identificados y siguen sin ser detectados.

Las consecuencias de esta repentina introducción de drogas completamente novedosas, muy potentes y no probadas en el consumo humano han sido horribles. En 2018 se produjeron probablemente más de cincuenta muertes en las cárceles del Reino Unido a causa del *spice*,[4] cuando nunca se había producido una muerte en prisión a causa del cannabis. Muchos consumidores de *spice* se volvieron psicóticos o sufrieron ataques o infartos. Otros se volvieron extremadamente agresivos. Otros entraron en un estado de trance, el llamado «zombi». Algunas prisiones necesitan ahora equipos de paramédicos a tiempo completo en sus instalaciones para hacer frente a los episodios diarios de violencia o problemas de salud inducidos por el consumo de *spice*.

El *spice* también ha causado estragos entre los sintecho de muchas ciudades, que lo adquieren por ser una alternativa más barata al alcohol. En pocos años, el Reino Unido ha visto cómo la gente sin hogar se ha pasado al *spice*, y muchos consumidores se han vuelto gravemente confusos y catatónicos[5] (congelados en posturas extrañas y rígidas), por lo que requieren ingreso hospitalario urgente.

Otra ventaja de los cannabinoides sintéticos para el mercado clandestino es que son tan potentes que en cantidades minúsculas resultan eficaces. Cuando se pulverizan sobre especias, la presencia de los cientos de productos naturales de la planta dificulta la identificación de las pequeñas cantidades de cannabinoides sintéticos también presentes. Tuvieron redactarse muchos informes sobre extrañas reacciones similares a la psicosis en fumadores de especias antes de que expertos químicos analíticos alemanes identificaran los primeros contenidos de *spice*. La potencia de muchos cannabinoides sintéticos hace que sean difíciles de detectar y muy rentables. La mayoría no son detectables por los análisis actuales, y este es el motivo por el que es tan consumido entre los presos.

Además, como se precisan cantidades mínimas debido a su enorme potencia, pasan los controles de seguridad de las cárceles sin problemas. Por ejemplo, un funcionario puede introducir fácilmente en la cárcel una hoja de papel de carta de 15 por 20 cm impregnada de *spice* y cortarla en docenas de cuadraditos; cada cuadradito se vende por diez libras, lo que duplica los ingresos semanales del funcionario. Este es un ejemplo de cómo el *spice* ha corrompido a muchos funcionarios de prisiones.[6] Se calcula que hasta un 5 % de los funcionarios de prisiones actúan como mulas para introducir el *spice* en las cárceles.

Cuando se detectó este método de contrabando en papel de carta, los proveedores respondieron utilizando papel de carta de procurador, que no se puede analizar porque es privilegiado. Además del contrabando, los cannabinoides sintéticos también se arrojan por encima de los muros de las cárceles en paquetes lastrados u oculto en el cuerpo de animales muertos como palomas o ratas.[7]

El consumo de cannabinoides sintéticos en muchas prisiones ha alcanzado proporciones epidémicas: en algunas prisiones abiertas (de baja seguridad) del Reino Unido, hasta el 75 % de los presos los consumen regularmente. El daño que causan en las prisiones es inmensamente superior al provocado por el cannabis, y muchos directores de prisiones han afirmado sentirse resentidos por la imposición de los análisis de detección de drogas regulares, que están en el origen de este problema.

Los problemas del *spice* se deben a varios factores. El primero es la falta de control de calidad: no se controla la cantidad de cannabinoide sintético que se pulveriza sobre el material vegetal o el papel, por lo que algunas pueden tener mucho más compuesto de *spice* que otras. En segundo lugar, se sabe poco sobre la seguridad de estas sustancias, incluso de las primeras fabricadas por empresas farmacéuticas. Además, se desconocen los efectos a diferentes niveles de dosificación, por lo que pueden consumirse fácilmente a dosis muy superiores a lo que podría ser una dosis equivalente de cannabis. Peor aún, las más nuevas nunca se han probado en animales ni en humanos, por lo que no hay datos sobre la seguridad o la potencia del *spice* tal y como se suministra en la calle.

¿Cómo se puede atajar este problema? Personalmente, creo que ha llegado el momento de permitir el consumo de cannabis en prisión (o, al menos, no someterlo a pruebas de detección) para eliminar el incentivo del consumo de cannabinoides sintéticos. Siendo realistas, es poco probable que esto ocurra pronto, por lo que, con el aumento de las tasas de mortalidad por *spice*, necesitamos disponer de un antídoto. Tales compuestos existen: se llaman antagonistas de los receptores del cannabis. Uno de ellos, el rimonabant, se autorizó como medicamento hace unos años,[8] cuando se utilizaba para ayudar a las personas a no engordar después de dejar de fumar. Se retiró de los directorios internacionales de medicamentos porque se temía que, si se tomaba durante muchas semanas, provocara depresión en algunos pacientes. Esto no es un problema cuando se administra como antídoto para el *spice*, ya que solo se utilizaría una vez y podría salvar la vida de una persona.

Al comienzo de la epidemia de consumo de *spice* en el Reino Unido, en 2017, escribí al ministro de Sanidad británico sugiriéndole que hiciera de la resurrección del rimonabant una prioridad. Me contestó que fabricar medicamentos era tarea del sector farmacéutico, no del Ministerio de Sanidad. Pero ni siquiera los cientos de incidentes con *spice* que se producen al año son suficientes para que el desarrollo de un antídoto resulte rentable para una empresa farmacéutica sin ayudas o subvenciones gubernamentales. El resultado es que no se ha producido ningún avance, y los presos y las personas sin hogar siguen muriendo. Este es otro ejemplo de cómo se trata a los consumidores de drogas de forma muy diferente a otras personas: incluso cuando es posible realizar intervenciones humanas y sensatas que salvarían vidas y ahorrarían dinero a los contribuyentes, los imperativos políticos y el miedo al oprobio mediático impiden a nuestros dirigentes hacer lo correcto.

CAPÍTULO 7
SI HOY SE DESCUBRIERA EL ALCOHOL, ¿SERÍA LEGAL?

Un nuevo y TERRIBLE «colocón legal» ha llegado a nuestras calles. El metilcarbinol, conocido con el nombre callejero de wiz, es un líquido transparente que provoca cáncer, problemas hepáticos y enfermedades cerebrales, y es más tóxico que el éxtasis y la cocaína. La adicción puede producirse con una sola bebida, y los adictos harán lo que sea para conseguir su próxima dosis, incluso dejar que sus hijos pasen hambre o pegar a sus parejas para conseguir dinero. Los consumidores ocasionales pueden enloquecer cuando están colocados, y la policía ha informado de un enorme aumento de la delincuencia en los lugares donde se consume esta droga. Lo peor de todo es que las empresas de bebidas añaden wiz a las bebidas gaseosas y las anuncian a los niños como si fueran Coca-Cola. Dos o tres adolescentes mueren TODAS LAS SEMANAS por sobredosis en una borrachera, y otros DIEZ por sufrir accidentes causados por una conducción temeraria. ¿Cuándo pensará el gobierno en los niños y declarará ilegal esta peligrosa sustancia?

En los días siguientes a la publicación de nuestro artículo de 2010 sobre los daños causados por las drogas en *The Lancet*, varios periódicos publicaron titulares del tipo «El profesor Nutt dice que el alcohol es peor que las drogas», como si el alcohol no fuera una droga en sí. Esta falsa distinción es gran parte del problema de comunicación que encuentro cada vez que intento destacar lo perjudicial que es el alcohol. Los drogadictos necesitan una «dosis», pero los alcohólicos necesitan un «trago»; los drogadictos se quedan «limpios», mientras que los alcohólicos se quedan «sobrios». Como espero que muestre el artículo satírico anterior sobre el alcohol (metilcarbinol es otro nombre químico del etanol, que es la parte psicoactiva del alcohol), para impulsar una política de drogas racional, tenemos que incluir al alcohol en el mismo contexto que las demás drogas, no por separado. El alcohol también tiene mucho que enseñarnos sobre lo que *no* debemos hacer cuando una sustancia potencialmente letal y adictiva es legal.

Actualmente nos enfrentamos a una crisis de salud pública de proporciones inmensas. El aumento de los daños causados por el alcohol en los últimos cincuenta años en el Reino Unido es comparable a la fiebre del gin de principios del siglo XVIII, cuando los ciudadanos de Londres consumían una pinta de ginebra al día por cabeza de media. Las estadísticas recientes del Reino Unido muestran lo siguiente, por año:[1]

- Hasta 40 000 muertes relacionadas con el alcohol,[2] incluidas 350 solo por intoxicación etílica aguda y 8000 por cirrosis hepática. Más de un millón de ingresos hospitalarios relacionados con el alcohol en 2017 (incluidos varios miles de menores de 16 años), lo que supone el 7 % de todos los ingresos hospitalarios, con un coste de 3300 millones de libras para el sistema sanitario británico.
- 7000 accidentes de tráfico, 500 de ellos mortales.[3]
- 1,2 millones de incidentes violentos y 500 000 delitos, con un coste para la policía de casi 7000 millones de libras.[4]

El alcohol es actualmente la principal causa de muerte entre los hombres menores de cincuenta años en el Reino Unido. Es probable que en pocos años alcance también este indeseado estatus entre las mujeres, porque ahora beben tanto como los hombres. En 2014 asistimos a un aumento del 6 % de las muertes por alcohol en solo un año, el mayor incremento anual hasta la fecha.[5]

Además:

- En el 40 % de los casos de violencia doméstica[6] interviene el alcohol, así como en el 50 % de los casos de tutela de menores.[7]
- 3,5 millones de adultos en el Reino Unido son adictos,[8] y hasta 700 000 niños viven con un progenitor con problemas con la bebida.[9] Cada año nacen 6000 niños con síndrome de alcohólismo fetal.[10]

- El coste económico total se ha calculado en 30 000 millones de libras al año, aunque algunos cálculos estiman que puede ascender a 55 000 millones.[11]

En Estados Unidos, las estadísticas son proporcionalmente las mismas, aunque, como la población es casi siete veces la del Reino Unido, es mucho mayor en términos absolutos. Según los datos más recientes, el alcohol mata a 88 000 personas al año, de las cuales tres cuartas partes son hombres.[12]

El mayor impacto del alcohol en la reducción de vidas se observa en los hombres jóvenes. Datos recientes de la OMS muestran que, a escala mundial, la carga que supone el alcohol para los varones de entre 15 y 24 años supera a las relaciones sexuales de riesgo, el consumo de drogas ilícitas y los accidentes juntos. En conjunto, la enorme carga sanitaria del alcohol lo sitúa a la cabeza de las causas de discapacidad en Europa y —salvo en los países islámicos— en el mundo.[13]

La Figura 7.1 compara la carga de mortalidad y discapacidad en la Unión Europea,[14] debida a varias causas, mostrando al alcohol como la segunda más perjudicial. Aunque estos datos tienen casi diez años, no disponemos de otros más recientes y abarcan toda la gama de trastornos cerebrales. Es probable que sigan siendo correctos, ya que el consumo de alcohol no ha disminuido y no se han producido cambios

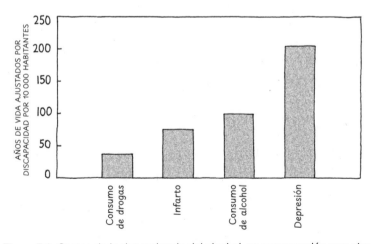

Figura 7.1. Costes de la dependencia del alcohol, en comparación con otras causas. (*AVAD* es «año de vida ajustado en función de la discapacidad», una medida de la carga global de la enfermedad, expresada como el número de años perdidos por mala salud, discapacidad o muerte prematura).

importantes en la prevalencia de las demás causas principales de discapacidad por trastornos cerebrales.

La industria del alcohol responde a críticas como la mía diciendo que el consumo abusivo afecta solo a una «minoría». Pero está claro que, de hecho, los daños del alcohol no afectan solo a una minoría, sino que nos afectan a todos: como víctimas de accidentes de tráfico y violencia callejera, como pacientes, como familias de bebedores peligrosos y como contribuyentes. Reducir estos daños y los costes asociados es un enorme reto para la salud pública que debería ser una prioridad absoluta para nuestros responsables políticos. Desgraciadamente, mientras varios Gobiernos británicos hablaban de «mano dura contra las drogas», intentando ganar puntos políticos endureciendo las sanciones contra el cannabis, prohibiendo la mefedrona y exagerando los daños del éxtasis, pasaron por alto la creciente epidemia en torno a la droga más nociva de todas, el alcohol, o, más exactamente, miraron hacia otro lado. Además, la coalición conservadora/liberal demócrata del Reino Unido (2010-2015), liderada por Cameron y Clegg, renegó de su plan inicial de aumentar el precio del alcohol. El Gobierno conservador de 2019 bajo Teresa May, con sus problemas con el Brexit, pareció contentarse con ignorarlo, aunque siguió apoyando activamente a la industria de las bebidas alcohólicas, como expuso una reciente publicación de DrugScience.[15]

LA INFLUENCIA DE LA INDUSTRIA DE LAS BEBIDAS ALCOHÓLICAS EN LA POLÍTICA SOBRE ALCOHOL

La industria de las bebidas es uno de los grupos industriales más poderosos del mundo actual, y gasta enormes sumas de dinero en mantener su relación privilegiada con nuestros legisladores. Los grupos de presión política actúan en gran medida en secreto. Aun así, en el Reino Unido, la Estrategia de Reducción de Daños por Alcohol de 2004 del Gobierno laborista[16] muestra claras evidencias de la influencia de la industria de las bebidas, porque se centraba en las medidas que esta había recomendado (como campañas de información y educación) e ignoraba las medidas recomendadas por el director médico del Reino Unido (como la fijación de precios mínimos). De hecho, la propia Comisión de Sanidad del Parlamento británico lo comentaba en su informe sobre el alcohol de 2009-2010: «Nos preocupa que las políticas del Gobierno estén mucho más cerca y demasiado influidas por las de la industria de las bebidas alcohólicas y los supermercados que por las de profesionales sanitarios expertos como el Royal College of Physicians o el CMO [Chief Medical Officer]».[17]

Al igual que el grupo de presión del tabaco, la industria ha tomado medidas proactivas para proteger la imagen pública de su producto, incluso cuando las pruebas sobre los daños del alcohol se han vuelto incuestionables. El European Centre for Monitoring Alcohol Marketing publicó recientemente un informe titulado *The Seven Key Messages of the Alcohol Industry* (*Los siete mensajes clave de la industria del alcohol*),[18] que resume el tipo de mensajes que utiliza la industria para intentar influir en la política sobre el alcohol:

1. «Consumir alcohol es normal, común, sano y muy responsable».
2. «El daño causado por el alcohol se debe a una minoría de depravados que no saben beber».
3. «Los adultos normales no bebedores, de hecho, no existen».
4. «Ignorar el hecho de que el alcohol es una sustancia química (etanol) nociva y adictiva para el organismo».
5. «Los problemas del alcohol solo pueden resolverse cuando todas las partes implicadas colaboran».
6. «Publicitar el alcohol no es perjudicial. Simplemente pretende ayudar al consumidor a elegir un determinado producto o marca».
7. «La educación sobre el consumo responsable es el mejor método para proteger a la sociedad de los problemas del consumo de alcohol».

Estos mensajes son, en el mejor de los casos, distorsiones de la realidad y, en el peor, mentiras descaradas. Su intención es desviar a los responsables políticos de las medidas que realmente reducirían los daños y orientarlos hacia políticas que permitan a la industria seguir obteniendo enormes beneficios a costa de la salud y el bienestar públicos. Veamos cada una de sus afirmaciones por separado.

1a. Consumir alcohol es normal

Es cierto que la mayoría de las sociedades a lo largo de la historia han elaborado bebidas alcohólicas y que estas han formado parte de nuestra dieta durante tanto tiempo que muchos de nosotros estamos genéticamente adaptados para consumir alcohol. Cuando el etanol se descompone en el organismo produce acetaldehído, una sustancia aún más tóxica que el alcohol que necesita ser oxidada para evitar efectos desagradables y peligrosos. Las personas de grupos étnicos sin antecedentes de consumo de alcohol —como los nativos americanos, los inuit y muchos chinos— suelen tener una forma de la enzima ALDH2 (la enzima que descompone el acetaldehído) que es menos eficaz en este proceso de oxidación, lo que provoca altos niveles de acetaldehído en su organismo cuando beben. El enrojecimiento facial, las náuseas, los dolores de cabeza y el malestar general resultantes superan con creces los efectos placenteros de la intoxicación y, en general, estos grupos beben menos alcohol que los grupos que tienen una forma más activa de la enzima (como la mayoría de los europeos, africanos y sudamericanos), y sufren menos adicción al alcohol y enfermedades hepáticas.

Así pues, beber alcohol es «normal» en cierto sentido: las personas que poseen la variante de alta actividad de la enzima ALDH2 proceden de una larga línea de personas cuyos cuerpos se adaptaron al consumo y la descomposición del alcohol. De hecho, hasta la década de 1850, la cerveza suave solía ser «saludable»: era la bebida más segura porque la mayor parte del agua estaba contaminada con virus o bacterias. El proceso de elaboración de la cerveza significaba que muchos gérmenes eran eliminados por los productos de la levadura. De hecho, se cree que las levaduras producen alcohol para eliminar a sus competidores en la naturaleza. Sin embargo, en el pasado, las bebidas alcohólicas más consumidas eran la cerveza y el vino de baja graduación, además su consumo estaba rodeado de costumbres y rituales para mitigar sus perjuicios sociales.

La historia reciente del alcohol es muy diferente. Se trata de una historia de trastornos y daños, en la que las sociedades que no están familiarizadas con sus efectos sufren enormemente cuando aparecen nuevos tipos de alcohol, sobre todo si se comercializan agresivamente. Desde la fiebre de la ginebra en Gran Bretaña en el siglo XVIII, inmortalizada en los grabados de Hogarth, hasta las enormes tasas de alcoholismo en las reservas de nativos americanos en Estados Unidos, existen docenas de ejemplos de sociedades incapaces de hacer frente social y médicamente a la droga del alcohol. En el Reino Unido nos encontramos en una situación similar: el acceso de la gente al alcohol barato y de alta graduación apenas tiene precedentes, y las borracheras que vemos hoy en día son algo que nuestros antepasados rara vez habrían podido permitirse aunque hubieran querido. Animar a los adolescentes a beber hasta desfallecer cada día no debería ser considerado como algo normal por ninguna sociedad.

1b. Consumir alcohol es saludable

¿Cuáles son los beneficios del alcohol para la salud? La droga tiene algunos efectos psicológicos positivos, y puede calmar a algunas personas con trastornos de ansiedad (véase el *Estudio de caso 1* más adelante), aunque, con un consumo excesivo, cuando estén sobrias, los efectos de la abstinencia les provocarán aún más ansiedad.

> ### Estudio de caso 1
>
> Me llamaron para visitar a un hombre de unos cuarenta años con agorafobia grave (pánico a salir de casa). Durante toda su vida, había bebido mucho y ahora se estaba muriendo a causa de la cirrosis y de los daños que el alcohol había provocado en su sistema nervioso. Le habían diagnosticado alcoholismo, pero la razón por la que bebía era para controlar su extrema ansiedad. Me confesó que tenía que beberse cuatro latas de cerveza para poder asistir a sus reuniones de Alcohólicos Anónimos, y una lata solo para poder atreverse a salir a cortar el césped. Su trastorno de ansiedad era anterior a sus problemas con la bebida y, al no haber recibido ninguna otra ayuda, se sintió obligado a automedicarse con alcohol. Pero, en cuanto empezó a beber con regularidad, todos los médicos a los que acudió identificaron su problema primario como alcoholismo, y nadie quiso tratar la ansiedad subyacente mientras él siguiera bebiendo. Decidí tratar su trastorno de ansiedad con antidepresivos ISRS (inhibidores selectivos de la recaptación de serotonina).

Desde el punto de vista fisiológico, los beneficios del alcohol nunca se han demostrado, pero la idea de que tomar un poco de alcohol es saludable es un mito muy extendido y muy útil para la industria. Sabemos que, para un grupo concreto de personas (hombres de mediana edad), aquellos que toman cantidades moderadas de alcohol,[19] sobre todo de vino tinto, tienen niveles ligeramente inferiores de enfermedades cardíacas que quienes no beben en absoluto. Sin embargo, esto puede deberse a que este grupo tenga un estilo de vida más saludable o al conocido como «efecto abstemio enfermo», lo que quiere decir que muchas personas dejan el alcohol porque están enfermas y, por tanto, sus peores resultados de salud tal vez no tengan nada que ver con el hecho de beber o no, pero hacen que las estadísticas de salud de los no bebedores parezcan peores. Para saber con certeza si el alcohol previene realmente las enfermedades cardíacas tendríamos que hacer un ensayo aleatorio en el que algunos miembros de este grupo no bebieran alcohol, otros lo bebieran en pequeñas cantidades y otros lo bebieran en mayor cantidad. Hasta que no se haga este experimento no tendremos *pruebas* de que el alcohol tiene beneficios para la salud. Un ensayo de este tipo podría hacerse, pero sería extremadamente caro, ya que sería necesario reclutar a cientos de miles de participantes. Semejante gasto superaría incluso al Gobierno estadounidense, por lo que algunos altos funcionarios sanitarios sugirieron recientemente que lo financiara la industria del alcohol.[20] Esta sugerencia provocó la previsible reacción violenta de los grupos contrarios a la industria del alcohol, por lo que fue archivada.

¿Quizá China acabe dándonos la respuesta? La mitad de todo el alcohol que se consume en el mundo se consume en China y han empezado a utilizar el poder numérico de su población para permitir una epidemiología de vanguardia. Un informe de 2019[21] echó por tierra la idea de que las dosis bajas de alcohol protegían del ictus. No puede pasar mucho tiempo antes de que investigaciones con un número similar de participantes exploren los infartos de miocardio.

Como ya he escrito antes, no existe un nivel seguro de consumo de alcohol.[22] El alcohol es una toxina que mata células y organismos, por eso lo utilizamos para conservar alimentos y esterilizar agujas. El acetaldehído, que se produce cuando el cuerpo descompone el alcohol, es aún más tóxico, y cualquier alimento o bebida contaminado con la cantidad de acetaldehído que produce una unidad de alcohol sería inmediatamente prohibido por tener un riesgo inaceptable para la salud.

Aunque poco frecuente, la adicción al alcohol tras una sola copa se da en una pequeña proporción de casos, como puede leerse en el *Estudio de caso 2*. Dado que no podemos predecir quiénes serán esas personas, cualquier exposición al alcohol conlleva el riesgo de producir adicción en algunos consumidores. Y aparte de los posibles beneficios cardiovasculares de una ingesta baja para algunos hombres de mediana edad, para todas las demás enfermedades asociadas con el alcohol, los riesgos aumentan inexorablemente con su consumo.[23] Esto no quiere decir que piense que nadie debería beber nunca; yo mismo bebo y disfruto con ello. Pero entiendo que siempre hay riesgos y, desde luego, no bebo por el bien de mi salud.

Me llevaron a ver a un hombre de unos treinta años que había ingresado en el hospital para dejar de beber. Había pasado varias veces por un síndrome de abstinencia problemático y había padecido convulsiones en el pasado al intentar dejar la bebida. Le pregunté cuándo había empezado a beber. Me contó que le dieron su primera lata de cerveza a los siete años, cuando estaba pescando con su padre, e inmediatamente sintió que la persona en la que se convertía cuando estaba bajo los efectos del alcohol era su verdadero yo: «*Por primera vez en mi vida, me sentía normal*». Entonces bebía todos los días para mantener esa sensación, razón por la que, desde tan joven, se hizo muy dependiente del alcohol. Es probable que este hombre pertenezca a una minoría de personas biológicamente programadas para sentir una gran predilección por el alcohol y que corren un alto riesgo de convertirse en alcohólicos. Esperemos que en el futuro podamos identificar a estas personas antes de que empiecen a beber, para que sepan que deben evitar la droga, y podamos desarrollar medicamentos que las ayuden a sentirse normales sin alcohol.

1c. El consumo de alcohol es responsable

«Consumo responsable» es otro de los eslóganes favoritos de la industria. Es un concepto muy curioso, teniendo en cuenta los efectos reales de la droga. El alcohol es un depresor (similar al GHB y a las benzodiacepinas como el Valium) que, si se toma en dosis suficientemente altas, produce amnesia, sedación y, finalmente, la muerte. Estimula los receptores GABA del cerebro, reduciendo la ansiedad y la coordinación motora, y bloquea determinados receptores de glutamato (los receptores de glutamato NMDA), apagando las partes del cerebro que nos mantienen alerta y despiertos y encendiendo las que nos producen somnolencia y cansancio.

El alcohol también estimula indirectamente el circuito de la noradrenalina, produciendo algunos efectos estimulantes. Esto es lo que crea la energía ruidosa que asociamos con la embriaguez, aunque la droga sea un depresor. Algunas interesantes investigaciones recientes han demostrado que el alcohol interfiere en nuestra capacidad para reconocer las emociones en las expresiones faciales,[24] lo que puede ser parte de la razón por la que las personas ebrias se ofenden tan rápidamente y empiezan peleas. Los efectos generales del aumento de GABA y noradrenalina en el cerebro son la desinhibición, una menor preocupación por los códigos sociales y las normas de comportamiento, un aumento de la asunción de riesgos y la indiferencia por las consecuencias a largo plazo. Estoy seguro de que la mayoría de los miles de millones de bebedores del mundo son personas que se toman en serio sus responsabilidades en la vida cotidiana, pero casi todos ellos —con la posible excepción de los adictos en abstinencia— serán más responsables cuando estén sobrios.

2. *El daño causado por el alcohol se debe a una minoría de depravados que no saben beber*

Las estadísticas presentadas anteriormente en este capítulo muestran que solo en el Reino Unido millones de personas, y no una pequeña minoría, sufren daños por su propio consumo de alcohol o causan daños a otros. La dependencia del alcohol va en aumento, con los consiguientes daños sociales y vidas arruinadas, y las borracheras matan a cientos de personas al año, además de provocar cirrosis en pacientes de tan solo veinte años. Pero es muy importante entender que gran parte del aumento de los daños se produce entre personas que no tienen estos comportamientos extremos. Es el consumo cotidiano de alcohol por parte de personas que lo consideran una parte esencial de la vida, en lugar del lujo que solía ser, lo que ha provocado un aumento de los cánceres y los problemas estomacales, y hará que las enfermedades hepáticas igualen a las cardíacas como principal causa de muerte en el Reino Unido en 2020.[25]

La situación en Estados Unidos puede ser aún peor, ya que es el único país occidental que experimenta un descenso de la esperanza de vida en los hombres de mediana edad.[26] Esto se debe en parte al consumo de alcohol, aunque también influyen la obesidad, la inactividad y el tabaquismo. Este nuevo consumo diario de alcohol ha sido posible tanto porque, en relación con los ingresos, el alcohol cuesta ahora solo un tercio de lo que costaba en los años cincuenta, como por la disponibilidad de licores baratos en los supermercados.

3. *Los adultos normales que no beben no existen*

La industria de las bebidas quiere dar la imagen de que cumple una importante función social y recordar a los Gobiernos lo impopular que será cualquier medida que restrinja el acceso al alcohol. Es evidente que la existencia de personas que no beben pone en peligro esta imagen de la sociedad, por lo que la industria tiende a descartarlas como si tuvieran algo malo. Aunque algunos abstemios *son* alcohólicos en recuperación, muchos otros han tomado la decisión positiva de no beber. Algunos no beben porque hay alcoholismo en la familia y saben por experiencia propia que corren un mayor riesgo de volverse dependientes si empiezan a beber. Otros, sobre todo los deportistas, saben que el alcohol perjudica su rendimiento, por lo que nunca lo prueban; David Beckham, por ejemplo, es abstemio. Y, por supuesto, muchas personas evitan la droga por motivos religiosos o culturales. Todas estas opciones son perfectamente válidas, pero a menudo se presiona a los no bebedores para que consuman alcohol con el fin de encajar con los demás. Este mensaje se refuerza constantemente en la prensa, la televisión y la publicidad del alcohol.

En los últimos años, en muchos países occidentales se ha producido un giro cultural en contra del consumo excesivo de alcohol entre los jóvenes. Por ejemplo, hasta un tercio de los menores de treinta años de Londres[27] se identifican como «poco o nada» bebedores, es decir, que no beben alcohol en absoluto o solo lo toman con moderación. El motivo de este notable cambio de actitud no está claro, pero el deseo de estar sano y lúcido es evidente.

4a. Ignorar que el alcohol es una sustancia nociva para el organismo

Lejos de ser segura, no hay ninguna otra droga que sea tan perjudicial para tantos sistemas orgánicos diferentes del cuerpo. La Figura 7.2 ilustra cómo el alcohol puede dañar casi todas las partes del cuerpo solo por su toxicidad.[28] (La figura no muestra otros daños físicos causados por caídas, accidentes de tráfico y violencia). La mayoría de las demás drogas causan daños principalmente en una o dos áreas: problemas cardíacos por la cocaína o problemas en las vías urinarias por la ketamina. El alcohol es perjudicial para casi todo el organismo.

4b. Ignorar el hecho de que el alcohol es adictivo

El alcohol no es la droga más adictiva, pero su amplia disponibilidad y su aceptación social hacen que sea más probable convertirse en dependiente. Este contexto social también hace que la recaída después

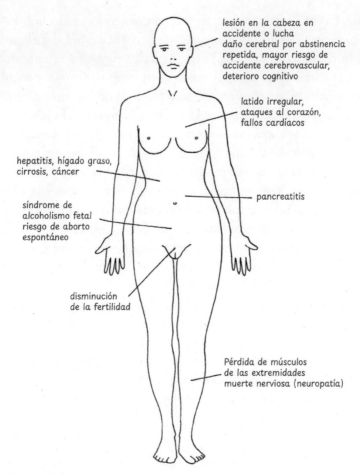

lesión en la cabeza en accidente o lucha daño cerebral por abstinencia repetida, mayor riesgo de accidente cerebrovascular, deterioro cognitivo

latido irregular, ataques al corazón, fallos cardíacos

hepatitis, hígado graso, cirrosis, cáncer

síndrome de alcoholismo fetal riesgo de aborto espontáneo

pancreatitis

disminución de la fertilidad

Pérdida de músculos de las extremidades muerte nerviosa (neuropatía)

Figura 7.2. El alcohol daña casi todos los sistemas orgánicos del cuerpo.

del tratamiento sea muy probable, como muestra el *Estudio de caso 3*. Puede ser difícil para cualquier persona, y mucho más para un adicto, rechazar una bebida cuando se le ofrece. Aproximadamente una cuarta parte de la población adulta del Reino Unido[29] bebe más del límite semanal recomendado; el 6 % de los hombres y el 2 % de las mujeres son «bebedores de riesgo», es decir, tienen probabilidades de dañar gravemente su salud, y los niveles son aún más elevados en Escocia. Como ocurre con muchas otras drogas, los consumidores dependientes sufren síntomas de abstinencia cuando dejan de consumirlas. El síndrome de abstinencia del alcohol se caracteriza por temblores, náuseas, irritabilidad extrema y, a veces, ataques y delirios que pueden poner en peligro la vida.

Estudio de caso 3

Un hombre de veintiocho años se había sometido a un tratamiento para dejar la bebida con resultados en apariencia positivos. Unos meses después volvió a ingresar. Le pregunté por la causa de su recaída y me contó que simplemente al pasar por delante de una tienda de bebidas había sentido unos deseos irrefrenables de beber. Entró en la tienda y se bebió una botella de vodka allí mismo. Ayudar a la gente a dejar de beber es relativamente fácil; evitar las recaídas, sobre todo cuando hay alcohol barato de alta graduación disponible en cada esquina, es mucho más difícil.

5. Los problemas del alcohol solo pueden resolverse cuando todas las partes implicadas colaboran

La industria de las bebidas quiere aparentar que tiene los mismos objetivos e intereses que quienes desean que la política del alcohol se guíe por la preocupación por la salud pública. Pero existe un conflicto de intereses fundamental: por mucho que la industria quiera aparentar lo contrario, no se puede reducir el daño sin reducir la cantidad que bebe la gente, mientras que las empresas que buscan maximizar sus beneficios necesitan vender tanto alcohol como sea posible. Hay muchas pruebas de que la industria de las bebidas depende del consumo excesivo de alcohol como principal fuente de ingresos. De hecho, se ha calculado que, si todas las personas del Reino Unido que beben más del límite diario recomendado bebieran moderadamente en su lugar, se produciría un descenso del consumo total de alcohol del 40 %, lo que equivale a más de 13 000 millones de libras en ventas.[30] Por mucho que la industria afirme tomarse en serio los daños, nada puede cambiar el hecho de que su éxito está indirectamente relacionado con la cantidad de daño que inflige a la sociedad en general. Esto no quiere decir que no aporten ningún beneficio a la sociedad: las cerveceras contribuyen con miles de millones cada año en ingresos fiscales y la industria proporciona muchos puestos de trabajo. Los bares y pubs, en particular, son importantes espacios sociales y empleadores locales, pero en los últimos años han visto cómo sus beneficios se desplomaban como consecuencia de los precios reducidos del alcohol disponibles en supermercados y tiendas. «Colaborar» implica que todos salgan ganando, cuando en realidad los políticos deben sopesar los distintos intereses en juego e introducir políticas que produzcan los mejores resultados para la sociedad en su conjunto, aunque eso signifique que algunas partes tengan que salir perdiendo.

En la práctica, lo que la industria entiende por *colaborar* es introducir códigos voluntarios en lugar de una normativa legal: resolver los problemas mediante normas que la industria *decide* cumplir en lugar de leyes que *debe cumplir*. Se supone que son más fáciles de aplicar y más flexibles que la vía legal. Sin embargo, los datos de todo el mundo demuestran que los códigos voluntarios adoptados por las industrias de bebidas son básicamente ineficaces a la hora de reducir los daños del alcohol: tienden a centrarse en el tipo equivocado de intervenciones y, de todos modos, las empresas firmantes los ignoran sistemáticamente. Esto se reconoció con el tabaquismo y la industria tabacalera, y es igualmente cierto en el caso de quienes se benefician del alcohol.

6. Publicitar el alcohol no es perjudicial. Simplemente pretende ayudar al consumidor a elegir un determinado producto o marca

La industria de las bebidas en el Reino Unido gasta unos 800 millones de libras al año solo en publicidad: marketing, patrocinio, concursos y promociones especiales.[31] Aunque los factores más importantes que determinan el consumo son el precio y la disponibilidad, la publicidad tiene un impacto demostrable en los niveles de consumo y no solo en las marcas que la gente elige para beber.

Esto es especialmente cierto en el caso de los jóvenes, y varios estudios han llegado a la conclusión de que la publicidad tiene un marcado efecto en el consumo. Una reciente publicación de la British Medical Association (BMA), *Under the Influence (Bajo la influencia)*,[32] reveló muchas de las técnicas que emplea la industria de las bebidas para dirigirse a un público más joven, como campañas de correo electrónico con fragmentos de películas publicitarias de alcohol, enlaces de Facebook y mensajes de texto que se envían directamente a los teléfonos.

La industria afirma que su publicidad tiene como objetivo ofrecer información y opciones, pero existe un poderoso simbolismo en el enorme volumen de publicidad al que la gente está expuesta a diario. En palabras de la BMA: «El hecho de que la promoción esté permitida, sea omnipresente y esté fuertemente vinculada a los fenómenos culturales dominantes confiere al alcohol una legitimidad y un estatus que desmienten los daños asociados a su consumo. También limita gravemente la eficacia de cualquier mensaje de salud pública». Hay muchas pruebas de que, cuanto más común y aceptable se considere el consumo de alcohol, más beberá la gente, y este contexto cultural influye especialmente en los jóvenes.

Todo esto afianza aún más la falsa división entre alcohol y drogas ilegales, persuade a la gente de que consumir alcohol es seguro y dificulta mucho los debates realistas sobre los daños que causa el alcohol. En Estados Unidos, la industria del alcohol se opone activamente a la campaña para liberalizar las leyes sobre el cannabis recreativo.[33]

Pero, por otro lado, parece que muchos de estas industrias han advertido que el cannabis recreativo está de moda. Algunas empresas de bebidas alcohólicas están aceptando la realidad del cannabis como droga recreativa legal alternativa y están invirtiendo con la idea de fabricar bebidas a base de cannabis. Por ejemplo, Corona, la cervecera mexicana, ha realizado una fuerte inversión en un proveedor canadiense de cannabis, Canopy.[34]

7. *La educación sobre el consumo responsable es el mejor método para proteger a la sociedad de los problemas del alcohol*

A la industria de las bebidas le resulta útil subrayar el valor de la educación, porque desvía la atención de la regulación: si cuánto bebe una persona depende solo de su decisión individual, entonces no hay necesidad de controlar la cantidad de alcohol a la que tiene acceso. Además de que esto es inverosímil con una droga como el alcohol, que disuelve el autocontrol, los datos recopilados por la OMS en todo el mundo demuestran que limitarse a proporcionar información y educación[35] sin introducir otras medidas políticas no cambia el comportamiento de consumo de alcohol de la gente. En el mejor de los casos, estos programas de educación son un despilfarro de dinero, aunque en todos los países occidentales las sumas en juego (unos pocos millones de libras al año) son lamentablemente pequeñas en comparación con los presupuestos de publicidad del alcohol. En el peor de los casos, especialmente cuando los programas están financiados por la industria, pueden reforzar el consumo excesivo de alcohol al mejorar la opinión de la gente sobre la industria. Esto es especialmente preocupante en el Reino Unido, ya que de 1989 a 2006 el Portman Group, dirigido por la industria del alcohol, financió y llevó a cabo muchas de las campañas de concienciación sobre el alcohol en este país.[36]

Por supuesto, creo que informar a la gente sobre los daños que causan las drogas desempeña un papel importante en la reducción de esos daños (por eso he escrito este libro), pero es suficiente. Cuando se trata de una sustancia adictiva que deteriora nuestro juicio, no podemos confiar en que la gente reduzca la cantidad que consume solo porque comprenda racionalmente sus daños. Si el producto es de libre acceso, se comercializa agresivamente a nuestro alrededor[37] y transforma nuestro cerebro hasta hacer casi imposible el autocontrol, también son necesarias otro tipo de intervenciones.

¿CÓMO PODEMOS REDUCIR LOS DAÑOS CAUSADOS POR EL ALCOHOL?

¿Qué podemos hacer? Como sugiere el título de este capítulo, un planteamiento sería prohibir totalmente el alcohol. Aunque esto sería coherente con las políticas aplicadas a otras drogas, sabemos por ejemplos históricos que estaría cargado de consecuencias perversas. Allí donde se ha probado la prohibición en Occidente, sobre todo en Estados Unidos de 1920 a 1933,[38] los daños físicos, como las muertes por cirrosis hepática, se redujeron para el conjunto de la población, pero las políticas se consideraron un fracaso. Esto se debió a que los daños sociales del mercado negro de alcohol pusieron tanto dinero y poder en manos de bandas criminales que la ley y el orden se vinieron abajo. Las consecuencias fueron tan graves que condujeron a la derogación de la prohibición. Incluso en el mundo islámico, donde la antigua prohibición de la droga por parte de la religión hace políticamente posible su prohibición, el uso y el abuso del alcohol es bien conocido.

Prohibir totalmente el alcohol sería una medida extrema y probablemente contraproducente, pero afortunadamente hay otras opciones a disposición de los Gobiernos. Me gustaría contrarrestar los siete mensajes clave de la industria de bebidas con siete sugerencias propias para reducir los daños del alcohol:[39]

a. Aumentar el precio.
b. Restringir la disponibilidad.
c. Hacer del alcohol una prioridad sanitaria nacional.

d. Hacer del tratamiento de la dependencia del alcohol una prioridad para los profesionales sanitarios.
e. Impedir que la gente se emborrache.
f. Salvar vidas en la carretera.
g. Ofrecer alternativas.

A. *Aumentar el precio*

En los años cincuenta, el precio del alcohol en relación con los ingresos era tres veces superior al actual, y bebíamos la mitad. Los datos de todo el mundo demuestran que el precio del alcohol determina el consumo de casi todo el mundo, con la posible excepción de los bebedores muy dependientes.[40] El Gobierno debería triplicar el coste del alcohol progresivamente a lo largo de cinco años, mediante un precio mínimo por unidad o un aumento de los impuestos. Prefiero la segunda opción porque devuelve más dinero al erario público, ayudando a compensar los costes de los daños causados por la droga. Si optáramos por la fijación de un precio mínimo, una forma sencilla de calcularlo sería cobrar la misma cantidad en una tienda que el precio medio en un pub o bar.

Ya gravamos de forma diferente las distintas clases de alcohol, pero con la invención de las lagers y las sidras de alta graduación tenemos que ampliar este principio y empezar a gravar las bebidas según su contenido de alcohol. No tiene sentido que una sidra con un 8 % de contenido alcohólico tribute una cuarta parte que un vino con un 12 %; una lata de cerveza con un 8 % debería costar el doble que una de 4 %, y cuatro veces más que una de 2 %. Deberían prohibirse las *happy hours* y las ofertas del tipo «bebe todo lo que puedas por 20 libras», y suprimirse los descuentos en los bares a instituciones subvencionadas por el Gobierno, como las universidades.

Algunas personas pueden argumentar que el aumento del precio del alcohol afectará injustamente a los pobres, pero muchas personas son pobres precisamente por su adicción al alcohol y al tabaco. El aumento del precio de los cigarrillos ha reducido significativamente la demanda, y todo apunta a que lo mismo ocurriría con el alcohol. Dado que los daños relacionados con el alcohol ya cuestan a cada contribuyente británico hasta mil libras al año en función de su situación fiscal, triplicar el precio y reducir los daños en dos tercios ahorraría a todo el mundo 666 libras, lo que compensaría el aumento de precio en el bar. Cualquiera que se encuentre en una situación económica peor con este plan está bebiendo a niveles de riesgo de todos modos. Es posible que esto lleve a un mayor contrabando, aunque con el tabaco no hay una relación clara entre los impuestos y el aumento del contrabando.[41] (De hecho, los países con los niveles impositivos más bajos son los que históricamente han tenido más contrabando). Los controles fronterizos eficaces han reducido sustancialmente la cantidad de tabaco de contrabando que entra en el Reino Unido, incluso cuando el precio ha ido subiendo, y no hay razón para pensar que esto no podría funcionar con la misma eficacia para el alcohol —especialmente porque el alcohol es más voluminoso y por lo tanto más difícil de ocultar que los cigarrillos—.

B. Restringir la disponibilidad

La disponibilidad de una droga guarda una estrecha relación con el número de personas que se volverán adictas a ella. Tenemos que invertir la tendencia a consumir grandes cantidades de alcohol en casa o a todas horas en locales con licencia. La derogación de las leyes que permiten tiendas abiertas las 24 horas del día para que los bares y pubs cierren a las once formaría parte de esta medida, junto con la adopción del modelo sueco, según el cual cualquier bebida que supere el 3 % debe venderse en tiendas autorizadas con un horario de apertura limitado.

Si impedimos que los supermercados vendan alcohol de alta graduación a precios reducidos a cualquier hora del día, es más probable que la gente beba en los bares que en casa o en la calle. Los bares son buenos lugares para consumir alcohol porque son espacios comunitarios donde se puede controlar la intoxicación y los jóvenes pueden aprender a beber de forma más responsable. (Sin embargo, cabe señalar que en los últimos años hemos asistido a una evolución desagradable de las prácticas en los bares que fomentan el consumo peligroso de alcohol. Por ejemplo, la reducción de asientos para que la gente tenga que estar de pie, las ofertas especiales de «todo lo que puedas beber» y las *happy hours* con ofertas de dos por uno. Estas prácticas fomentan el consumo irresponsable y excesivo de alcohol y deberían prohibirse).

C. Hacer del alcohol una prioridad sanitaria nacional

Sabemos que las campañas de salud pública funcionan: cuando el Gobierno británico recortó la financiación de las campañas antitabaco en 2010, el número de personas que se ponían en contacto con los servicios de asistencia para dejar de fumar disminuyó notablemente.[42] Las campañas públicas para concienciar a la gente del daño que causa el alcohol y hacer que beber en exceso no esté de moda ayudarían a la gente a reducir su consumo. Debería prohibirse toda la publicidad del alcohol, y las bebidas que lo contengan deberían llevar avisos de advertencia similares a los de los paquetes de cigarrillos, con información sobre sus riesgos físicos y sus costes sociales y económicos.

La educación sobre los peligros del alcohol debería empezar en la escuela primaria. Sin embargo, ya sabemos por las investigaciones realizadas que, por sí solo, el sermonear a los adolescentes sobre los daños de las drogas no es muy eficaz,[43] y puede hacer más mal que bien. Un enfoque más creativo es un modelo que se ha probado con éxito en las escuelas superiores del sur de Inglaterra.[44] Se centra en la propia industria de las bebidas. Los alumnos reciben información sobre el modo en que la industria hace caso omiso de sus propios códigos voluntarios, la influencia que ejerce sobre el mensaje de salud pública en torno al alcohol y las agendas políticas en torno al consumo de alcohol, junto con los costes de la bebida para los usuarios y la sociedad. A continuación, se pide a los alumnos que se formen su propia opinión sobre estos temas. Deberíamos fomentar este tipo de educación.

D. Hacer del tratamiento de la dependencia del alcohol una prioridad para los profesionales sanitarios

Existen varias líneas de investigación prometedoras sobre sustitutos farmacológicos y terapias para la dependencia del alcohol que pueden funcionar bien junto con tratamientos psicológicos como la terapia cognitivo-conductual (TCC) y las reuniones de Alcohólicos Anónimos. Los efectos placenteros del alcohol se deben a la liberación de opiáceos naturales; sustancias como el acamprosato y la naltrexona los bloquean, haciendo que la experiencia sea menos placentera, por lo que podrían ayudar en el tratamiento.

Algunas investigaciones recientes han descubierto que el oxibato de sodio es un tratamiento útil para el alcoholismo. (El oxibato de sodio es otra forma de gamma hidroxibutirato [GHB]). Se ha utilizado ampliamente en Italia y también en Austria durante muchos años con buenos efectos en la reducción de la ansiedad por el alcohol y no causa daños en el hígado. La formulación original del oxibato de sodio era un líquido difícil de transportar y utilizar cuando se necesitaba. Se ha desarrollado una nueva formulación en forma de polvo oral que ha demostrado su eficacia, especialmente en personas con dependencia grave del alcohol, un grupo en el que otros tratamientos no suelen funcionar. En 2018 se presentó una solicitud a la Agencia Europea del Medicamento y es posible que el oxibato de sodio se convierta en un medicamento en un futuro próximo. Aunque el mecanismo exacto aún no está claro, el oxibato de sodio probablemente actúa sobre los receptores GABA y compensa los cambios producidos en estos por el consumo crónico de alcohol, reduciendo así la ansiedad y el síndrome de abstinencia. Así pues, el oxibato de sodio puede ser una alternativa más segura para las personas con una dependencia grave del alcohol.

Un alcohólico en recuperación, Olivier Ameisen, ha comentado en su libro *The End of My Addiction* el potencial para el tratamiento del alcoholismo del fármaco baclofeno, que actúa sobre los receptores GABA. Algunos médicos utilizan ahora este fármaco para tratar a los alcohólicos, sobre todo a los que padecen enfermedades hepáticas.[45] Quizá porque Ameisen era francés, Francia es ahora líder mundial en el uso del baclofeno para el alcoholismo. El Gobierno permitió que se recetara como medicamento antes de que se hubieran realizado los ensayos clínicos adecuados y hasta 300 000 pacientes siguen ahora un tratamiento con baclofeno. El problema es que, sin ensayos de determinación de dosis, no está claro cuál es la dosis eficaz, por lo que los pacientes pueden estar recibiendo una dosis excesiva o insuficiente. Este potencial de sobredosis puede explicar por qué se han producido algunas muertes con baclofeno (aunque quizá no tantas como las que se habrían producido si hubieran seguido bebiendo alcohol). Nuestro propio trabajo ha demostrado que los alcohólicos son tolerantes a los efectos del baclofeno,[46] probablemente por su consumo excesivo y crónico de alcohol. Esto significa que se necesita una dosis mucho mayor para que les haga efecto.

E. Impedir que la gente se emborrache

Para acabar con las borracheras necesitamos un cambio cultural. Es muy difícil conseguirlo a través de la regulación, pero podríamos empezar por prohibir empresas que organizan eventos en los que se consume alcohol en niveles imprudentes, como la promotora de eventos estudiantiles Carnage UK. Los peligros de estos eventos son bien reconocidos por los servicios públicos; como dijo el vicepresidente de bienestar social de la Unión Nacional de Estudiantes del Reino Unido: «Cualquier ruta de bares organizada que lleve una ambulancia detrás tiene claramente algo profundamente erróneo».[47] Aunque sería difícil regular los grupos privados, los juegos de beber y las rutas de bares deberían prohibirse en las asociaciones subvencionadas por el gobierno, como los clubes deportivos y sociales universitarios, y retirarles las ayudas económicas si siguen organizándolos.

Hay otras medidas sencillas que podemos tomar. El vino debería volver a venderse en vasos de 125 ml, en lugar de los de 175 ml o incluso 250 ml que se han ido imponiendo. Esto es especialmente importante para las mujeres, que suelen beber vino; la mayor proporción de grasa corporal de las mujeres hace que experimenten aproximadamente el doble de efecto por unidad de alcohol que los hombres. Las medidas sugeridas anteriormente para reducir la venta barata de alcohol en los supermercados probablemente reducirán el «consumo previo» (beber grandes cantidades antes de salir a bares o pubs). Deberíamos hacer cumplir la ley que prohíbe servir alcohol a los clientes ebrios y disponer de alcoholímetros para respaldar la decisión del personal del bar. Si la concentración de alcohol en sangre de una persona es superior a 150 mg/100 ml, no debería servírsele hasta que se le pase un poco la borrachera.

F. Salvar vidas en la carretera

Disminuir el límite de alcoholemia al volante es una forma eficaz de reducir los accidentes de tráfico relacionados con el alcohol. En Inglaterra el límite es de 80 mg/100 ml de sangre. Se ha calculado que reducirlo a 50 mg/100 ml de sangre (que sigue siendo alto en comparación con el límite de muchos países) reduciría a la mitad las muertes por alcohol en la carretera. Ahora se ha puesto a prueba: Escocia rompió filas con el resto del Reino Unido y redujo su límite de alcoholemia a 50 mg/100 ml en 2014. Ahora esperamos a ver si se produce la reducción de accidentes prevista.

También deberíamos evaluar adecuadamente a las personas sorprendidas conduciendo bajo los efectos del alcohol y retirarles el carnet si incumplen la normativa y las directrices para mejorar su conducción. También deberíamos fomentar el uso generalizado en los coches de detectores de alcohol que no permitan arrancar el vehículo si el conductor supera el límite. Al parecer, la nueva normativa europea podría exigir que todos los coches nuevos incorporen esta tecnología de serie en 2022.[48]

Un gran número de las personas que mueren en las carreteras son jóvenes.[49] Quizá el efecto más notable de una política sobre los daños causados por la conducción bajo los efectos del alcohol se produjo en Estados Unidos en la década de los noventa, cuando se elevó la edad mínima para consumir alcohol a los 21 años. Desde entonces, las muertes en carretera se redujeron un 11 % en la década siguiente, salvando cientos de miles de vidas.[50]

Algunos países han instaurado otra política eficaz que reduce los daños del alcohol en carretera en los conductores jóvenes. Se trata de la exigencia de que los menores de veintiún años no consuman nada de alcohol si llevan a otras personas en el coche, con la amenaza de perder el carnet si incumplen esta ley.

G. Ofrecer alternativas

Establecer por ley que todos los puntos de venta de alcohol dispongan obligatoriamente de cervezas sin alcohol para que las personas puedan disfrutar de su sabor sin riesgo de intoxicación. La calidad de estas bebidas está mejorando, y aunque algunos bebedores experimentados dicen que prefieren el sabor de las versiones alcohólicas, esto es sobre todo el resultado de un condicionamiento repetido al alcohol, que es exactamente el efecto que necesitamos invertir. Las bebidas sin alcohol deberían ser más baratas que sus equivalentes con alcohol y estar disponibles en las tiendas y en todos los bares.

Otra vía de exploración (que ha formado parte de mi investigación académica) sería encontrar alternativas menos peligrosas al alcohol para proporcionar algunos de los efectos placenteros de la embriaguez leve a moderada sin los daños. El ingrediente activo sería probablemente una sustancia que imitara los efectos del alcohol en las áreas del cerebro que producen relajación y sociabilidad. Mi investigación actual ha identificado varios posibles candidatos que están ahora en fase de prueba.[51] El sustituto del alcohol se produciría en forma líquida y se añadiría a otros tipos de bebidas aromatizadas, como los cócteles. Idealmente, sería imposible emborracharse con él, solo produciría un colocón moderado sin que aumentaran los efectos con dosis más altas.

Conclusión

Siendo realistas, es probable que aplicar estas políticas sea un sueño lejano. Muchas de las medidas sugeridas serían profundamente impopulares, y requerirían un verdadero liderazgo político y la voluntad de hacer frente a las críticas tanto de la industria de las bebidas alcohólicas como de la prensa. Nuestro informe de 2018 sobre el alcohol gratuito para los parlamentarios[52] sugiere que nada había cambiado desde que el Comité de Salud del Parlamento británico resumió en términos crudos los fracasos de muchas áreas diferentes del Gobierno para tomar medidas sobre los daños del alcohol en su informe de 2009-2010:[53]

> El Ministerio de Cultura, Medios de Comunicación y Deporte [responsable del alcohol] se ha mostrado especialmente cercano a la industria de las bebidas alcohólicas. Los intereses de las grandes cadenas de bares y el fomento de la economía «nocturna» han sido prioritarios; Ofcom, la ASA [Advertising Standards Authority] y el Portman Group presiden un régimen de publicidad y marketing que no protege adecuadamente a los jóvenes. La OFT [The Office of Fair Trading] muestra una obsesión ciega por la competencia, sin prestar atención a las preocupaciones por la salud pública. El Tesoro lleva muchos años aplicando una política de abaratamiento real de las bebidas alcohólicas. Colectivamente, el Gobierno ha fracasado a la hora de abordar el problema del alcohol.

Esto da pocos motivos para el optimismo y, sin embargo, los daños del alcohol son tan graves que es inevitable que el Parlamento en un futuro no muy lejano tenga que empezar a considerar serias medidas de reducción de daños. Y tenemos un precedente para este tipo de acción: la respuesta de la sanidad pública al tabaco. Casi todas las medidas adoptadas, desde la prohibición de fumar en el lugar de trabajo hasta las advertencias sanitarias en las cajetillas, se enfrentaron a una fuerte oposición al principio, pero, con el tiempo, la mayoría de la gente las consideró necesarias y deseables.

Para conseguir la adhesión de la opinión pública, los políticos pueden indicar el camino reduciendo su propio consumo de alcohol. También pueden evitar cualquier asociación con la industria del alcohol, en reconocimiento del hecho de que consumir habitualmente la droga o confraternizar con sus promotores puede distorsionar su objetividad a la hora de legislar sobre ella. Pueden cerrar la bodega del Gobierno y dejar de subvencionar el alcohol en las Casas del Parlamento para que los políticos paguen los mismos precios que los demás cuando beben. Una vez que la gente vea que sus representantes se toman en serio los daños del alcohol, puede que se muestren menos hostiles a las medidas sugeridas. Si algún Gobierno de verdad quiere ser «duro con las drogas», debería serlo con la más nociva de todas: el alcohol.

CAPÍTULO 8
«MIAU-MIAU»: ¿DEBERÍA HABERSE PROHIBIDO LA MEFEDRONA?

En marzo de 2010 estaba dando una conferencia en Barcelona cuando recibí una llamada de la CNN. Desde el otro lado de la línea, me preguntaron: «¿Dónde está Scunthorpe?». Era la primera vez que oía hablar de las muertes de Louis Wainwright y Nicholas Smith, dos adolescentes que habían fallecido tras una noche de consumo excesivo de alcohol y drogas ilegales en Scunthorpe, una ciudad del este de Inglaterra. La policía local convocó inmediatamente una rueda de prensa internacional en la que relacionó las muertes con la mefedrona, una «droga de diseño» legal, químicamente similar a la anfetamina y que los tabloides habían apodado «miau- miau». La CNN quería una cita mía, pero, como yo no sabía nada del caso, todo lo que pude decir fue que sería muy sorprendente que la mefedrona hubiera sido la causa de la muerte de los chicos, y que necesitábamos estar seguros antes de sacar conclusiones precipitadas.

Desde el principio, parecía poco probable que la mefedrona fuera la responsable. Los chicos habían bebido mucho y habían muerto al dejar de respirar; en todo caso, tomar un estimulante como la mefedrona habría servido de protección. Pero resultó que no habían tomado mefedrona en absoluto.[1] El informe toxicológico demostró que en realidad habían mezclado alcohol y metadona, un sustituto de la

141

heroína, posiblemente por error, debido a que los nombres sonaban parecidos. Como los chicos descubrieron trágicamente, mezclar depresores como el alcohol con opiáceos es extremadamente peligroso. (También resultó ser la causa de la muerte de Joslyne Cockburn, de dieciocho años, que falleció el fin de semana siguiente).[2] El hecho de que el nuevo subidón legal no tuviera nada que ver con ninguno de los dos casos no impidió que la policía, los medios de comunicación o los políticos los utilizaran como argumento de la necesidad de prohibirlo.

La tormenta mediática en torno a la mefedrona comenzó con la muerte de Gabrielle Price, una joven de catorce años de Brighton, una ciudad costera del Reino Unido, que sufrió un colapso tras haberla consumido supuestamente en una fiesta. Al final se descubrió que no había tomado ninguna droga y que había muerto de una bronconeumonía causada por una infección estreptocócica invasiva del grupo A.[3] Las historias extremas sobre los efectos nocivos de la mefedrona empezaron a llenar los periódicos. El popular periódico británico *The Sun* reprodujo una serie de mensajes en la que alguien afirmaba haberse arrancado el escroto mientras estaba colocado con mefedrona,[4] pero todo resultó ser un invento.[5] Cada vez se afirmaba la relación de la mefedrona con más muertes sin esperar a que los análisis forenses lo confirmaran.

Dejando a un lado las cuestiones éticas que plantea el fomento de la histeria con artículos ficticios, un análisis de la actividad en Internet muestra claramente que, cada vez que se publicaba una noticia importante sobre la mefedrona, el interés por la droga aumentaba. Cada vez más gente buscaba información en la Red y las ventas se disparaban. Lejos de proteger a la gente exponiendo la verdad, los medios de comunicación, al publicitar la droga, estaban contribuyendo a su astronómico aumento de consumo (Figura 8.1).[6]

¿QUÉ ES LA MEFEDRONA Y POR QUÉ SE LLAMA ALIMENTO PARA PLANTAS?

Mefedrona es el nombre común de la 4-metilmetcatinona. Se trata de un derivado sintético de la catinona, que es el principio activo de la planta del África Oriental khat. (Véase el recuadro *La catinona original: el khat*). La mefedrona se sintetizó por primera vez en 1929 y cayó en el olvido hasta principios de la década de 2000, cuando unos científicos israelíes que trabajaban para una empresa de insecticidas empezaron

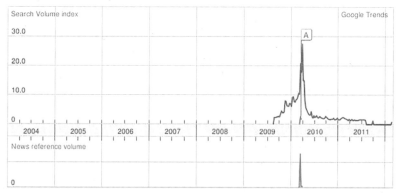

muertes por nefedrona ⊢ 0   compra de nefedrona ▬▬▬▬ 1.00

Search Volume index   Google Trends

30.0   A

20.0

10.0

0

| 2004 | 2005 | 2006 | 2007 | 2008 | 2009 | 2010 | 2011 |

News reference volume

0

Figura 8.1. Tendencias de búsqueda en Google de marzo de 2010 que muestran cómo el pico de volumen de búsqueda de «mefedrona» (arriba) coincidió con la cobertura mediática de las muertes por mefedrona (abajo).

a experimentar con catinonas.[7] Buscaban una forma más ecológica de proteger a las plantas, buscando una sustancia química que interrumpiera la actividad cerebral de las moscas verdes y las hiciera más fáciles de atrapar para las mariquitas. La mefedrona lo conseguía hasta cierto punto, por lo que se utilizó durante unos años como producto hortícola. Sin embargo, terceras empresas no tardaron en descubrir sus efectos psicoactivos y empezaron a comprar cientos de kilos para venderlos como droga para fiestas en Israel, donde su uso se generalizó. Debido a su origen como protector vegetal, la mefedrona recibió el sobrenombre de «alimento para plantas», aunque llamarla así y etiquetarla como «no apta para el consumo humano» también resultó útil para eludir las normas de seguridad alimentaria.

Además de su apodo mediático «miau-miau», la mefedrona tiene muchos otros nombres callejeros, como *drone* y M-cat. En Estados Unidos, las catinonas como la mefedrona se conocen con el nombre vulgar de «sales de baño» (para permitir que se vendan como algo distinto a drogas recreativas y escapar así a la prohibición). Parece probable que en Estados Unidos nunca se haya utilizado con fines distintos a los recreativos.

La mefedrona suele venderse en forma de polvo blanco o blanquecino, o a veces en pastillas. Es hidrosoluble, por lo que puede inyectarse. Sin embargo, es demasiado inestable para fumarla. Suele esnifarse (para efectos más efímeros) o tragarse (el efecto dura más pero tiene menos subidón). Aunque no conocemos muchos detalles sobre su acción en el cerebro, es químicamente similar a la anfetamina, y es probable que funcione como otros estimulantes, promoviendo la liberación de dopamina, noradrenalina y posiblemente serotonina.

La droga se utilizaba mucho en Israel hasta que se prohibió en 2007. Se prohibió en parte porque a las autoridades les preocupaba que los reclutas la consumieran durante el servicio militar, aunque no se registraron muertes en los años en que fue legal y popular. En 2009 llamó la atención en el Reino Unido. Durante la segunda mitad de ese año se produjo un rapidísimo aumento del número de consumidores y una encuesta entre los lectores de la revista *Mixmag* reveló que era la cuarta droga más popular entre los habituales de las discotecas[8] (el cannabis, el éxtasis y la cocaína eran las más populares). Una encuesta de entre escolares y universitarios del noreste de Inglaterra en febrero de 2010 reveló que el 20 % de ellos la había probado.[9]

Los efectos subjetivos de la mefedrona parecen estar a medio camino entre el éxtasis y la cocaína: los consumidores afirman que aumenta su autoconfianza y les hace más habladores (como la cocaína), pero también dicen sentir una mayor apertura, aprecio por la música y ganas de bailar (similar al éxtasis). Además de ser legal, estaba ampliamente disponible y era barata: costaba alrededor de 10 libras el gramo o entre 1 y 2,50 libras la dosis.[10]

LOS DAÑOS DE LA MEFEDRONA

De las docenas de muertes que los medios de comunicación atribuyeron a la mefedrona solo se han confirmado dos. La mefedrona también se registró como un factor en un puñado de casos; como parte del cóctel en unas cuantas muertes por mezcla de drogas; y como un factor que contribuyó al estado mental que llevó a unas cuantas personas a suicidarse. Algunas de estas muertes debidas a la mezcla de drogas podrían estar relacionadas con los informes sobre un estado de ánimo bastante deprimido durante la fase de bajada de la mefedrona. También los suicidios relacionados con la mefedrona incluyeron un número relativamente alto de ahorcamientos. Se han dado algunos casos de personas con niveles bajos de sodio en sangre (hiponatremia) tras tomar mefedrona, lo que puede provocar inflamación en el cerebro, como le ocurrió a Leah Betts cuando tomó éxtasis (capítulo 2).

Cada una de estas muertes es tremendamente triste, y cualquiera desearía que no hubieran ocurrido. Sin embargo, el hecho de que muchas personas pasaran de consumir cocaína, una droga más nociva, a consumir mefedrona parece haber salvado vidas en general. La estadística Sheila Bird ha sugerido que el descenso de las muertes por cocaína, de 95 en los seis primeros meses de 2008 a 66 en la primera mitad de 2009, puede haberse debido a este cambio en las preferencias de consumo, y calculó que se habían evitado unas cuarenta muertes.[11] También se redujo el número de soldados que dieron positivo por cocaína en el ejército, de modo que se retiraron muchos menos, lo que salvó muchas carreras y ahorró mucho dinero de los contribuyentes.[12] Además, el Gobierno británico ganó 600 000 libras en impuestos de importación.[13]

Ahora sabemos algo sobre los daños de la mefedrona. Los consumidores informan de efectos negativos como tensión en la mandíbula, náuseas, ansiedad, insomnio, paranoia y alucinaciones (relacionadas probablemente con la falta de sueño) e incluso episodios psicóticos. La mayoría de estos efectos negativos son relativamente leves y de corta duración, pero algunos consumidores acaban en el hospital, normalmente por presentar un ritmo cardíaco rápido e irregular, opresión en el pecho, agitación, sudoración excesiva y dolores de cabeza. Lo más preocupante es que hasta el 85 % de los consumidores ha declarado sentir deseos de consumir la droga, por lo que es probable que algunos la consuman compulsivamente y se vuelvan dependientes.[14] El deseo de volver a ingerir la droga rápidamente parece ser más agudo cuando se esnifa en lugar de ingerirla, lo que tiene sentido: cuanto más rápido llega una droga al cerebro, más adictiva es.

Dado que su uso es tan reciente, tenemos muy poco conocimiento sobre sus efectos a largo plazo. Mucha gente la consumió en Israel durante años, y no parece que se haya producido un gran aumento de los daños como consecuencia de ello. Ahora se están llevando a cabo muchas investigaciones en todo el mundo sobre sus efectos. Una encuesta australiana entre consumidores de éxtasis reveló que los que también consumían mefedrona tenían más probabilidades de haber incurrido en conductas sexuales de riesgo,[15] lo que puede estar relacionado con el hecho de que parece aumentar el deseo sexual más que el éxtasis. Más recientemente, la mefedrona se ha introducido en la escena gay del *chemsex*, donde se suele consumir por vía intravenosa, lo que ha aumentado sus riesgos y sus daños.[16]

¿Por qué se prohibió la mefedrona?

Louis Wainwright y Nicholas Smith (los dos adolescentes mencionados al principio de este capítulo) fueron hallados muertos el 16 de marzo, tres semanas antes de que se convocaran las elecciones generales británicas de 2010. Con los peligros del miau-miau en los titulares y unas elecciones en ciernes, era casi inevitable que el ministro responsable de las leyes sobre drogas, el ministro del Interior Alan Johnson, presionara para que la mefedrona se ilegalizara lo antes posible. Se pidió al grupo asesor sobre drogas del Gobierno (el ACMD), que estaba elaborando un informe sobre las catinonas (de las que la mefedrona es un derivado sintético), que acelerara el proceso. El 31 de marzo publicaron su recomendación de que todas las catinonas sintéticas se incluyeran en la clase B de la Ley sobre el Uso Indebido de Drogas del Reino Unido. Según uno de los miembros, el informe solo estaba en forma de borrador y aún se estaba debatiendo cuando el presidente se apresuró a entregar al Gobierno su recomendación a tiempo para que informara a la prensa.[17]

El periodo que transcurre entre la convocatoria de unas elecciones generales y las elecciones propiamente dichas se conoce como «lavado de cara», en el que la legislación que el Gobierno quiere sacar adelante con la mínima consideración puede convertirse en ley por la vía rápida. En este caso, los tres principales partidos políticos estaban de acuerdo con la enmienda a la Ley sobre el Uso Indebido de Drogas que prohíbe las catinonas, por lo que se debatió durante una hora y se aprobó sin votación. En un momento tan delicado desde el punto de vista político, era muy poco probable que algún parlamentario hubiera señalado que actualmente no teníamos pruebas de que la droga causara realmente daños.[18] El Cuadro 8.1, por ejemplo, muestra el estado de nuestros conocimientos sobre su farmacología cuando el Parlamento estaba tramitando el proyecto de ley.

El informe del ACMD destacaba por su falta de pruebas fehacientes sobre la mefedrona. Dada la falta de estudios formales sobre la psicofarmacología, cinética o dinámica de la droga, los conocimientos del Consejo Asesor se basaban únicamente en 25 casos del Hospital Guy y St. Thomas y en la encuesta del Centro Nacional de Adicciones a dos mil lectores de *Mixmag*. El informe se había encargado para estudiar varias formas diferentes de catinona, pero la más usada era la mefedrona y la que el Gobierno quería prohibir, mencionándola por su nombre en la legislación final.

	Dopamina	Serotonina	Noradrenalina
Anfetamina	***	*	****
MDMA	**	***	***
Catinona	***	**	***
Metcatinona	***	*	***
Metilona	**	***	****
Mefedrona	?	?	?

Cuadro 8.1. Acciones de determinados fármacos sobre diferentes neurotransmisores. Este cuadro muestra la «afinidad relativa» entre un fármaco y cada uno de los tres neurotransmisores, es decir, la eficacia con la que el fármaco actúa sobre los receptores de dopamina, noradrenalina y serotonina del cerebro. **** es el más eficaz y * es el menos eficaz. Como puedes ver, en el momento en que la ACMD decidió prohibir la mefedrona, no tenían ningún dato sobre su farmacología. Desde entonces, la poca investigación que se ha llevado a cabo ha sugerido un efecto mixto sobre la dopamina y la serotonina especialmente.

Dos de mis antiguos colegas dimitieron como asesores del Gobierno en el ACMD en señal de protesta: Eric Carlin dijo que la decisión de prohibir la mefedrona estaba «indebidamente basada en la presión mediática y política»,[19] y la Dra. Polly Taylor dijo que «no confiaba» en la forma en que el Gobierno utilizaba el asesoramiento del consejo.[20] Los que se quedaron también expresaron sus críticas. La criminóloga Fiona Measham describió el retrato mediático de las muertes no confirmadas como «el ciclo habitual de exageración, distorsión, inexactitud y sensacionalismo»[21] al que estamos acostumbrados en la información sobre el consumo de drogas recreativas. El propio ministro del Interior, Alan Johnson, admitió en una entrevista unos meses después de las elecciones que la obsesión de los medios de comunicación por la droga aceleró la decisión de prohibirla,[22] y, aun así, hizo la ridícula afirmación de que se había realizado una revisión científica de alta calidad de las pruebas: «La recomendación unánime de prohibir la droga hecha por los científicos, clínicos y otros expertos del Consejo Asesor sobre el Uso Indebido de Drogas para evitar tragedias en el futuro se basó en pruebas minuciosas».[23]

La consecuencia inmediata de la prohibición de la mefedrona fue que su precio subió. El coste por gramo se cuadruplicó hasta alcanzar unas 50 libras,[24] lo que puede haber contribuido a reducir el consumo, aunque este dinero se encontraba ahora íntegramente en el mercado negro, no sujeto a impuestos y canalizado hacia otro tipo de actividades delictivas.

EL PROBLEMA DE LAS DROGAS DE DISEÑO

Hay muchas razones por las que la mefedrona pasó meteóricamente de ser un agente de control de plagas poco conocido a convertirse en un nombre muy conocido. En 2009-2010 había sin duda un hueco en el mercado para un sustituto de la cocaína y el éxtasis, porque, en aquel momento, estos eran de una calidad excepcionalmente baja. La pureza media de la cocaína bajó hasta el 22 % en 2009,[25] y muchas de las pastillas de éxtasis incautadas a mediados de 2010 no contenían MDMA en absoluto.[26] (Una enorme incautación de aceite de sasafrás en Tailandia en 2007,[27] con el que se podrían haber fabricado 245 millones de dosis de MDMA, tuvo probablemente mucho que ver en esto, véase el capítulo 2). En cambio, antes de la prohibición, la mayoría de la mefedrona tenía una pureza mínima del 95 %.[28] Pero, aunque la mefedrona hubiera tenido efectos muy diferentes, la aparición de un nuevo «colocón legal» era inevitable. Desde 2005, GBL, *spice* y bencil-piperazina (conocida como BZP) se producen en grandes cantidades y se venden por Internet durante un breve periodo hasta su prohibición. Este es el problema de las drogas de diseño: cuando el Gobierno legisla contra las drogas conocidas, los químicos diseñan rápidamente nuevos compuestos para eludir la ley. Este proceso se está acelerando, e Internet es el mercado perfecto para las nuevas drogas de diseño. La aparición de la mefedrona en escena se ha vinculado específicamente a la prohibición de la BZP por recomendación mía como presidente de la ACMD.[29] Quizá los periódicos sensacionalistas digan que todo este suceso fue culpa mía.

Estas drogas son, por definición, nuevas: son variaciones de sustancias químicas ya existentes y aún no han sido clasificadas ni controladas. Por lo general, sabemos muy poco sobre ellas y, aunque es poco probable que hayan sido diseñadas específicamente para ser nocivas (a diferencia de las variantes que entran en el mercado de drogas ilegales, como el crack, que se desarrolló para ser más adictivo), simplemente no tenemos ni idea de cuáles serán sus efectos en un uso generalizado. Hay muchas razones para pensar que las fábricas chinas que distribuían toneladas de mefedrona por todo el mundo en 2010 ya están produciendo el próximo subidón legal. (Volveremos sobre este tema en el capítulo 18).

Lo que los profesionales de la salud y los Gobiernos deben tener en cuenta es el hecho de que cada droga tiene diferentes niveles de daño y, si se prohíben todas las drogas, entonces perdemos el poderoso incentivo legal para que la gente consuma unas en lugar de otras. La Figura 8.2 ofrece una representación visual de los daños comparativos de una serie de diferentes drogas estimulantes; la mefedrona es la menos dañina. Tras la prohibición de la mefedrona, apareció un análogo, la nafirona, que es más nociva (aunque también era menos placentera, por lo que su uso no estaba muy extendido antes de que también se prohibiera). La PMA es una variante más tóxica de la MDMA que surgió a raíz de los intentos de prohibir las sustancias con las que se fabrica el éxtasis (capítulo 2).

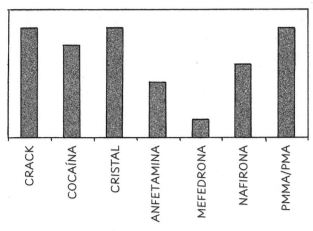

Figura 8.2. Comparación de los daños de distintas drogas estimulantes. (Cuanto más alto, peor).

ENFOQUES ALTERNATIVOS PARA NUEVAS SUSTANCIAS

¿Qué pueden hacer los Gobiernos? Una posibilidad es imitar a Estados Unidos e ilegalizar automáticamente los análogos de las sustancias controladas existentes. Este enfoque se está proponiendo ahora para el Reino Unido[30] a pesar de que la agencia antidroga estadounidense ha llegado a la conclusión de que se trata de una política fracasada,[31] porque consideran que lograrla es casi imposible.

Y lo que es mucho más importante, una prohibición absoluta sería desastrosa para la investigación médica. Sabemos por experiencia que el uso de la MDMA como herramienta para la psicoterapia se ha visto frenado durante los cuarenta años transcurridos desde que se prohibió la droga.[32] Como ya se ha mencionado anteriormente, otra catinona llamada nafirona ha sido ilegalizada, debido a su similitud química con la mefedrona, aunque no había pruebas claras de su uso generalizado o de sus daños. Se desarrolló como un posible tratamiento para la adicción, y toda esa línea de investigación se verá ahora afectada por su estatus legal.

Uno de los principales problemas de la prohibición de la mefedrona era que ilegalizaba todas las catinonas. Así, por ejemplo, aunque la nafirona es químicamente parecida a la mefedrona, también es similar a antidepresivos como el bupropión (vendido bajo el nombre comercial de Wellbutrin); por lo tanto, la prohibición de la mefedrona también habría ilegalizado el bupropión, lo que significa que tuvo que quedar exento. Como el bupropión es el único tratamiento no nicotínico para dejar de fumar, la prohibición significa que no se desarrollarán nuevos tratamientos con catinonas[33] para ayudar a los que dejan de fumar, ya que los costes adicionales en los que se incurre al trabajar con compuestos «ilegales» hace que no sea rentable. Así pues, se ha puesto fin a toda una rama de la investigación farmacéutica en un intento (fallido) de frenar el consumo de mefedrona.

Para superar el problema que crean estas prohibiciones, el Gobierno británico introdujo órdenes de prohibición temporal.[34] Estas pueden dictarse en cuanto se identifica la sustancia como potencialmente nociva, duran doce meses y dan tiempo a la ACMD para investigar los efectos de la droga y decidir si debe incluirse en la Ley sobre el Uso Indebido de Drogas. Quienes intenten importar algo que ha sido prohibido temporalmente podrían recibir hasta catorce años de cárcel, pero poseer pequeñas cantidades para uso personal no sería un acto delictivo. Como ha señalado la Comisión de Estupefacientes, el hecho de que no haya que pedir consejo a la ACMD antes de prohibir algo es un verdadero punto débil de este planteamiento, al igual que el hecho de que no haya que alcanzar ningún umbral de daño concreto para que algo pueda ilegalizarse. Esto afectará a la investigación médica y a las industrias que trabajan con sustancias químicas, que podrían ver cómo productos vitales para su trabajo dejan de estar disponibles sin previo aviso.

Un enfoque diferente, que sugerí al Gobierno cuando estaba en el ACMD (aunque fue rechazado), es seguir el ejemplo de Nueva Zelanda y crear una nueva clase para las drogas, la clase D.[35] Esta sería una categoría de espera para nuevas sustancias, con ventas de calidad controlada en dosis limitadas restringidas a mayores de dieciocho años, y mensajes de educación sanitaria en el envase. La gente sabrá lo que está tomando y podremos controlar su consumo mientras determinamos si se trata de algo que requiere controles más estrictos. Esto podría combinarse con la realización de análisis de drogas (siguiendo el modelo del Sistema Holandés de Información y Control de Drogas) y con un mayor uso de los contenedores de amnistía en los clubes, en los que los visitantes deben deshacerse de las drogas ilícitas antes de entrar y donde el personal de seguridad deposita todo lo que encuentra durante los registros. Con la información procedente de los análisis de drogas y las experiencias de los consumidores callejeros, estaríamos en una posición mucho más sólida para reunir pruebas sobre daños y comportamientos que con una simple prohibición general. No correríamos el riesgo de criminalizar a un gran número de jóvenes por experimentar con nuevas sustancias y evitaríamos reacciones instintivas para legislar con la mayor rapidez y dureza posibles. Para la mayoría de los jóvenes, los efectos de tener antecedentes penales por posesión de drogas serán mucho más perjudiciales para sus vidas que los efectos de la droga.

LO MÍNIMO QUE DEBERÍAMOS SABER

Por encima de todo, sea cual sea el enfoque que adopte un Gobierno, existe una cantidad mínima razonable de datos que deberíamos tener antes de tomar una decisión sobre una nueva droga.[36] El informe del Gobierno británico sobre la mefedrona no fue el único que destacó por su falta de datos sustanciales. Unos meses más tarde, un informe de Europol recomendaba una prohibición en toda Europa, abriendo su sección sobre la mefedrona con las siguientes palabras:[37] «No existen estudios farmacocinéticos y farmacodinámicos formales sobre la mefedrona. No existen estudios formales publicados que evalúen los efectos psicológicos o conductuales de la mefedrona en humanos. Además, no hay estudios en animales en los que basar una extrapolación de los efectos potenciales». Son precisamente estas organizaciones las que deberían colmar estas lagunas en nuestros conocimientos para que podamos tomar decisiones informadas sobre cómo reducir los daños. Sin embargo, en lugar de esperar a reunir estas pruebas, elaboraron recomendaciones basadas en casi nada. Por supuesto, desde que la mefedrona se incluyó en la Lista 1 en 2009,[38] ahora hay un enorme obstáculo legal que superar para cualquiera que desee rectificar estas omisiones.

En respuesta a esto, DrugScience ha desarrollado la idea de reunir un conjunto mínimo de datos, es decir, lo mínimo que deberíamos saber sobre una droga antes de cambiar su estatus legal:

- Farmacología. ¿Qué receptores, transportadores y enzimas son relevantes para este fármaco? (Las pruebas deberían durar menos de cuatro semanas).
- Toxicología básica. ¿Qué efectos tiene a diferentes dosis? ¿Qué dosis es eficaz y qué dosis es letal? ¿Cómo interactúa con otras drogas? (Las pruebas deben durar ocho semanas).
- Psicofarmacología humana. ¿Cuál es la experiencia subjetiva de los usuarios? (Podría realizarse una encuesta en línea en dieciséis semanas).

Lo ideal sería saber también otras cosas sobre la droga. Haciendo experimentos con roedores, podemos determinar hasta qué punto es adictiva y si produce síndrome de abstinencia. Se trata de pruebas estándar que las empresas farmacéuticas realizan constantemente, no son difíciles de preparar y desarrollar, y no deberían llevar más de un mes. Sería útil conocer la composición química de la droga, si se disuelve en agua o se evapora a una temperatura lo suficientemente baja como para ser fumada, con el fin de predecir la forma de consumo más probable. Y lo más probable es que la droga se venda en la calle en forma de sal de clorhidrato, por lo que deberíamos sintetizarlas y estudiar nuevas drogas en esa forma.

Otra cosa que podríamos hacer para conocer mejor los nuevos medicamentos a medida que aparecen es crear un Sistema de Información y Control de Medicamentos (DIMS)[39] como el que tienen en los Países Bajos, que es un ejemplo fascinante de aplicación del sentido común al consumo de drogas. En los Países Bajos hay varios hospitales donde se pueden analizar las drogas. Los consumidores llevan sus drogas al centro sabiendo que no serán detenidos. Tras las pruebas, se les da información sobre qué droga es, consejos de salud y seguridad para ayudarlos a decidir si la toman o no, y qué hacer si sufren efectos adversos. Esto no solo ofrece una oportunidad para prevenir daños, sino que además las autoridades neerlandesas saben exactamente qué drogas circulan y dónde, y pueden detectar los «lotes malos» antes de que causen demasiado daño.

Desde la primera edición de este libro ha habido buenas noticias sobre el control de drogas. En Gales se ha puesto en marcha un sistema de control de drogas, financiado por el servicio de salud galés y denominado WEDINOS (Welsh Emerging Drugs and Identification of Novel Substances Project).[40] El objetivo es el mismo que el del proyecto neerlandés mencionado anteriormente: proporcionar a los usuarios información sobre sus drogas para favorecer su seguridad y también recopilar datos sobre nuevas sustancias emergentes que puedan resultar problemáticas. A diferencia del sistema neerlandés, en el que un usuario puede acudir a un laboratorio local para que analicen sus drogas, en Gales las drogas deben enviarse por correo, lo que significa que, de hecho, es un recurso disponible para todo el Reino Unido.

CONCLUSIÓN

Podemos extraer algunas lecciones importantes de la debacle de la mefedrona.[41] La primera es que la policía no debería hacer declaraciones públicas ni celebrar ruedas de prensa basándose en rumores o presunciones, y los medios de comunicación deberían aplicar algunos principios periodísticos tradicionales a su cobertura de las cuestiones relacionadas con las drogas, especialmente de los euforizantes legales. Reunir pruebas, dar tiempo a los médicos forenses para que realicen los análisis adecuados y, en general, permitir que se lleve a cabo el proceso científico antes de afirmar que una droga es perjudicial sirve al interés público mucho mejor que generar histeria. La gente entiende que gran parte de la información sobre estos temas es exagerada, razón por la cual la cobertura mediática de los supuestos daños de la mefedrona provocó un aumento del consumo. Si los medios de comunicación, la policía o cualquier otro organismo público quieren que la gente confíe en ellos, tienen que limitarse a informar sobre los hechos de manera transparente.

El Gobierno y sus asesores deben centrarse en tomar decisiones basadas en pruebas y no en titulares. Es necesario invertir en una investigación adecuada sobre la ciencia de las nuevas drogas. Obtener datos farmacológicos básicos sobre la mefedrona habría llevado como mucho unas semanas y, sin embargo, la revisión de nueve meses del Gobierno británico ni siquiera los incluía. Disponer de algunas directrices sobre lo que debe incluir un informe, como nuestro conjunto mínimo de datos, sería un paso en la dirección correcta. Esto sería compatible con las órdenes de prohibición temporal, aunque creo que son una respuesta inadecuada a la revisión radical de la Ley sobre el

153

Uso Indebido de Drogas del Reino Unido que necesitamos. Al menos la OMS intenta recopilar datos y pruebas de los daños antes de prohibir las drogas.

¿Debería haberse prohibido la mefedrona? El episodio de la mefedrona fue quizá el experimento natural más notable que jamás se haya realizado en materia de política legal de drogas recreativas. Demostró que la prohibición aumentaba los daños en lugar de reducirlos.

En el Reino Unido, la mefedrona se hizo muy popular rápidamente porque era legal y tenía un claro efecto estimulante. Además, era relativamente barata en comparación con la MDMA y la cocaína. En los dos años en que la mefedrona estuvo legalmente disponible, sustituyó a una parte importante de los mercados de cocaína y anfetaminas. Y como era legal, la gente no consumía bajo la amenaza de ser procesada y sabía exactamente lo que compraba: se vendía en tiendas y no en el mercado negro, y lo que se vendía era puro, normalmente en paquetes de un gramo. La Figura 8.3 muestra el notable impacto que tuvo la mefedrona en las muertes por otros estimulantes: cocaína y anfetaminas. Se puede ver que las tasas de mortalidad por estas sustancias disminuyeron significativamente cuando la mefedrona estuvo disponible.

¿Por qué disminuyeron estas tasas de mortalidad? No podemos saberlo con seguridad, pero creo que se debe a que la mefedrona es menos nociva que la cocaína o las anfetaminas. Un gramo de mefedrona no era tan peligroso, mientras que un gramo de cualquiera de los dos estimulantes ilegales sí lo era. Cuando las personas empezaron a consumir mefedrona y abandonaron las otras sustancias, se produjeron menos muertes. En general, parece que, en lugar de provocar muertes, la mefedrona, de hecho, salvó vidas en general, porque hubo muchos cientos de muertes menos por cocaína (y alrededor de un centenar menos de muertes por anfetaminas). Dado que la mefedrona mató a muy pocas personas, esto supuso un gran avance sanitario.

Israel fue el primer país en prohibir la mefedrona (2008), a pesar de que muchos cientos de miles de jóvenes israelíes habían consumido la droga sin que se hubiera registrado ninguna muerte. Lo mismo ocurrió en el Reino Unido, pero ambos países decidieron «proteger» al público de los posibles daños de la droga ilegalizándola. Un editorial publicado en *The Lancet* poco después de la prohibición criticaba tanto la actitud del Gobierno británico con su grupo de expertos como el precipitado proceso para recomendar la ilegalización de la mefedrona:

«Es demasiado fácil y potencialmente contraproducente prohibir cada nueva sustancia que aparece en lugar de intentar comprender mejor las motivaciones de los jóvenes y cómo podemos influir en ellas... La ilegalización de la droga también disuadirá de realizar investigaciones cruciales sobre esta droga y otros comportamientos relacionados con el consumo, y será mucho más difícil que las personas con problemas obtengan ayuda».[42]

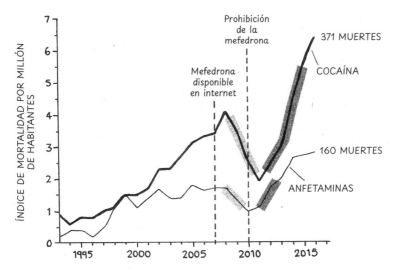

Figura 8.3. El impacto de la disponibilidad de mefedrona en las tasas de mortalidad por consumo de cocaína y anfetaminas. (El descenso de la tasa de mortalidad tras la disponibilidad de la mefedrona se resalta en gris pálido; el repunte, tras la prohibición de la mefedrona, se resalta en gris oscuro).

Tanto en Israel como en el Reino Unido, la prohibición redujo el consumo de mefedrona, por lo que en ese sentido fue un «éxito». Pero ¿qué ocurre con el impacto sobre el consumo de otras drogas con sus consecuentes daños?

Tras la prohibición de la mefedrona, su consumo continuó durante un año más o menos hasta que se agotaron las reservas. El consumo bajó porque se trasladó al mercado negro y disminuyó la confianza en su pureza y, lo que es más importante, perdió su principal argumento de venta de ser legal. Una vez que los consumidores se enfrentaron a sanciones penales por consumirla, volvieron a sus antiguas drogas ilegales que, aunque más nocivas, tenían un perfil estimulante preferible. Ya no había incentivos para no consumirlas. La vuelta a las anfetaminas, y sobre todo a la cocaína, se asoció a un aumento masivo de las muertes, que alcanzaron nuevos máximos año tras año para ambas drogas (véase la Figura 8.3).

Este «experimento natural» revela gráficamente un principio fundamental de la reducción de daños: las drogas menos nocivas salvan vidas. Nada de lo que cualquier Gobierno había intentado hacer para reducir las muertes por cocaína tuvo ni de lejos un efecto tan positivo como dar a la gente acceso a una alternativa más segura: la mefedrona. Para los que trabajamos en la reducción de los daños causados por las drogas, esto no era sorprendente. Muchas personas utilizan la buprenorfina como alternativa más segura a la metadona. Del mismo modo, la vareniclina (un tratamiento en comprimidos para ayudar con los síntomas de abstinencia del tabaco) se utiliza como alternativa más segura al tabaquismo y, como vimos en el capítulo 7, hasta cierto punto el baclofeno desempeña el mismo papel para el consumo de alcohol. Pero todas ellas son alternativas de venta con receta y la historia de la mefedrona y la cocaína es la primera prueba clara del mismo efecto en el mercado de las drogas recreativas.

Sin embargo, la prohibición ya está en vigor y probablemente poco podamos hacer para cambiarla hasta que se reestructure por completo la Ley sobre el Uso Indebido de Drogas del Reino Unido para que se ajuste a las pruebas como debería. A corto plazo, tenemos que evaluar adecuadamente las consecuencias de la prohibición para ver si disminuye el consumo y se consigue el objetivo de reducir los daños. Para ello hay que tener en cuenta los perjuicios de criminalizar a los consumidores y vigilar cualquier aumento de la actividad delictiva asociada al tráfico y la importación; si estos perjuicios son mayores que los de la propia droga, entonces la medida política habrá fracasado. Además, debemos considerar el impacto sobre la investigación y el descubrimiento de nuevas drogas.

Una última lección de este episodio es la necesidad de educar a la gente sobre los peligros del policonsumo, especialmente combinando sustancias con alcohol. Cuando aparecen nuevas drogas, desconocemos su forma de interactuar con otras, y mezclarlas tal vez aumente sustancialmente los daños. Respecto al alcohol, resulta especialmente importante no combinarlo con otras drogas que inhiben la respiración, como los opiáceos y el GHB/GBL. Esto es lo que mató a Hester Stewart, que tomó GBL después de haber estado bebiendo, así como a Joslyne Cockburn, Louis Wainwright y Nicholas Smith. Si tienes dudas, no mezcles drogas con alcohol.

El khat es un arbusto que crece en África oriental y en la península arábiga.[43] Sus hojas, cuando se mastican, tienen propiedades estimulantes suaves, similares a las hojas de la planta de la coca que crece en Sudamérica. Aunque la droga apenas es consumida fuera de unos pocos grupos culturales de determinados países (sobre todo somalíes, yemeníes y etíopes), estos se han llevado el hábito consigo cuando se han instalado en otras regiones del mundo, creando un pequeño comercio internacional.

Las hojas jóvenes de la planta contienen la mayor cantidad de catinona y se importan desde los países productores por vía aérea todos los días, normalmente envueltas en fardos envueltos en hojas de plátano. Tras una hora de masticación, empiezan a sentirse los primeros efectos, y una sesión típica dura de tres a cuatro horas, durante las cuales se mastican uno o dos fardos. Los efectos son similares a los de un café bien cargado. Los consumidores se sienten más despiertos y locuaces, experimentan sensaciones de euforia y una mayor autoestima. Algunas personas afirman que potencia su imaginación y su capacidad para asociar ideas. No tiene usos terapéuticos formales, pero algunos estudios sugieren que puede ayudar a reducir las fobias y, posiblemente, el colesterol. Para las comunidades de migrantes, mascar khat es un importante aglutinante social que los mantiene conectados con sus países de origen y los ayuda a compartir noticias y recursos.

Aunque calificamos el khat como una de las drogas menos nocivas en general, sigue estando asociado a una serie de problemas médicos y sociales. La práctica de mascarlo hace que probablemente sea imposible sufrir una sobredosis, pero en los países consumidores de khat se registran altos niveles de cáncer oral y los consumidores tienen un mayor riesgo de sufrir infartos. Se han dado casos de hepatitis y cirrosis en consumidores empedernidos, y alrededor del 50 % de los consumidores desarrollan lesiones precancerosas en la boca. Se sabe que reduce el recuento de espermatozoides y puede causar estreñimiento, problemas de sueño y pérdida de apetito.

Con muchos de estos problemas de salud puede ser difícil establecer si la catinona en sí es la causa. El khat suele consumirse en *mafreshi* (casas de masticación) mal ventilados junto con un gran número de cigarrillos, por lo que gran parte del mayor riesgo de cánceres y ataques cardíacos puede deberse en realidad a la inhalación de humo. Se han detectado pesticidas peligrosos en las hojas, que la gente se resiste a lavar porque cree que reduce su potencia. Los consumidores suelen consumir muchas bebidas gaseosas mientras mastican, lo que puede provocar caries y diabetes, y los jóvenes intentan ahora aumentar el efecto estimulante tomando bebidas con cafeína al mismo tiempo, lo que supondrá una mayor sobrecarga para el corazón.

La masticación es un método muy lento de liberación de la droga, lo que la hace mucho menos adictiva que las catinonas sintéticas como la mefedrona. Aun así, se desarrolla tolerancia y algunos estudios han revelado que hasta el 40 % de los consumidores muestran signos de dependencia. Parece existir una relación entre la experiencia de sucesos traumáticos, el consumo excesivo de khat y la psicosis, pero no está claro si el khat es un desencadenante o un mecanismo de afrontamiento. Es posible que, como ocurre con el cannabis y la esquizofrenia, el khat alivie algunos de los síntomas de las personas psicológicamente vulnerables, mientras empeora otros. La violencia, los cambios de humor y la depresión también están asociados al consumo excesivo.

Estos cambios de comportamiento pueden causar problemas sociales a los consumidores y a sus familias. Los grandes consumidores —que suelen ser hombres— se ausentan física y psicológicamente durante horas, lo que puede provocar tensiones familiares, sobre todo si destinan una parte importante de sus ingresos a la droga. Desde que se prohibió fumar tabaco, algunos hombres han empezado a organizar fiestas en sus casas, interrumpiendo sus tareas cotidianas y dejando a las mujeres sin un espacio social, ya que se considera una actividad para un solo sexo. Las mujeres suelen consumir la droga en solitario, y parecen más propensas a la dependencia, en parte porque el consumo en solitario carece de los controles culturales del consumo en grupo, de igual manera que quien bebe en su casa tiene más probabilidades de volverse adicto que quien toma alcohol en el bar. Las perspectivas laborales pueden verse obstaculizadas por las largas horas dedicadas al consumo y por la falta de sueño que provoca retrasos o ausencias en el trabajo.

Probablemente se deba en parte a que la masticación de khat no es una práctica que haya calado en los países occidentales, así como al hecho de que no es notablemente perjudicial, lo que le ha permitido evitar en general los controles legales. Las dos excepciones son Estados Unidos y Canadá, que lo ilegalizaron hace unos años porque insisten en la idea de que prohibir las drogas reduce su consumo. Esta ilegalización tuvo como consecuencias el previsible incremento en el precio, el aumento de la actividad delictiva, incluyendo asesinatos, entre bandas y ninguna mejora evidente en la salud pública, es decir, un panorama similar, a menor escala, al de la prohibición del alcohol setenta años antes. Uno de los problemas más comunes con los que tienen que lidiar ahora las embajadas del Reino Unido en Estados Unidos y Canadá es el de las detenciones de «mulas» de khat en los aeropuertos. Estas personas desafortunadas y la mayoría inocentes acaban con antecedentes penales, a menudo con penas de cárcel, y ocuparse de su situación le cuesta mucho dinero al Gobierno británico, y todo por transportar una hoja legal en el Reino Unido.

El khat es fuente de tensiones entre muchas comunidades migrantes en el Reino Unido: para algunas personas se trata de un elemento importante de su patrimonio cultural, pero otras consideran que el khat es un verdadero obstáculo para mejorar su situación económica. Garantizar que los traficantes desinfecten las hojas para deshacerse de los pesticidas, proporcionar información fiable sobre los efectos de la droga, desincentivar el consumo en combinación con otras sustancias y desarrollar tratamientos para la dependencia serían buenas medidas de reducción de daños. Lamentablemente, en junio de 2014, el khat se declaró ilegal en el Reino Unido en virtud de la Ley sobre el Uso Indebido de Drogas. Por supuesto, fue una decisión que contrariaba el consejo del ACMD. Durante años el Gobierno británico recibió presiones de Estados Unidos debido a las numerosas detenciones de mulas de khat procedentes de Londres en los aeropuertos estadounidenses. Finalmente, el Gobierno británico cedió a las presiones, aunque declaró que la prohibición respondía al objetivo de proteger a las comunidad somalí.

La prohibición del khat en el Reino Unido es desproporcionada y puede derivar en la peor de las consecuencias posibles: que otro grupo social vulnerable y marginado sustituya una droga relativamente inofensiva como el khat por otra más peligrosa, como el alcohol o las anfetaminas.

CAPÍTULO 9
¿QUÉ ES LA ADICCIÓN? ¿EXISTE UNA «PERSONALIDAD ADICTIVA»?

A lo largo de la historia, los seres humanos siempre hemos utilizado sustancias externas para modificar la química de nuestro cerebro. Los efectos psicoactivos generados por estas sustancias son similares a los cambios que experimentamos cuando comemos alimentos agradables o hacemos ejercicio. Para la mayoría de las personas, la mayor parte del tiempo, esta práctica no conduce a un comportamiento compulsivo: mantenemos el control y, muy pronto, nuestro cerebro vuelve a su estado anterior. Sin embargo, para una minoría, el consumo de drogas conduce al abuso y a la adicción, del mismo modo que una minoría de personas se vuelven adictas a la comida, al juego o al sexo. Para estas personas satisfacer sus ansias de aquello a lo que son adictos se convierte en la fuente de motivación más poderosa de sus vidas, por encima de cualquier otra necesidad, lo que a menudo las conduce a dañarse a sí mismas y a los demás.

Son tres los factores de influencia en la adicción a las drogas (Figura 9.1):

1. Entre los factores relacionados con las drogas se incluyen la forma en que la droga llega al cerebro y lo que hace cuando llega allí. La tolerancia y el síndrome de abstinencia también influyen en la adicción.

2. Los factores sociales incluyen la disponibilidad y la aceptabilidad del consumo de determinada droga, el impacto de la publicidad, la

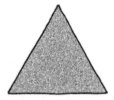

FACTORES BIOLÓGICOS PERSONALES

FACTORES   FACTORES
RELACIONADOS CON   SOCIALES
LAS DROGAS

Figura 9.1. Los tres factores que influyen en que una persona se convierta en adicta a una determinada droga.

influencia de la droga en el comportamiento del grupo y los costes económicos y sociales.

3. Los factores personales y biológicos son aquellos como la edad, el sexo y la genética.

En este capítulo examinamos los mecanismos de la adicción, la tolerancia y el síndrome de abstinencia, y por qué ciertas personas parecen tener «personalidades adictivas». (En el capítulo 4 ya se han examinado algunos de los factores relacionados con las drogas, que se analizarán con más detalle en el capítulo 11. Los factores sociales se describen en el capítulo 12).

La adicción a lo largo de la historia

Nuestra comprensión de la adicción ha aumentado en función del número de drogas disponibles y ha cambiado su papel en la sociedad. Hasta el siglo XIX, el consumo excesivo de alcohol o de otras drogas no se consideraba una categoría especial de comportamiento, sino un pecado de exceso, similar a comer exageradamente: la glotonería era un problema porque se comía demasiado, no porque la comida en sí fuera mala. Aunque el consumo excesivo de drogas se consideraba problemático, la mayoría de la gente no solía tener acceso a suficientes sustancias potentes como para tener ese problema. Una excepción fue la fiebre de la ginebra en el siglo XVIII.[1] Los avances tecnológicos y varios años de buenas cosechas provocaron una caída del precio de los alimentos, lo que proporcionó por primera vez a los ciudadanos humildes de Londres ingresos extras que empezaron a gastar en el potente licor que se elaboraba con el excedente de grano. Los daños causados por el alcohol aumentaron considerablemente, sobre todo entre los miembros más vulnerables de la sociedad. Esto cambió la percepción general del alcohol y, finalmente, condujo a la formación del movimiento por la templanza, que reconocía que había algo particular en las bebidas alcohólicas que conducía a patrones de consumo peligroso y compulsivo. Sin embargo, fueron las malas cosechas las que realmente acabaron con esta fiebre, pues los precios de los alimentos volvieron a subir y se redujo la disponibilidad de ginebra (sobre la que, por otra parte, se aplicaban impuestos más altos que a la cerveza).

A finales del siglo XIX, cuando aparecieron sustancias cada vez más puras y potentes, las drogas empezaron a considerarse una amenaza social especial, y nuestra comprensión de la adicción comenzó a plantearse en términos psicológicos. Las personas con una «personalidad adictiva» se consideraban moralmente débiles, incapaces de resistir la tentación de las drogas, a diferencia de los buenos ciudadanos respetuosos con la ley. Ahora que había un acceso generalizado a las drogas, se hizo evidente que existía algún tipo de relación entre la marginación social y la drogadicción.[2] El hecho de que grupos como los nativos americanos, los aborígenes australianos, los homosexuales y los pobres parecieran tener más probabilidades de convertirse en adictos se consideró una confirmación de la base moral de su lugar en el orden social. Se pensaba que la fuerza de voluntad por sí sola bastaba para dejar las drogas, posiblemente acompañada de terapia para descubrir las razones psicológicas de la adicción. Los terapeutas, formados en el psicoanálisis freudiano, buscaban las causas subyacentes de la adicción, como los recuerdos reprimidos de la infancia o el miedo a asumir las responsabilidades de la edad adulta.

Resulta interesante que, durante todo este periodo, el consumo habitual de una de las drogas más comunes y dañinas de todas, el tabaco, ni siquiera se reconociera como una adicción. El hecho de que la mayoría de los políticos y médicos (incluido Freud) estuvieran enganchados al tabaco debió de contribuir a esta ceguera.

En la segunda mitad del siglo XX, los avances en nuestra comprensión del funcionamiento del cerebro pusieron en tela de juicio este planteamiento. El descubrimiento de sustancias químicas en el cerebro que actúan de forma similar a las drogas de abuso habituales, y de receptores aparentemente diseñados para responder a ellas, llevó a analizar la adicción en términos biológicos más que psicológicos. Ahora comprendemos que el consumo repetido de una droga puede provocar cambios físicos en nuestro cerebro, dando lugar a una especie de «enfermedad cerebral», del mismo modo que la sobrecarga del corazón puede provocar una cardiopatía. Las novedosas técnicas de neuroimagen nos han permitido ver estos cambios por primera vez, confirmando que estos cambios son físicos y hasta cierto punto irreversibles (véase el recuadro *¿Cómo funciona la neuroimagen?*, en la página 180).

Como ocurre con cualquier otro tipo de enfermedad, las personas corren distintos grados de riesgo de adicción en función de sus genes, sus antecedentes y su entorno. El hecho de que las personas pertenecientes a grupos marginados tengan más probabilidades de caer en la adicción se debe a la tensión provocada por su posición en la sociedad, no a una personalidad más débil o a una actitud más inmoral. Ahora se entiende que una «personalidad adictiva» describe a alguien especialmente vulnerable a esta enfermedad, no a alguien carente de fuerza de voluntad. La adicción se puede prevenir y tratar en gran medida, al igual que la diabetes, pero la composición del cerebro de algunas personas o las circunstancias de su vida hace que sean más vulnerables a la adicción y culparlas de su vulnerabilidad es totalmente injusto. Dicho de otro modo: cuando un hombre con un alto nivel educativo y social, como el ex primer ministro del Reino Unido David Cameron,[3] que está protegido del abuso de drogas por numerosos factores en su vida (como haber nacido en una familia rica y haber ido a una escuela y universidad de alto nivel), consume cannabis y no se vuelve adicto, no es porque sea moralmente superior a otra persona que sí sucumbe a la adicción. Lo mismo puede decirse del presidente Obama,[4] que admitió haber consumido cocaína antes de llegar al cargo. Algunos trabajos recientes han identificado las similitudes neurológicas entre las drogodependencias y otros tipos de adicciones conductuales, como la alimentación compulsiva o el juego, que parecen implicar los mismos mecanismos psicológicos y biológicos en el cerebro. Investigadores como Jim Orford han sugerido que deberíamos considerar la drogadicción como una forma especial de adicción conductual[5] que, en principio, puede producirse con cualquier actividad placentera, desde ir de compras hasta hacer ejercicio. En cierto modo, esto nos devuelve al punto de partida, al modelo de comportamiento excesivo anterior al siglo XIX: las drogas tienen cualidades especiales, pero los mecanismos por los que pueden convertirse en la motivación más poderosa en la vida de algunas personas son similares a los que intervienen en otras actividades placenteras y repetidas. Estos mecanismos son tanto psicológicos como biológicos y son fundamentales para el funcionamiento de nuestro cerebro.

MECANISMOS CEREBRALES DE LA ADICCIÓN

En la adicción intervienen tanto las sustancias químicas del placer en el cerebro como los procesos por los que aprendemos comportamientos repetidos. Este proceso es muy complicado e implica muchos mecanismos y diversos neurotransmisores. La Figura 9.2 muestra algunos de los diferentes elementos implicados. A la izquierda, se muestran los elementos positivos de una experiencia con drogas: genera placer, reduce el sufrimiento, crea recuerdos poderosos o revela una nueva perspectiva que parece especialmente significativa.

A la derecha se encuentran los elementos que nos impulsan a repetir la experiencia. Ser impulsivo —pensar sobre todo en los efectos a corto plazo más que en las consecuencias a largo plazo— o ser propenso en general a repetir conductas impulsivas puede conducir a una falta de control, lo que significa que resistirse al deseo de volver a experimentar los efectos positivos de la droga sea especialmente difícil. Junto con estos elementos que conforman el hábito están los efectos desagradables de la abstinencia, que, en el mejor de los casos, son incómodos y, en el peor, ponen en peligro la vida. Los factores de «atracción» de la izquierda, combinados con los factores de «impulso» de la derecha, crean una abrumadora sensación de deseo que puede prevalecer sobre el conocimiento consciente del daño que consumir repetidamente una droga puede llegar a hacer.

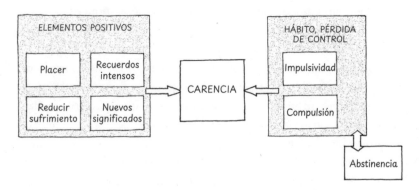

Figura 9.2. Los distintos elementos de la adicción.

164

La Figura 9.3 muestra cómo se cree que los distintos neurotransmisores están implicados en estos factores de «impulso» y «atracción» (determinar los neurotransmisores implicados sigue siendo objeto de investigación). La dopamina está involucrada en el impulso y el deseo, y quizá en la recompensa; las endorfinas proporcionan paz y placer, reducen el sufrimiento y adormecen el dolor; el GABA y el glutamato regulan la memoria, y la serotonina puede estar implicada en la atribución de significado a la experiencia. La noradrenalina parece estar relacionada con la impulsividad y la compulsividad, razón por la cual las anfetaminas pueden ayudar a las personas con trastornos de atención, ya que los estimulantes reducen la impulsividad.

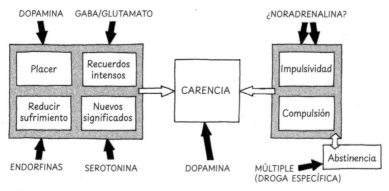

Figura 9.3. Los neurotransmisores que regulan los elementos de la adicción.

La dopamina parece desempeñar un papel clave en la adicción. Se libera en regiones cerebrales especiales cuando sentimos una sensación de recompensa y logro, lo que nos ayuda a aprender lo que hicimos para sentirnos bien y saber que debemos repetir esa actividad en el futuro. La neuroimagen nos ha permitido ver cómo se libera dopamina cuando las personas toman cocaína y otros estimulantes[6] y también cuando tienen éxito en actividades como jugar a videojuegos. La adicción a los videojuegos es cada vez más común, sobre todo porque Internet permite jugar las 24 horas del día. (Un ejemplo extremo fue el de la pareja coreana que dejó morir de hambre a su bebé mientras jugaban a un juego de ordenador que consistía en criar a un niño virtual).[7]

Ahora sabemos que tener un número inusualmente bajo de receptores de dopamina parece predisponer a las personas a experimentar un placer excesivo cuando consumen estimulantes. Se cree que esta respuesta excesiva comienza en el centro de recompensa del cerebro (el núcleo accumbens), pero, después consumir durante semanas o meses, la respuesta se traslada a otras zonas donde se establecen hábitos, un cambio de voluntario (uso por elección) a involuntario (uso por hábito). La adicción puede verse como una pérdida de control sobre lo que empieza siendo un comportamiento voluntario.

Esta pérdida de control tiene dos factores. Una droga puede potenciar los factores de «impulso», creando un deseo irrefrenable de hacer algo, o puede reducir nuestra capacidad de resistirnos ante determinados comportamientos, aunque sepamos que tendrán consecuencias negativas. La mayoría de las veces es una combinación de ambos. Con el tiempo, esto puede conducir a una incapacidad para resistirse ante deseos que una persona no adicta no tiene dificultad en superar. Esto explica una queja habitual de los adictos: no quieren seguir con sus adicciones porque ya no disfrutan, pero no pueden parar porque consumir la droga se ha convertido en una especie de reflejo involuntario.

La adicción es especialmente común entre las personas con un menor número de receptores de dopamina, y esto es así incluso en el caso de drogas que no liberan dopamina directamente. Por ejemplo, el alcohol estimula principalmente los receptores GABA, pero los estudios sobre alcohólicos y sus familias han descubierto que los alcohólicos tienen menos receptores de dopamina[8] que sus parientes no alcohólicos. Aumentar el número de receptores de dopamina también reduce el consumo de alcohol. En experimentos con ratas a las que se ha hecho adictas al alcohol[9] se ha comprobado que, cuando se les inyecta un virus que produce más receptores de dopamina, se consigue que las ratas beban menos alcohol.

Sin embargo, determinar el número de receptores de dopamina que tiene un individuo es complicado, porque, aunque en parte es genéticamente, su número puede variar en función del entorno. Ensayos con monos rhesus, que tienen patrones sociales similares a los humanos, han descubierto que los monos de estatus alto tienen más receptores de dopamina que los monos de estatus bajo,[10] y los de estatus bajo toman más cocaína y alcohol cuando se exponen a estas drogas. Y lo que es aún más interesante, el número de receptores puede cambiar con el tiempo en respuesta a las experiencias sociales. Cuando se invierte la dominancia, aumenta el número de receptores en el mono que antes era de estatus inferior y disminuye la cantidad de cocaína que toma.

Otra complicación es que el consumo de algunas drogas, sobre todo estimulantes como el crack y la metanfetamina, reduce el número de receptores de dopamina en el cerebro. Esto da lugar a un círculo vicioso en el que la capacidad del adicto para sentir placer o recompensa con cualquier otra actividad disminuye cuanto más consume la droga (Figura 9.4).

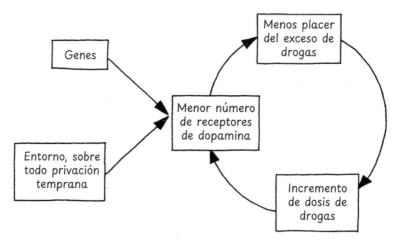

Figura 9.4. Manera en que la dopamina puede estar implicada en el círculo vicioso del abuso de drogas.

Si la dopamina interviene en la motivación y el impulso, son los opiáceos naturales del cerebro (endorfinas, encefalinas y dinorfinas) los que nos dan la sensación de recompensa. Cuando se liberan estos mensajeros químicos nos hacen sentir felices y reducen el dolor; también desempeñan un papel importante en el vínculo madre-hijo. La heroína y otros opiáceos interactúan principalmente con este sistema, actuando sobre los receptores de manera similar a los estimulantes sobre los receptores de dopamina. Esto significa que los heroinómanos a menudo se sienten desgraciados incluso cuando están «limpios». Estamos aprendiendo que muchas otras drogas que actúan principalmente sobre otros tipos de receptores también interactúan con los receptores de endorfinas. El alcohol parece liberar endorfinas, razón por la cual algunos tratamientos nuevos para la dependencia del alcohol, por ejemplo el nalmefeno, implican el uso de fármacos que bloquean estos receptores,[11] deteniendo el placer o el ansia inducidos por el alcohol. Hay indicios de que las endorfinas también intervienen en el desarrollo de la inclinación por el tabaco y los estimulantes. Algunos trabajos recientes de mi grupo de investigación han demostrado que la anfetamina libera endorfinas,[12] lo que puede ayudarnos a desarrollar nuevos tratamientos para la adicción a este tipo de estimulante. Pero también hemos demostrado que las personas con adicción al alcohol[13] o al juego presentan una deficiencia de esta respuesta endorfínica a las anfetaminas,[14] lo que podría explicar por qué las actividades placenteras «normales» no les resultan tan gratificantes. Ahora hemos desarrollado una teoría del sistema de endorfinas que sustenta la adicción (Figura 9.5): los estimulantes, por ejemplo, la anfetamina, liberan dopamina que conduce a la liberación de endorfinas; el alcohol libera endorfinas directamente; y la heroína imita a las endorfinas, al igual que otros opiáceos. En contraste con la teoría convencional de que la liberación de dopamina conduce a la adicción, ahora pensamos que, cuando los estimulantes liberan dopamina, esta parece actuar como freno de los efectos adictivos de la liberación de endorfinas. Esta teoría también explica por qué los antagonistas de los receptores opioides, como la naltrexona y el nalmefeno, pueden funcionar en la adicción a los estimulantes, el alcohol y el juego.

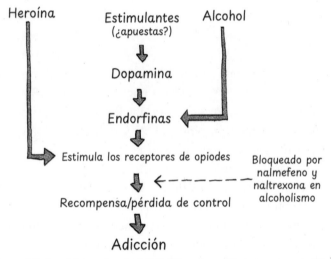

Figura 9.5. Las interacciones de las diferentes adicciones con el sistema de endorfinas del cerebro.

¿Qué es la tolerancia y por qué se produce?

La tolerancia se produce cuando hacer algo repetidamente cambia la forma en que reaccionamos ante ello. Cuando tomamos drogas, el cerebro suele responder a la sobreestimulación que provocan desensibilizando los receptores diana; cada dosis provoca un efecto menor, por lo que hay que tomar dosis sucesivamente mayores para conseguir el mismo efecto. Cuanto más a menudo se toma una droga, más rápidamente se desarrolla la tolerancia, porque el cerebro tiene menos tiempo entre dosis para reajustarse. Por ejemplo, si consumes ketamina una vez al mes, una dosis efectiva puede ser de tan solo 20 mg, mientras que, si la consumes a diario, puede que necesites tomar 200 mg para sentir algún efecto.[15] La forma más extrema de tolerancia se produce durante las borracheras, cuando alguien se mantiene en un estado constante de intoxicación durante un periodo prolongado, a veces un par de días. La Figura 9.6 muestra un gráfico de la actividad cerebral durante un atracón de cocaína.

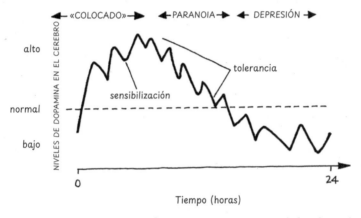

Figura 9.6. Los atracones de cocaína provocan un aumento de la tolerancia en muy poco tiempo.

La tolerancia se produce para protegernos del riesgo de sobredosis. Los alcohólicos pueden consumir varias veces el volumen de alcohol que pondría en coma a los no alcohólicos. Amy Winehouse murió de intoxicación etílica cuando recayó,[16] bebiendo de nuevo tras haber estado limpia (seca) durante algunas semanas. Durante este periodo de sequía perdió la tolerancia al alcohol, por lo que la dosis (1 litro de vodka) que normalmente podía consumir acabó con su vida. Según un estudio realizado en el Reino Unido, uno de cada ocho presos sufre una sobredosis de heroína o metadona en las dos semanas siguientes a su puesta en libertad.[17] Alrededor de 500 personas al año mueren por esta causa. Un estudio estadounidense de 2018 descubrió que los presos dentro de las dos semanas posteriores a su liberación tienen una probabilidad 74 veces mayor de morir por sobredosis de heroína que la población normal.[18] Al haber interrumpido o reducido su consumo de opioides en prisión, su tolerancia se restablece, por lo que, si toman la que era su dosis habitual antes de ir a la cárcel, su cerebro no puede soportarlo y sufren una sobredosis.

A veces, las personas pueden desarrollar una «tolerancia inversa», en la que el consumo repetido provoca una sensibilización extrema en lugar de la sensibilidad reducida normal. Algunos consumidores de cocaína, por ejemplo, pueden encontrarse repentinamente muy sensibles a sus efectos. Esto es peligroso, porque puede provocar efectos como convulsiones. Sin embargo, es posible que tenga algunos beneficios terapéuticos: algunas de mis primeras investigaciones se centraron en la posibilidad de crear un efecto antidepresivo utilizando la sensibilización a la cocaína para aumentar la función de la dopamina en el cerebro. (Los experimentos no tuvieron mucho éxito: conseguimos mostrar los efectos, pero no logramos entender por qué ni identificar un mecanismo).

Los psicodélicos crean una interesante forma de tolerancia: una enorme y repentina disminución del efecto que dura aproximadamente una semana, de modo que tomar LSD justo después de tu último viaje casi no tendrá ningún efecto. Esto hace que los atracones sean casi imposibles, y es una de las razones por las que rara vez se abusa de los psicodélicos.

La sensibilización también puede observarse en adicciones comportamentales como el juego.[19] Las personas responden a las «casi victorias» con una sensación de recompensa casi tan buena como si realmente hubieran ganado algo. Las máquinas tragaperras y las loterías de rasca y gana suelen estar diseñadas para garantizar una mayor frecuencia de la sensación de haber estado a punto de ganar. Esta sensación se genera por ejemplo cuando una máquina tragaperras muestra dos símbolos ganadores en la línea central y un tercero justo debajo o encima, por ejemplo. Esto anima a las personas a seguir jugando, porque obtienen parte de la emoción que desean aunque en realidad pierdan dinero.

ABSTINENCIA Y ANSIA

Del mismo modo que el cerebro intenta reducir la sobreestimulación inducida por las drogas creando tolerancia, cuando los consumidores dejan de tomar la droga, el cerebro tiene que adaptarse de nuevo repentinamente. Esto se denomina síndrome de abstinencia y puede ser extremadamente desagradable o incluso poner en peligro la vida. El síndrome de abstinencia físico suele consistir en los efectos opuestos de la droga: cuando uno está colocado de anfetamina, se siente lleno de energía, mientras que, cuando deja de consumirla, se siente aletargado; cuando uno toma heroína, se siente relajado y sin dolor, mientras que, cuando deja de consumirla, se siente nervioso y muy sensible al dolor; cuando uno toma alcohol, se relaja, mientras que, cuando deja de consumirlo, se siente ansioso e incluso puede tener un ataque.

Además de los síntomas físicos, existen efectos psicológicos. La mayoría de los adictos que se retiran sufren niveles bajos de dopamina, lo que provoca *anhedonia* (incapacidad de sentir placer). Esto puede durar semanas, meses o incluso años, lo que crea un fuerte deseo de consumir la droga y suele ser la fuerza más poderosa que lleva a los adictos a recaer. Jim Orford ha sugerido que gran parte de la adicción comienza como una búsqueda de placer, pero, cuando aparece el síndrome de abstinencia,[20] el impulso principal es reducir el sufrimiento. Esto es especialmente cierto en el caso de la mayoría de los fumadores: el tabaco suele ser desagradable al principio, pero, una vez que alguien es adicto, el síndrome de abstinencia es aún más desagradable, por lo que aliviar ese malestar se experimenta como algo placentero (Figura 9.7).

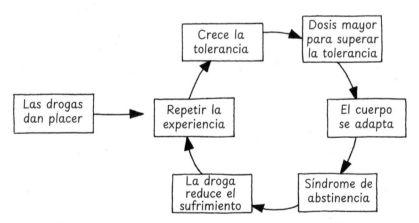

Figura 9.7. El consumo de drogas comienza como una búsqueda de placer, pero termina como una forma de evitar el síndrome de abstinencia.

En cualquier síndrome de abstinencia suele haber síntomas físicos y psicológicos, y puede ser difícil distinguir entre ambos porque las expectativas desempeñan un papel muy importante en nuestras experiencias con las drogas. Muchos consumidores habituales de drogas se sienten muy unidos al proceso de preparación y consumo de su sustancia preferida y anhelan este contexto casi tanto como la propia droga. Sentirse ansioso o tener problemas para dormir después de dejar de consumir puede ser una respuesta psicológica o psicosomática a esta sensación de pérdida, más que una respuesta puramente física.

Un ejemplo de cómo podemos distinguir entre síntomas físicos y psicológicos es cuando a los consumidores de cannabis se les administra rimonabant, que bloquea los efectos de la droga en los receptores de cannabis. Los consumidores siguen fumando cannabis, satisfaciendo así sus ansias psicológicas de consumirlo, pero no experimentan ningún efecto psicoactivo. Lo que estos estudios han demostrado es que, incluso en estas circunstancias, los consumidores de cannabis experimentan síntomas de abstinencia, lo que demuestra que el cannabis tiene un síndrome de abstinencia físico.

El síndrome de abstinencia físico puede ser muy desagradable y el síndrome de abstinencia por consumo excesivo de alcohol puede incluso poner en peligro la vida. Pero el síndrome de abstinencia físico dura relativamente poco en comparación con los síntomas psicológicos, que pueden seguir siendo intensos incluso años después de que el adicto haya consumido la droga por última vez. De hecho, suelen ser las ansias psicológicas las que llevan a los adictos a recaer mucho después de que hayan pasado los síntomas puramente físicos. Sin embargo, comprender el síndrome de abstinencia físico tiene importantes implicaciones para el tratamiento, ya que, si estos síntomas a corto plazo pueden controlarse con sustitutos farmacológicos, resulta mucho más fácil ayudar a las personas a regular su consumo para prepararse a dejarlo por completo. En este sentido, las drogodependencias pueden ser más fáciles de tratar que otras adicciones comportamentales, para las que aún no disponemos de tratamientos equivalentes que ayuden a superar las cruciales fases iniciales del abandono.

DIAGNÓSTICO DE LA ADICCIÓN

La mayoría de nosotros conoce a alguien que bebe diez tazas de té al día, toma pastillas para dormir todas las noches o consume una cantidad insana de alcohol, pero no consideramos que sean «adictos». Entonces, ¿cuándo exactamente el consumo de drogas se convierte en adicción? Hay mucha confusión en torno al significado de la palabra y tiene muchas connotaciones negativas, por eso, cuando se desarrolló el modelo médico de adicción hace unos cincuenta años, grupos como la OMS empezaron a hablar de «síndrome de drogodependencia» en su lugar. El problema es que este término se confunde a menudo con el de dependencia física (definida como la experimentación del síndrome de abstinencia al dejar de consumir), pero la dependencia física en sí misma no es suficiente para un diagnóstico de «drogodependencia». Creo que la palabra *adicción* sigue siendo útil para referirse a un estado de consumo repetido de drogas caracterizado por un fuerte deseo, a veces abrumador, de consumirlas, a pesar de que causan dificultades importantes.

En realidad, la adicción consiste en experimentar ansia y perder el control sobre las propias acciones y no solo en la tolerancia física y el síndrome de abstinencia. Aunque todo esto suele ir de la mano, si las ansias psicológicas son leves o inexistentes, no llamaríamos adicto a nadie. La mayoría de nosotros sufrimos abstinencia a la cafeína durante la noche, por ejemplo, y algunas personas pueden experimentar dolores de cabeza y letargo como resultado, pero muy pocos encontrarían psicológicamente traumático no disponer de ella durante un tiempo. (Hay más información sobre esta distinción en el capítulo 14).

Según la *Clasificación Internacional de Enfermedades* de la OMS, se da un diagnóstico médico de «síndrome de drogodependencia» (o «adicción», como seguiré refiriéndome a ella aquí) cuando se han dado tres o más de los siguientes criterios al mismo tiempo en el último año:

- Sentir un fuerte deseo o compulsión por consumir la sustancia.
- Dificultad para controlar cuánto se toma y con qué frecuencia, e incapacidad para dejar el consumo.
- Síntomas físicos de abstinencia.
- Signos de tolerancia que conducen a aumentar la dosis.
- Descuidar otros placeres o intereses; pasar mucho tiempo intoxicado o recuperándose de la droga.
- Seguir tomando la sustancia aunque las consecuencias negativas sean evidentes.

En la práctica, el diagnóstico de adicción es una cuestión de motivación. Una vez que la experiencia de placer de una persona ha quedado inextricablemente ligada a la droga, consumirla puede convertirse en lo más importante de su vida. Esto puede anular incluso las emociones humanas más poderosas, como el amor por los amigos y la familia. Algunos adictos, sobre todo mujeres, consiguen dominar su comportamiento cuando tienen hijos, pero para muchos consumidores ni siquiera eso basta para romper el ciclo de abuso de sustancias.

A menudo es difícil para las personas que no han sido adictas, o no conocen a ningún adicto, comprender lo poderosa que puede ser la motivación por una droga. Quizá la mejor analogía sea estar enamorado. Cuando la gente se enamora, este estado suele dominar sus vidas excluyendo cualquier otra consideración. Harán todo lo posible por estar cerca de la persona de la que están enamorados, experimentarán abstinencia cuando se separen y sentirán un intenso placer cuando se vuelvan a reunir. Puede incluso que los mecanismos cerebrales del amor y la adicción compartan un proceso común; a nivel químico, las endorfinas son los neurotransmisores más probablemente implicados.

La forma exacta que adopta la adicción depende de la sustancia de que se trate y del contexto social. Lo que consideramos comportamientos clásicos de búsqueda de drogas se basa en gran medida en las personas adictas a la heroína y al crack: cometen delitos o se prostituyen para comprar drogas, roban a familiares y amigos, mienten sobre el consumo de drogas, descuidan a sus hijos y dedican todo su tiempo a intoxicarse o a buscar drogas. Por supuesto, esto se convierte en un círculo vicioso: a medida que la familia y los amigos dejan de confiar en ellos, pierden su casa y su trabajo, entran y salen de la cárcel, sus hijos pasan a estar bajo tutela, sus vidas se vuelven cada vez más miserables y lo único que puede aliviar su sufrimiento es la droga. Algunos de estos comportamientos negativos son el resultado de que la heroína y el crack sean ilegales y pueden reducirse administrando la droga (o sustitutos farmacológicos) en entornos médicos. Si no tuvieran que robar para financiar sus hábitos, por ejemplo, los heroinómanos y los adictos al crack tendrían menos probabilidades de ver arruinada su vida al ser enviados a prisión. Un gran ejemplo de resultado positivo de un nuevo enfoque es el experimento portugués. En 2001, Portugal despenalizó el consumo personal de todas las drogas. Las personas sorprendidas con opiáceos para uso personal son tratadas en lugar de castigadas. Esto se detalla con más detalle en el capítulo siguiente (página 199), pero, desde 2001, la delincuencia y las muertes por adicción a la heroína en Portugal han disminuido en dos tercios. En el Reino Unido, que sigue manteniendo la prohibición más estricta de los opiáceos, ha ocurrido exactamente lo contrario: los índices de delincuencia y mortalidad siguen aumentando.

Por otra parte, los efectos de la adicción al tabaco son bastante diferentes a los de la adicción al crack o a la heroína. Dado que el tabaco se puede conseguir libremente y que cada calada es relativamente barata, no vemos a los «adictos al tabaco» cometer delitos para alimentar su hábito, y dado que su efecto de intoxicación es muy leve, rara vez altera la capacidad de las personas para continuar con su vida normal. Sin embargo, nos encontramos con personas que hacen repetidos e infructuosos intentos de dejar de fumar, que experimentan irresistibles ansias de consumir la droga aunque lleven meses o años sin consumirla y que siguen fumando aunque esto tenga graves consecuencias para su salud, como problemas pulmonares o cardiopatías.

¿EXISTE UNA «PERSONALIDAD ADICTIVA»?

La mayoría de la gente consume algún tipo de droga, practica sexo y ejercicio, y todo el mundo come y hace la compra. Sin embargo, una pequeña minoría puede convertirse en adicta a estas actividades, ya que su necesidad de realizarlas se impone a cualquier otra motivación en su vida. Existen diversos factores biológicos personales que predisponen a una persona a la adicción. Algunos son específicos de determinadas sustancias y otros son comunes a todas las adicciones comportamentales.

Conocemos una serie de rasgos que hacen a las personas vulnerables a determinadas drogas. El alcoholismo, por ejemplo, tiene un componente genético. Así, un estudio realizado en Dinamarca[21] ha demostrado que los hijos de padres alcohólicos tienen un riesgo elevado de desarrollar alcoholismo tanto si conviven con sus padres biológicos como si son adoptados por no bebedores. Con casi total seguridad también hay elementos hereditarios en las adicciones a otras drogas. Nuestros genes pueden determinar la rapidez con la que metabolizamos las drogas; esto es importante en la adicción, porque, cuanto más rápido procesemos una droga, más grave será nuestra experiencia de la abstinencia. La enzima que elimina la nicotina del cuerpo tiene dos versiones,[22] una que da lugar a un metabolismo alto y la otra a un metabolismo bajo; en estudios sobre el síndrome de abstinencia en fumadores, cuanto más rápido sale la nicotina del cuerpo más probable es que la persona recaiga cuando intente dejarlo, porque tiene un síndrome de abstinencia peor.

Existen variaciones en los receptores de endorfinas y GABA que pueden hacer que las personas sean más o menos sensibles a determinadas drogas. Ser más sensible puede hacerte más vulnerable a la adicción, porque la droga tendrá un efecto más potente. Por el contrario, los hijos varones de alcohólicos varones tienen alteraciones en los receptores GABA que les hacen menos sensibles al alcohol,[23] por lo que, aunque sea la primera vez que lo prueben, son capaces de consumir más que sus amigos. Como es obvio, esta insensibilidad les impulsa a beber más y, por tanto, se vuelven dependientes más rápidamente. El número de receptores también influye. Tener un número bajo de receptores de dopamina, por ejemplo, se asocia con el alcoholismo y el consumo de cocaína. Un nivel elevado de receptores opioides en el cerebro también predice el consumo de drogas y el deseo de consumir opioides,[24] y posiblemente también alcohol.

Otros rasgos que pueden afectar a la vulnerabilidad a la adicción están relacionados con el entorno y el sexo:

- La conducta de la madre durante el embarazo: si la madre consume drogas durante el embarazo,[25] sus hijos pueden tener más probabilidades de convertirse en adictos a esas mismas drogas en etapas posteriores de su vida.
- Los efectos ambientales, como los traumas y las privaciones, predicen en gran medida el consumo de opioides, especialmente si se experimentan en los primeros años de vida.
- Aunque la mayoría de los adictos son varones, las drogas suelen tener más efecto en las mujeres porque estas son más pequeñas y tienen una mayor proporción de grasa corporal (y la grasa no absorbe la mayoría de las drogas). Además, el ciclo menstrual produce hormonas (neuroesteroides) que actúan en el cerebro e influyen sobre los efectos del alcohol y otras drogas.

Además de las características mencionadas que hacen a las personas propensas a abusar de drogas específicas, existen rasgos generales que hacen a las personas más vulnerables a todo tipo de conductas adictivas y compulsivas. Entre ellos se incluyen:

- Impulsividad. La tendencia a actuar sin pensar en las consecuencias a largo plazo puede aumentar las probabilidades de consumir drogas y caer en la adicción. Por otro lado, los estimulantes ayudan a las personas a ser menos impulsivas, por esta razón funcionan en el trastorno por déficit de atención con hiperactividad. Esto significa que algunas personas consumen estimulantes como automedicación para paliar su impulsividad.

- Compulsividad. Las personas obsesivo-compulsivas tienen menos probabilidades de empezar a consumir drogas, pues su preocupación por los efectos negativos es mayor, pero también tienen más dificultades para dejarlas cuando empiezan a consumir. El consumo de drogas se convierte en un comportamiento compulsivo.
- Ansiedad, depresión y estrés. Muchas personas consumen drogas para aliviar estos sentimientos (que también están asociados a un bajo estatus social, traumas y privaciones).
- Consumo en la adolescencia. La adolescencia es una etapa en la que somos especialmente vulnerables a la formación de hábitos, por lo que empezar de jóvenes puede hacernos más propensos a convertirnos en adictos.
- El género. Los hombres tienen una tendencia mayor a buscar nuevas sensaciones. Además, hay una serie de factores sociales relacionados con la pérdida de control que hacen que los hombres sean más propensos a convertirse en adictos que las mujeres.

Factores de protección: por qué algunas personas no se vuelven adictas a las drogas

Hay muchas razones por las que las personas pueden ser *menos* propensas a los comportamientos adictivos. Los factores clave que parecen proteger a las personas del abuso de drogas incluyen:

- Preocupación por la salud. El miedo a las consecuencias negativas de las drogas (que pueden ser o no proporcionales al riesgo real) puede proteger contra la adicción.
- Controles periódicos. Las personas que practican mucho deporte o están en el ejército, donde los controles de drogas son habituales, suelen estar más motivadas por su deseo de continuar con su trabajo o afición que por su deseo de drogarse.
- Malas experiencias, sobre todo las iniciales. Las drogas son intrínsecamente imprevisibles, y a algunas personas no les sientan bien. Las primeras experiencias negativas tienden a impedir que la gente repita. Una variante genética que protege contra el tabaquismo parece hacer que la nicotina sea más desagradable cuando se consume

por primera vez. El alcohol también es desagradable la primera vez que se consume, por este motivo, las empresas de bebidas alcohólicas ahora comercializan licores de sabores dulces (*alcopops*).[26]

- Falta de placer al consumirlas. Las personas con muchos receptores de dopamina experimentan menos placer con la cocaína que las que tienen menos receptores, y algunas variantes genéticas pueden hacer que algunas drogas dejen de ser placenteras. Por ejemplo, una variante genética de la enzima ALDH2 presente en la etnia han impide la descomposición del acetaldehído y, por tanto, hace que el alcohol sea desagradable (la llamada «reacción china de rubor»).

- Estado de ánimo equilibrado. Del mismo modo que ser propenso a la depresión y la ansiedad aumenta las probabilidades de abusar de las drogas, tener un estado de ánimo equilibrado protege.

- Compromiso de abstinencia. Las declaraciones públicas de abstinencia por formar parte de un grupo religioso o social («tomar la promesa») puede generar fuertes motivaciones sociales que mantienen a la persona alejada de las drogas.

Es importante distinguir entre consumir drogas y ser vulnerable a la adicción, puesto que algunas personas que no toman ningún tipo de droga pueden ser susceptibles de volverse adictas si llegaran a consumirlas.

Conclusión

Los seres humanos, al igual que otros mamíferos, somos buscadores naturales de placer, y el placer es una parte esencial de nuestra forma de aprender. Por tanto, la búsqueda del placer es normal y natural, y suele conllevar escasos riesgos. Sin embargo, una minoría de personas desarrolla adicciones comportamentales a las experiencias placenteras, y estas adicciones pueden traducirse en vidas profundamente miserables. La dependencia de las drogas se encuentra entre las adicciones conductuales más comunes porque los efectos de estas sustancias suelen ser mucho mayores que los efectos de los neurotransmisores naturales liberados por otras actividades. Algunas personas, sin embargo, pueden experimentar subidones extremos en actividades como el juego o la comida, y pueden acabar practicando una actividad de manera compulsiva aunque sea perjudicial tanto para ellas como para su entorno.

Las adicciones a las drogas (a diferencia de otras actividades) tienen algunas características distintivas, como los síntomas físicos de abstinencia, que pueden hacer que los consumidores vuelvan a consumir la droga aunque ya no la perciban como placentera. Dado que las distintas drogas actúan sobre diferentes conjuntos de neurotransmisores de forma muy eficaz, pueden resultar atractivas para personas con determinados tipos de química cerebral. (Por ejemplo, parte del componente genético del alcoholismo parece ser una tendencia a tener menos receptores GABA en el cerebro, de modo que el alcohol alivia el estado de ansiedad casi constante de la persona). Estas personas pueden descubrir que les cuesta controlar el consumo de una droga concreta, pero que no se sienten atraídas por otras formas de comportamiento compulsivo. Cada vez hay más pruebas de que las alteraciones en las endorfinas y sus receptores son un factor de riesgo para la adicción a la heroína, el alcohol y la cocaína.

Otras personas se enganchan sucesivamente a distintas actividades (consumo de drogas u otros comportamientos). A menudo se «curan» de una adicción simplemente sustituyéndola por otra. Por ejemplo, los consumidores de drogas suelen sustituir esa actividad por comer en exceso o hacer ejercicio, y muchos jóvenes heroinómanos se pasan al alcohol a los treinta años. Quizá esto sea lo más parecido a lo que entendemos por una «personalidad adictiva», cuyos rasgos típicos son la compulsividad, la privación temprana, la experiencia de traumas y el bajo número de receptores de dopamina. En general, sin embargo, probablemente sea más preciso hablar de «personalidades vulnerables»: una serie de factores ambientales y genéticos que hacen a las personas más susceptibles a las adicciones.

Todo esto es importante porque minimizar los daños causados por las drogas pasa necesariamente por evitar y tratar la adicción. En el próximo capítulo veremos si la adicción puede curarse y cuáles son los tratamientos más comunes y eficaces en la actualidad. Como ocurre con cualquier otro problema de salud pública, la identificación de los factores de riesgo es una parte esencial de la reducción de daños, ya que ayuda a las personas a tomar decisiones informadas sobre lo que deciden hacer. Para desentrañar los complejos factores que impulsan la adicción y ayudar a las personas a mantener el control de su propio comportamiento es necesario mejorar nuestra comprensión de estos factores de riesgo.

En los últimos treinta años hemos desarrollado nuevas técnicas («neuroimagen»)[27] que nos permiten tomar imágenes del cerebro en acción. Estas técnicas han mejorado enormemente nuestra comprensión de la composición y el funcionamiento del cerebro. Sin embargo, la interpretación de las imágenes suele ser difícil, en parte porque hay mucha variación entre individuos, y en parte porque los consumidores de drogas rara vez consumen una sola droga (lo que hace difícil asociar una actividad cerebral concreta con una droga específica). Por el momento, las imágenes solo pueden mostrarnos correlaciones y dicen poco sobre la causalidad.

Existen dos tipos principales de técnicas de imagen. La primera es la tomografía por emisión de positrones (PET). Podemos utilizar un isótopo radiactivo como «trazador» uniéndolo a una sustancia (como la glucosa o un fármaco) que sabemos que se comporta de determinada manera en el cerebro. Cuando se inyectan en el torrente sanguíneo, las moléculas de glucosa o fármaco se transportan al cerebro. El isótopo tiene una semivida muy corta (es decir, decae rápidamente). Cuando un átomo del isótopo se desintegra, emite un positrón, que es lo mismo que un electrón pero de carga opuesta. Cuando el positrón emitido colisiona con un electrón, ambos se aniquilan y emiten energía. Como hay muchos electrones libres en el cuerpo, la colisión suele producirse a menos de 1 mm del isótopo en descomposición, es decir, muy cerca de donde se acumuló la sustancia inyectada en el cerebro. Por lo tanto, si podemos determinar con precisión dónde se produjo la colisión, podremos ver dónde se encontraba la sustancia dentro del cerebro. La energía emitida por la colisión se ve como dos rayos gamma que irradian a 180 grados uno del otro, y que pueden ser detectados a cierta distancia fuera de la cabeza por la cámara PET (que en realidad es un «contador de centelleo»). Las muestras se toman durante un periodo aproximado de una hora; la información sobre la energía de los rayos gamma y el lugar de la cámara en el que se han detectado se procesa después por ordenador para producir una imagen denominada escáner PET (por ejemplo, la Figura 9.8, página 182). He aquí un ejemplo de cómo se utiliza la PET: sabemos que la sustancia química flumazenil se une a los receptores GABA, por lo que realizando una PET a alguien a quien se le ha inyectado un trazador de flumazenil podemos identificar dónde se encuentran los receptores GABA y cuántos hay en una zona determinada.

La segunda técnica es la resonancia magnética (RM). No utiliza material radiactivo, sino que se basa en el hecho de que el cuerpo está compuesto principalmente de agua. Cuando el cuerpo se coloca en un campo magnético intenso con un gradiente constante, los iones de hidrógeno del agua se alinean a lo largo de las líneas de fuerza magnética, como las limaduras de hierro alrededor de un imán. Si luego aplicamos un pulso de energía en forma de una ráfaga muy corta de ondas de radio a una frecuencia determinada, los iones de hidrógeno se desvían de su alineación preferida. Cuando termina el pulso de ondas de radio, los átomos vuelven gradualmente («se relajan») a su posición original, emitiendo energía de nuevo en forma de ondas de radio de frecuencias diferentes. Estas señales de radio pueden detectarse y la información se convierte en imágenes espaciales. Los distintos tejidos se relajan a ritmos diferentes, lo que permite una delimitación muy precisa entre las distintas partes de la anatomía que componen la imagen.

La resonancia magnética funcional (IRMf) es una técnica perfeccionada de la IRM y se basa en el hecho de que la sangre es un fluido magnético (debido al hierro de la hemoglobina). El aumento del metabolismo viene indicado por el aumento del riego sanguíneo y viceversa, de modo que las partes del cerebro que están funcionando «se iluminan» en la imagen, lo que nos permite ver qué partes del cerebro reaccionan a diferentes estímulos. La RMf también puede utilizarse para explorar las partes del cerebro implicadas en experiencias generadas internamente, como estados de ánimo, pensamientos y recuerdos, incluidos los de la adicción, como el ansia.

Las técnicas de neuroimagen han desempeñado un papel fundamental en el desarrollo de nuestra comprensión de la adicción. Nos han permitido confirmar el papel de la dopamina en muchas adicciones, aunque a la inversa también han revelado que la adicción a los opiáceos puede no implicar realmente a la dopamina en absoluto. Hemos podido estudiar las partes del cerebro implicadas en el ansia de consumir drogas, dándoles pistas (como recuerdos auditivos personalizados del consumo de drogas) y observando la actividad cerebral. Por ejemplo, la Figura 9.8 muestra la distribución de los receptores GABA-A en el cerebro, que es donde el alcohol produce su efecto.

Sin embargo, algunas drogas son difíciles de estudiar con neuroimagen, porque no disponemos de trazadores fiables; por ejemplo, aún no hemos encontrado *buenos* trazadores de glutamato.

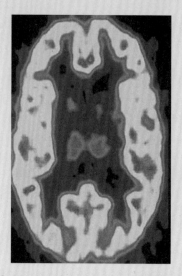

Figura 9.8. Distribución en el cerebro de los receptores GABA-A, sobre los que actúa el alcohol.

En la actualidad, la neuroimagen se utiliza principalmente solo en investigación, para mejorar nuestra comprensión de los mecanismos cerebrales, evaluar los tratamientos de la adicción y descubrir las razones de las recaídas. Es posible que en el futuro se intente utilizar la neuroimagen con fines jurídicos, quizá para establecer la responsabilidad disminuida sobre la base de la formación biológica del cerebro de un acusado. Por ahora, las técnicas de imagen solo muestran correlaciones entre algún aspecto del comportamiento de una persona y la actividad de determinadas partes del cerebro; la imagen dice poco sobre las *causas* de determinados comportamientos. Creo que es poco probable que lleguemos nunca a ese nivel de sofisticación y comprensión a partir de imágenes instantáneas como las que obtenemos actualmente, pero es importante que estemos preparados para las implicaciones legales y éticas si lo hacemos.

CAPÍTULO 10
¿SE PUEDE CURAR LA ADICCIÓN?

En el capítulo anterior se abordó el concepto de adicción y se examinaron los factores de riesgo que hacen que algunas personas tengan una «personalidad adictiva». En este capítulo se examina el tratamiento de la adicción, incluidos los tratamientos psicológicos, como la terapia cognitivo-conductual (TCC), y los sustitutos farmacológicos, como la metadona. También se examinan las formas de evaluar el éxito de estas terapias y si la adicción puede prevenirse o «curarse».

Estudio de caso 1. La cantante Amy Winehouse: alcohol y heroína

Al igual que Pete Doherty, la cantante Amy Winehouse compaginó una exitosa carrera musical con una adicción crónica a varias drogas hasta su muerte en julio de 2011. Su exmarido la introdujo en el mundo de la heroína y el crack[1] y se sabe que sufrió al menos una sobredosis de heroína, crack, éxtasis, ketamina y alcohol.[2] Sin embargo, a pesar de la atención mediática prestada a su consumo de drogas ilegales, su mayor lucha fue contra el alcoholismo, y esta es la adicción que acabó matándola. Fue la única droga que se encontró en su organismo cuando murió, junto con restos de Librium, que se utiliza habitualmente para ayudar a los alcohólicos a superar el síndrome de abstinencia; su padre afirma que sufrió convulsiones mientras intentaba dejar de beber poco antes de morir, y es bien sabido que estas pueden ser mortales.[3] Su muerte se produjo tras un periodo de abstinencia alcohólica. Parece probable que durante ese periodo perdiera la tolerancia al alcohol, lo que significa que murió por una dosis que no habría sido letal cuando bebía regularmente. Este efecto de aumento del riesgo cuando se está en abstinencia es más común con el consumo de opioides, pero se aplica a muchas otras drogas para las que se desarrolla tolerancia.

Estudio de caso 2. El cantante de rock Pete Doherty: heroína y crack

Pete Doherty, excantante de los Libertines y de Babyshambles, lleva más de una década librando una batalla muy pública contra la adicción a la heroína y el crack.[4] A pesar de las graves consecuencias de su adicción y de saber que probablemente acabará con su vida, no parece encontrar un tratamiento eficaz. Ha estado en prisión por robar a un antiguo compañero de banda, por conducir bajo los efectos del alcohol y por posesión de diversas drogas (sobre todo heroína). Debido al gran interés de los medios de comunicación por su consumo de drogas, sus repetidos ingresos en clínicas de rehabilitación y sus frecuentes recaídas han tenido mucha repercusión. En la comparecencia de Doherty ante el tribunal en 2011, su abogado afirmó: «No siente ningún placer por su adicción. Según él mismo dijo, es algo que no desearía ni a su peor enemigo. Es plenamente consciente de la naturaleza agonizante de la adicción».[5]

Estudio de caso 3. Tony Adams, futbolista inglés: alcohol

A principios de la década de los noventa, Tony Adams era uno de los mejores futbolistas del Reino Unido.[6] Su carrera iba viento en popa y llegó a ser capitán de la selección inglesa. Fuera de los terrenos de juego, luchaba contra una grave adicción al alcohol, que le llevó a la cárcel por conducir bajo los efectos del alcohol, rompió su matrimonio y acabó retirándole del fútbol. Tocó fondo tras una borrachera de siete semanas después de la Eurocopa de 1996, y finalmente buscó ayuda. Atribuye a Alcohólicos Anónimos el haberle ayudado a mantenerse alejado de la bebida, y ahora lleva casi veinte años «seco». Para aprender a sentir placer con otras actividades empezó a educarse, a tocar el piano y a interesarse por las artes. Ha hablado públicamente de su alcoholismo, principalmente en su autobiografía *Addicted*, y ha creado una clínica de rehabilitación para deportistas con problemas de abuso de sustancias.

Estudio de caso 4. El actor Philip Seymour Hoffman: opiáceos

En 2014, una sobredosis accidental de heroína acabó con la vida de Philip Seymour Hoffman, uno de los mejores actores de su generación. Su muerte supuso una gran conmoción para mucha gente, entre la que me incluyo.

Tenía antecedentes de abuso de opiáceos y alcohol a los veinte años.[7] Llevaba limpio más de veintitrés años antes de su recaída y muerte. Esta triste historia subraya la opinión comúnmente expresada por muchos adictos de que «una vez adicto, siempre adicto». Esto no debe tomarse como una predicción fatalista que no implica ninguna esperanza, sino como una realidad. Es poco probable que los factores (biológicos, psicológicos o sociales) que predisponen a una persona a la adicción desaparezcan incluso después de dos décadas de abstinencia. Además, es probable que el consumo de drogas poderosamente placenteras y adictivas haya hecho que el cerebro y la mente de la persona adicta aumente sus probabilidades de volver a consumir.[8]

TRATAMIENTOS PSICOLÓGICOS

Los tratamientos psicológicos pretenden ayudar a las personas a entender cómo y por qué empezó su adicción y a utilizar esa comprensión para evitar recaídas o reducir daños. Probablemente, el tratamiento psicológico más conocido sea el programa de los doce pasos, que comenzó con Alcohólicos Anónimos pero ahora contempla todas las adicciones desde la metanfetamina hasta la «dependencia emocional». El programa ayuda a las personas a lograr la abstinencia a través de un proceso muy estructurado para reconstruir sus vidas, incluida la reparación de los daños causados por la adicción. Alcohólicos Anónimos fue fundado por cristianos y, aunque los grupos de doce pasos no son oficialmente organizaciones cristianas, sí utilizan terminología religiosa, refiriéndose a un «poder superior» que puede ayudar a quienes se sienten incapaces de resistir las ansias de consumir.

Haya o no algo sobrenatural, este enfoque es claramente útil para algunas personas. (En términos más generales, ser religioso protege contra la adicción).

También hay filiales de muchos grupos «anónimos» para amigos y familiares de adictos, y pasar juntos por el proceso puede ayudar a toda la familia a restablecer el contacto y recuperar la confianza. El programa considera la adicción como una enfermedad que dura toda la vida, pero a la que es posible resistir mediante el apoyo social y la fuerza de voluntad. Sin embargo, el hecho de que el programa se centre en la abstinencia puede alejar a quienes no pueden evitar las recaídas y devolverlos al caos si no consiguen mantenerse «limpios».

Un tratamiento psicológico diferente es la TCC, que identifica los desencadenantes internos, mentales, sociales y ambientales que llevan al consumo de drogas, y desarrolla estrategias de afrontamiento para evitar los desencadenantes que conducen a la recaída. Algunas de las habilidades aprendidas son prácticas (por ejemplo, evitar determinados lugares y situaciones); otras son internas (como controlar los impulsos intentando recordar los efectos negativos de la droga), y otras son interpersonales (como aprender a rechazar de forma contundente las ofertas de droga o alcohol). El adicto aprende a planificar cómo manejar situaciones estresantes y emergencias, y la posibilidad de «fracasar» se incorpora al plan de recuperación. Al prepararse psicológicamente para los retos a los que inevitablemente se enfrentará el adicto, se espera que establezca mejores mecanismos de afrontamiento que confiando únicamente en la fuerza de voluntad.

Otros tratamientos psicológicos habituales son la terapia individual, de pareja o familiar, en la que se pueden analizar y abordar las causas ambientales de la adicción. Si el entorno no cambia, es poco probable que el tratamiento funcione: si alguien bebe para hacer frente a una pareja o un familiar violento, es poco probable que deje de hacerlo mientras siga en esa situación de maltrato. Se fomentan las fuentes alternativas de diversión, como practicar un deporte o cuidar de una mascota. Ayudar a otras personas con problemas de adicción también es una forma popular de mantenerse alejado del alcohol o las drogas.

Cuando las personas tienen múltiples problemas complejos como este, el apoyo práctico es una parte esencial del tratamiento. Para la mayoría de los «consumidores problemáticos de drogas», la lucha contra la adicción no es más que una dificultad más en su vida, pues suelen cargar también con problemas de salud mental y física, pobreza extrema y falta de vivienda, aislamiento social y entradas y salidas de la cárcel. Muchos habrán tenido padres con problemas similares y habrán pasado una infancia de privación extrema o se habrán criado en centros de acogida. Muchos centros de tratamiento de adicciones ponen a las personas en contacto con servicios que pueden ayudarlas en cuestiones prácticas, por ejemplo, centros de acogida para mujeres o asistencia especializada en la búsqueda de empleo para facilitarles el abandono del comercio sexual. (Una de las razones por las que los opioides y el crack son tan utilizados por las prostitutas es que estas drogas eliminan el asco que produce el sexo con extraños. Si una adicta deja de consumir drogas pero no tiene otro medio de vida, puede resultarle insoportable).

En la caótica vida de muchos adictos, el tratamiento psicológico puede no ser eficaz hasta que su consumo de drogas se haya vuelto más regular y estable. Además, es muy difícil ofrecer terapia a una persona drogada o en síndrome de abstinencia, porque está demasiado agitada y angustiada. Mantener citas semanales con un terapeuta puede ser casi imposible para alguien que tiene una vida desestructurada y sin horarios. Los sustitutos farmacológicos, como la metadona o la buprenorfina para la heroína, desempeñan un papel importante en la estabilización de las personas hasta que puedan alcanzar un estado en el que el tratamiento psicológico resulte eficaz.

SUSTITUTOS FARMACOLÓGICOS

Todas las adicciones comportamentales secuestran nuestros sistemas de motivación y recompensa, lo que conduce a un comportamiento repetitivo incluso cuando los daños que causa son obvios. Pero las drogas tienen un mecanismo adicional que impulsa a la gente a consumirlas repetidamente: el desarrollo de la dependencia física y el síndrome de abstinencia. En el capítulo anterior expusimos la teoría de Jim Orford según la cual las drogodependencias comienzan con la búsqueda del placer, pero con el tiempo se convierten en un círculo vicioso en el que se intenta evitar el síndrome de abstinencia. Los sustitutos farmacológicos son sustancias menos nocivas que se dirigen a los mismos receptores que la droga de la que se abusa, proporcionando un mecanismo para romper este ciclo (Figura 10.1) y facilitando al paciente el abandono de la droga cuando esté preparado.

Hay dos tipos de sustitutos:

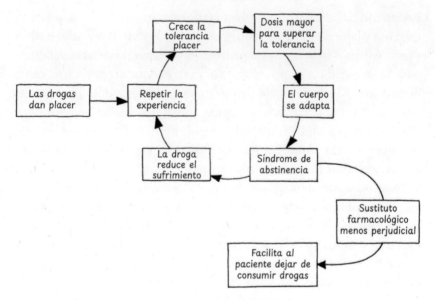

Figura 10.1. Los sustitutos farmacológicos pueden ayudar a romper el ciclo de abstinencia.

- Agonistas completos. Un agonista sustitutivo es una sustancia química que se adapta a los receptores del cerebro con la misma precisión que la propia droga de abuso, pero de manera menos nociva (ya sea porque produce un «subidón» menor pero de acción más prolongada o porque la vía de consumo es más segura). Los chicles y parches de nicotina, así como la metadona, funcionan de este modo.
- Agonistas parciales. Se adaptan a los receptores cerebrales lo suficientemente bien como para evitar el síndrome de abstinencia, pero sin producir tanto subidón. Mientras que el agonista completo del chicle de nicotina produce el mismo subidón que un cigarrillo, el agonista parcial de la vareniclina (Champix/Chantix) detiene el síndrome de abstinencia e imita un nivel bajo de consumo de tabaco para que la persona sienta que ha fumado lo suficiente. Esto hace que sea un tipo de sustituto más fácil de dejar de consumir que un agonista completo, que inevitablemente va a ser tan adictivo como la propia droga. La buprenorfina es un agonista parcial de la heroína, y más adelante en este capítulo trataremos en detalle su uso.

OTROS TRATAMIENTOS FARMACOLÓGICOS

Existen otro tipo de fármacos que pueden utilizarse para tratar la adicción:

- Antagonistas. Bloquean por completo los efectos de la droga, de modo que la tentación de consumirla es mucho menor. Por ejemplo, el rimonabant bloquea los receptores del cannabis, haciéndolo inefi-caz. La naltrexona detiene el efecto de la heroína y puede utilizarse para prevenir la adicción a los opiáceos si se toma con regularidad. (Para algunas personas con adicción a los opiáceos, tomar naltrexo-na puede ser una condición para seguir trabajando. Por ejemplo, exigir a los médicos y farmacéuticos adictos que tomen naltrexona reduce el riesgo de que se apropien indebidamente de fármacos en su lugar de trabajo). Un nuevo tipo de antagonista es la vacuna, de la que hablaremos en el capítulo 19.
- Pseudoantagonistas. Mientras que los antagonistas solo bloquean los efectos positivos de las drogas, los pseudoantagonistas en reali-dad producen efectos negativos. Por ejemplo, el Antabuse imita la reacción oriental de enrojecimiento ante el alcohol, bloqueando la capacidad de la persona para descomponer el acetaldehído en que se convierte el alcohol. Cuando las personas beben después de to-mar Antabuse, se sienten bastante mal y, por tanto, dejan de beber. A medida que conozcamos mejor los factores biológicos que prote-gen contra la adicción, podremos desarrollar más tratamientos de este tipo.
- Agentes modificadores de la enfermedad. Se trata de fármacos que pueden detener aspectos de la adicción que conducen a la recaída. Un buen ejemplo es el acamprosato (Campral), que reduce el ansia condicionada de alcohol. Algunos antagonistas opiáceos, como el nalmefeno y la naltrexona,[9] se utilizan actualmente para reducir los efectos de la bebida, de modo que disminuyen los atracones. Mi grupo de investigación está estudiando la posibilidad de desarrollar fármacos que reduzcan las recaídas inducidas por el estrés.[10] Esta-mos probando uno llamado apipretant (un antagonista del neuro-transmisor de la sustancia P) en la adicción a los opioides.

El desarrollo de los sustitutos de la heroína (metadona y buprenorfi-na) ilustra cómo los sustitutos pueden reducir el daño causado por la drogadicción. En las siguientes secciones examinaremos cómo actúa la heroína en el organismo, cómo actúan sus sustitutos y por qué pueden ser eficaces como tratamientos.

LA HEROÍNA Y SUS EFECTOS

La heroína actúa sobre nuestros receptores de endorfinas con más eficacia que casi cualquier otra droga, lo que la convierte en uno de los analgésicos más potentes que conocemos. La mayor parte de la oferta mundial se produce en Afganistán y el sudeste asiático; un pequeño número de empresas autorizadas producen heroína de uso médico, pero el resto llega a las calles en forma de un sólido marrón que puede fumarse o «cocinarse» hasta convertirlo en líquido con simples utensilios domésticos e inyectarse en venas, músculos o piel.

La heroína se sintetizó por primera vez en 1874 y recibió el nombre de heroína por sus «heroicos» efectos subjetivos. Al principio se comercializó como medicamento para la tos y como alternativa no adictiva a la morfina, pero pronto se descubrió que creaba aún más hábito. Sus principales efectos son una sensación de bienestar onírico, desapego y despreocupación por los problemas de la vida, además de ausencia de dolor físico. Como medicina se utiliza para aliviar el dolor extremo y tratar la insuficiencia cardíaca aguda.

La droga en sí causa pocos daños físicos al organismo, aparte del estreñimiento crónico. Sin embargo, causa graves daños indirectos:

- El índice de sobredosis es elevado entre los consumidores de heroína: es difícil calcular la dosis correcta debido a la combinación de su bajo índice de seguridad y al hecho de que la oferta callejera es de distintas concentraciones.
- La heroína deprime la respiración, y muchos heroinómanos toman al mismo tiempo benzodiacepinas o alcohol, que deprimen aún más la respiración. Esto puede provocar la muerte por falta de oxígeno.
- Quienes se inyectan corren el riesgo de contraer el VIH y la hepatitis C a través de agujas contaminadas; de inyectarse accidentalmente esporas letales de bacterias como el ántrax y el clostridium; y de sufrir otros problemas de salud, como infecciones cutáneas y daños en las venas.
- Se suprimen las sensaciones de dolor, de modo que pueden pasar desapercibidos los problemas bucodentales o no percibir el efecto

de las temperaturas extremas, lo que a su vez puede provocar enfermedades.

- Muchos adictos también padecen una mala salud general debido al consumo excesivo de tabaco y alcohol y a una dieta inadecuada.

Los costes sociales de estos problemas médicos, las vidas familiares alteradas y los delitos cometidos por los adictos para alimentar sus hábitos son extremadamente altos.

¿POR QUÉ LA GENTE CONSUME HEROÍNA Y POR QUÉ NO PUEDE DEJAR DE HACERLO?

Muchas personas empiezan a consumir heroína para hacer frente al dolor físico o psicológico: pueden vivir en circunstancias muy desfavorables o haber sufrido traumas como abusos infantiles o maltrato. Aunque el consumo de heroína comience como una búsqueda de placer, el síndrome de abstinencia es tan grave que, una vez creado el hábito, puede resultar casi imposible romper el ciclo. Esto se ve agravado por el hecho de que la heroína entra y sale del cerebro con gran rapidez, lo que hace que los consumidores habituales estén constantemente colocados o con síndrome de abstinencia (Figura 10.2).

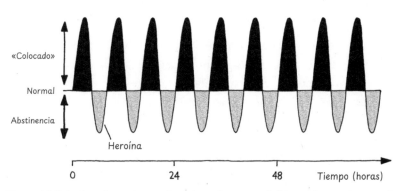

Figura 10.2. La heroína entra y sale del cerebro muy rápidamente, por lo que el síndrome de abstinencia sigue inmediatamente al rápido subidón.

El síndrome de abstinencia, aunque no pone en peligro la vida, es extremadamente desagradable y angustioso, porque el cuerpo experimenta los efectos opuestos de la droga. Mientras que la heroína provoca una profunda relajación, el síndrome de abstinencia produce calambres musculares y temblores, origen de un síntoma conocido como «piernas inquietas» (de ahí viene la expresión «patear al hábito»). El estreñimiento se sustituye por diarrea, la tensión arterial baja por un pulso acelerado, la somnolencia por insomnio, y una sensación general de bienestar y comodidad por fiebre y escalofríos, piel de gallina e irritabilidad. Esto dura entre una semana y diez días, y si un adicto intenta desintoxicarse sin ayuda cuando todavía tiene acceso a la heroína, le resultará casi imposible dejar de tomarla para poner fin a la pesadilla del síndrome de abstinencia.

Si los adictos no saben de dónde sacar su próxima dosis —por ejemplo, si no tienen dinero para comprarla—, pueden llegar a sentirse muy angustiados y posiblemente se vuelvan peligrosos. Al principio del síndrome de abstinencia, la preocupación por las consecuencias negativas de sus actos suele verse superada por la necesidad desesperada de conseguir la droga. La búsqueda de dinero puede llevarlos a cometer delitos adquisitivos, como robar en tiendas o a amigos y familiares. Esto, a su vez, provoca problemas con la policía, tiempo en prisión y la erosión de la confianza y el apoyo de su entorno.

La desintoxicación física es solo el principio de la lucha por dejar la heroína. Las ansias psicológicas pueden verse exacerbadas por la incapacidad de sentir placer con cualquier otra cosa, y esto puede durar meses o años. Si el consumo de heroína fue una respuesta a un trauma, tener que revivir la experiencia sin la red de seguridad de la droga puede ser insoportable. La privación material y el aislamiento social sin duda se habrán deteriorado desde que comenzó el hábito, y los adictos pueden tener pocas opciones económicas fuera de la delincuencia y la prostitución (especialmente si tienen antecedentes penales por tráfico, posesión o robo). Muchos heroinómanos afirman que la droga hace tiempo que dejó de proporcionarles placer y son plenamente conscientes de que empeora el caos de sus vidas. Pero, por muy desgraciados que se sientan cuando la consumen, aún lo son más sin ella.

USO DE LA HEROÍNA PARA TRATAR A LOS HEROINÓMANOS

Hasta los años sesenta, el «modelo británico» de gestión de la adicción a la heroína consistía en que los adictos se inscribieran en un registro médico y se les recetara la propia heroína. A veces se sigue considerando el mejor enfoque, y en los últimos años ha resurgido en Suiza y los Países Bajos. Los consumidores reciben heroína de alta calidad y se la inyectan con agujas limpias bajo supervisión médica. Hay indicios de que la medicalización de la experiencia ha apagado el «glamour de estrella del rock» de la droga y ha contribuido a reducir su atractivo entre los jóvenes.

La ventaja crucial de recetar heroína es que es lo que el adicto realmente quiere tomar, por lo que no venderá su suministro para comprar drogas callejeras y estará muy motivado para continuar el tratamiento. Además, ya no necesita robar para financiar su hábito, corre mucho menos riesgo de sobredosis y no será detenido por posesión, pero es poco probable que otros aspectos de su caótico estilo de vida mejoren. Sus principales desventajas son que los consumidores seguirán inyectándose y que los efectos de la heroína son tan fugaces que seguirán pasando gran parte de su tiempo colocados o esperando su próxima dosis.

VENTAJAS Y DESVENTAJAS DEL TRATAMIENTO CON METADONA

En la década de los cincuenta, se desarrolló un nuevo opioide llamado metadona, específicamente como sustituto de la heroína. Se trata de un agonista completo que estimula los receptores de endorfinas con la misma eficacia que la heroína; sin embargo, se descompone mucho más lentamente en el organismo y se toma por vía oral (un método de acción más lenta que la inyección), por lo que crea un subidón menor que la heroína que dura unas 24 horas (Figura 10.3). Durante este tiempo, la metadona hace que cualquier heroína que se tome sea menos eficaz (Figura 10.4), por lo que se reduce la tentación de tomar heroína simultáneamente.

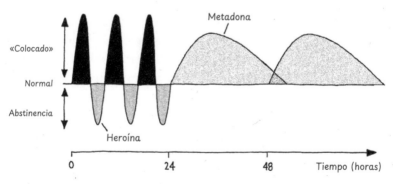

Figura 10.3. La metadona tiene un subidón más bajo y lento que la heroína. El subidón de la metadona dura unas 24 horas.

La metadona suele presentarse en forma de líquido verde que se ingiere bajo supervisión en una clínica o farmacia, aunque a veces se receta inyectable. El adicto ya no tiene que delinquir para financiar su hábito, puede evitar el síndrome de abstinencia con seguridad y visitar la clínica todos los días da cierta estructura a su vida y acceso a otras terapias. El hecho de tener menos altibajos varias veces al día y de pasar menos tiempo buscando drogas facilita la reconstrucción de las relaciones familiares y la organización práctica de la vida. Y todo lo que haga que la gente deje de inyectarse cuatro veces al día reducirá los daños derivados de las infecciones; de hecho, se ha demostrado que la metadona reduce la propagación del sida.[11]

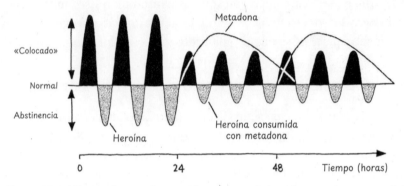

Figura 10.4. Mientras la metadona está en tu organismo, bloquea el consumo de heroína, porque cualquier heroína que tomes tendrá un efecto mucho menor que cuando consumes heroína sola.

La metadona dista mucho de ser perfecta. Aunque es más segura que la heroína de la calle, sigue causando depresión respiratoria, sobre todo si se toma con alcohol, y, si los consumidores toman heroína al mismo tiempo, corren un grave riesgo de sobredosis. Algunas personas consiguen mantener un empleo, pero la mayoría de los consumidores de metadona a largo plazo no pueden trabajar porque la droga les deja algo «colocados», por lo que permanecen relativamente desprovistos y aislados socialmente. Las fórmulas más baratas son muy dulces y pueden provocar la pérdida de dientes, aunque existen variedades sin azúcar. Si se deja metadona en casa, los niños a veces la beben por error pensando que es jarabe y pueden morir. Entre semana estos problemas no ocurren tanto porque la droga se toma en la clínica o en una farmacia bajo supervisión. Sin embargo, el fin de semana el adicto recibe una dosis para dos días, que a menudo se inyecta de forma contraria a la prevista o se vende para comprar heroína. El último inconveniente de la metadona es que su síndrome de abstinencia es muy doloroso y más duradero que el de la heroína.

BUPRENORFINA: ¿UNA SOLUCIÓN MEJOR?

La buprenorfina se desarrolló como analgésico en la década de los noventa como alternativa más segura a la morfina. Pronto se reconoció su potencial como tratamiento de la adicción a la heroína. Se vende con el nombre comercial de Subutex. En la actualidad, aproximadamente una cuarta parte de los heroinómanos con recetas de sustitutos farmacológicos la toman, y es el tratamiento de primera línea en Francia. Como agonista parcial, es menos placentero que la heroína, pero tampoco deprime tanto la respiración, lo que le confiere un coeficiente de seguridad mucho mayor. Se presenta en forma de pastilla que se coloca debajo de la lengua y se disuelve en la saliva (si se ingiere, el hígado la absorbe y no funciona). Aunque no produce un gran subidón, evita el síndrome de abstinencia y para un adicto es mejor que nada. Además, al igual que la metadona, bloquea el consumo de heroína.

La buprenorfina es un ejemplo de cómo una buena investigación científica y la información sobre el comportamiento de los adictos en el mundo real pueden producir mejores tratamientos. La buprenorfina aborda varios problemas específicos creados por la metadona: dura hasta tres días, por lo que no hay necesidad de administrar dosis para llevar, y así es menos probable que se desvíe y se venda en la calle; no es dulce, por lo que, si los niños la encuentran, es poco probable que la tomen por accidente, y, si lo hacen, no los matará. Además, no noquea a la gente como hace la metadona, por lo que es más fácil mantener un trabajo y llevar una vida más o menos normal.

Cuando la buprenorfina apareció por primera vez en el mercado surgió un problema: la gente la disolvía en agua para inyectársela, a menudo mezclada con benzodiacepinas, lo que la hacía muy peligrosa. Esto también socavaba uno de los principales objetivos del tratamiento de mantenimiento, que es reducir los daños asociados a la inyección. Una solución farmacológica inteligente fue añadir el antagonista naloxona, que es inerte si la píldora se toma como se indica, bajo la lengua, pero provoca el síndrome de abstinencia si se inyecta. La combinación de buprenorfina y naloxona se vende con el nombre de Suboxone. El desarrollo de inyecciones o implantes de larga duración ha mejorado aún más la seguridad de la buprenorfina. Pueden funcionar durante un mes o más, lo que permite a los pacientes en tratamiento llevar una vida menos alterada.

En 2015, DrugScience publicó una revisión de análisis de decisión multicriterio (MCDA) de diferentes formas de analgésicos opioides.[12]

Esto demuestra claramente que existen formas menos nocivas de estos medicamentos (Figura 10.5). Por tanto, su uso bien podría reducir la adicción a los opioides y sus daños.

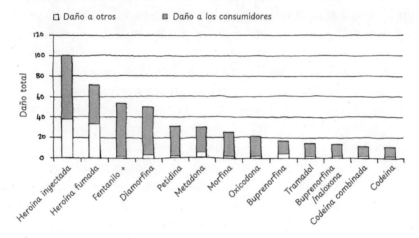

Figura 10.5. Daños relativos de los analgésicos opioides. (Heroína inyectada: heroína de la calle tomada por vía intravenosa; Heroína fumada: heroína de la calle fumada; Fentanilo +: uso no médico de parches, incluida la inyección de fentanilo extraído de los parches; Codeína Comb.: productos compuestos de codeína).

EVALUAR LOS TRATAMIENTOS Y DEFINIR LA POLÍTICA GUBERNAMENTAL EN MATERIA DE DROGAS

En el periodo previo a las elecciones generales de 2010 en el Reino Unido, el Partido Conservador hizo algunas declaraciones provocadoras sobre el tratamiento a largo plazo con metadona, argumentando que tomarlo durante solo seis semanas debería bastar para que la mayoría de los heroinómanos se estabilizaran lo suficiente como para abstenerse. David Burrows, que en aquel momento era su portavoz en materia de justicia penal, fue citado diciendo: «La sociedad espera que los adictos abandonen las drogas, pero muchos acaban enganchados a la metadona. Se vuelven dependientes y acaban por no poder contribuir a sus familias ni a la sociedad».[13]

Esta actitud hacia la drogadicción deriva de las opiniones expresadas en *Breakdown Britain*,[14] un informe de 2006 encargado por el Partido Conservador al Centro para la Justicia Social. El informe afirmaba que los adictos y los terapeutas con los que había hablado pensaban que, para los servicios gestionados por el Gobierno, la abstinencia era un objetivo mejor que la reducción de daños mediante el consumo controlado de alcohol o el tratamiento con metadona. No está claro cuáles fueron sus métodos de investigación, ya que este punto de vista va en contra de un conjunto sustancial de pruebas que demuestran exactamente lo contrario.[15] Esto supone un cambio con respecto al modelo de tratamiento de reducción de daños con el que trabajaba el anterior Gobierno laborista, que era una de las pocas áreas de la política de drogas en las que realmente tenían en cuenta las pruebas y el asesoramiento de los expertos.

Uno de los problemas de las adicciones es que, si la abstinencia es la única medida del éxito, ninguno de los tratamientos actuales es especialmente eficaz. El mejor tratamiento residencial a largo plazo —tres o cuatro meses en una clínica privada de tratamiento de adicciones con acceso a tratamientos psicológicos y ayuda médica y farmacológica— podría conseguir que el 40 % de los heroinómanos siguieran abstinentes al cabo de un año.[16] Los tratamientos ambulatorios contra el alcohol tienen un índice de éxito mucho menor: en el mejor de los casos, solo el 25 % sigue sin consumir después de doce meses.[17]

Además, juzgar el éxito de un tratamiento por el resultado al cabo de tres o doce meses no es adecuado. La adicción no es un acontecimiento transitorio como una fractura ósea o una infección pulmonar que puede «curarse», en el sentido de que no serás más propenso a tener problemas en el futuro que si no hubiera ocurrido. La adicción es como una enfermedad crónica recurrente, como la diabetes o el asma, y requiere tratamiento de por vida. Cuando has pasado por una adicción, corres un riesgo mayor de volver a ser adicto que quienes nunca lo han sido, puesto que existe una vulnerabilidad subyacente y tu cerebro ha cambiado como consecuencia del consumo repetido de drogas. Los estudios longitudinales muestran tasas de recaída a lo largo de la vida similares a las del asma, la diabetes o la hipertensión (Figura 10.6).[18] Al igual que con estas enfermedades, la recaída no debe entenderse como un «fracaso» moral. En su lugar, la actitud más útil parece ser la de reconsiderar el tratamiento y tal vez probar algo nuevo.

No existe un modelo único de tratamiento, porque la adicción tiene muchas causas distintas y cada persona es diferente. Algunas personas pueden, de hecho, ser capaces de mantenerse abstinentes sin ningún sustituto farmacológico. Aunque esto es lo ideal, para otras, intentar mantenerse «limpias» hace que el riesgo de recaída sea mucho mayor, y los sustitutos farmacológicos son necesarios para reducir el caos de sus vidas.

Afortunadamente, cuando miramos más allá de la abstinencia como única medida de éxito, hay un gran número de intervenciones que pueden reducir los daños causados por la adicción. Dado que los costes de la intervención médica corren a cargo de la ciudadanía, una buena medida es la económica: ¿esta intervención ahorra dinero en general? Dados los enormes costes del consumo problemático de heroína (en el tratamiento del VIH y la hepatitis, el cuidado de los niños y la lucha contra la delincuencia), el tratamiento con metadona es muy rentable: cada libra invertida en metadona se traduce en un ahorro de tres libras procedentes de estas otras fuentes.[19] Es probable que la buprenorfina tenga una rentabilidad similar y probablemente sea mejor a largo plazo, aunque la metadona puede ser más útil para estabilizar a las personas, ya que se parece más a la heroína.

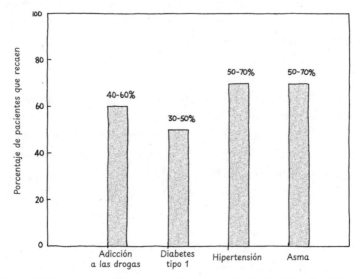

Figura 10.6. Las tasas de recaída de los pacientes drogodependientes son similares a las de los pacientes con otras enfermedades.

En términos generales, es muy importante que nuestra actual generación de políticos aprecie la dinámica de la adicción y no vuelva al primitivo y desacreditado y desfasado modelo moral. En la actualidad, la clase política tiene una relación diferente con las drogas: muchos han reconocido haber probado el cannabis e incluso drogas fuertes como la cocaína. Paradójicamente, esta experiencia puede incapacitarlos en cierta manera para entender la realidad de la adicción, puesto que probaron las drogas una o varias veces, pero sopesaron los pros y los contras y no tuvieron problemas para no volver a consumir, piensan que otras personas deberían poder hacer lo mismo.

Este punto de vista no tiene en cuenta que estas decisiones son muy diferentes para los adictos y los no adictos. Para una persona no adicta, la amenaza de ir a la cárcel es probablemente un incentivo poderoso para no robar: si no tiene suficiente dinero, no consumirá. Para un heroinómano o un adicto al crack con síndrome de abstinencia, la cárcel es una amenaza mucho menor y, de hecho, es el lugar en el que muchas personas *inician* su adicción a las drogas, en lugar de abandonarla. De hecho, es difícil pensar en algo que pueda ser una amenaza efectiva para alguien con una adicción grave. Incluso si introdujéramos la pena de muerte por posesión de drogas, como en Singapur, es poco probable que cesara totalmente el consumo de drogas: los adictos han visto cómo algunos de sus amigos o conocidos han muerto a causa del hábito y, aun así, siguen consumiendo.

Conseguir que los adictos se sometan a tratamiento en primer lugar es extremadamente difícil, y muchos simplemente no acudirán si el único resultado permitido es la abstinencia. No tiene sentido hacer políticas dando por sentado que la gente se comportará como queremos que lo haga cuando sabemos que normalmente actúa de otra manera. Tenemos que analizar la realidad, definir nuestros objetivos y evaluar nuestras políticas honestamente, en función de nuestros objetivos y teniendo en cuenta cualquier otro efecto perverso. Un país que ha puesto en práctica este ejercicio ha sido Portugal.

EL EXPERIMENTO PORTUGUÉS: CAMBIOS LEGALES

En las décadas de los ochenta y los noventa, Portugal experimentó un aumento espectacular de los daños causados por las drogas ilegales, en particular la heroína. Aunque las tasas de consumo de drogas eran en general más bajas que en otros países europeos, casi todos los consumidores de heroína eran adictos graves, con los problemas habituales que conlleva: altas tasas de VIH y hepatitis, delitos contra la propiedad y desórdenes sociales. A finales del siglo XX, el 1 % de la población era consumidora problemática de drogas[20] (100 000 en un país de solo 10 millones de habitantes) y se reconocía como el problema social número uno. Prácticamente todo el mundo estaba afectado personalmente por la drogadicción, y había mucho interés en tratar de encontrar un nuevo enfoque que redujera los daños.

En 1999, el Parlamento portugués aprobó una nueva estrategia nacional, que entró en vigor en 2001. En virtud de esta nueva estrategia, las drogas contempladas en las Convenciones Internacionales de la ONU siguen siendo ilegales, pero las penas por consumo personal ya no se aplican a través del sistema de justicia penal. La policía confisca la droga a cualquier persona a la que se sorprenda con un suministro medio inferior a diez días (cinco gramos de cannabis/un gramo de heroína) y se le impone la obligación de comparecer ante una «junta de disuasión» en un plazo de setenta y dos horas. La junta, normalmente conformada por dos psiquiatras y un jurista, interroga a la persona acerca de su consumo y, a partir de sus respuestas, es clasificada como consumidora recreativa, habitual o adicta, es advertida sobre los riesgos que corre y le ofrecen un tratamiento si procede.

Hay una serie de posibles sanciones, desde una multa hasta el recorte de las prestaciones de la seguridad social o la obligación de ir a rehabilitación. En la práctica, sin embargo, alrededor del 85 % de los consumidores sometidos a la junta recibe una suspensión sin sanciones,[21] y el resto recibe tratamiento. El suministro de drogas sigue estando penalizado: si te pillan con una cantidad que supera diez días de consumo personal, tienes que ir al tribunal y puedes enfrentarte a la cárcel. Se puede establecer una buena comparación con las infracciones de tráfico: conducir de forma peligrosa puede implicar penas de prisión, pero no llevar puesto el cinturón de seguridad o saltarse un semáforo en rojo suele suponer una sanción económica o la asistencia obligatoria a un curso de seguridad vial.

A pesar de los temores de algunos políticos conservadores de que la despenalización provocaría un gran aumento del consumo de drogas y convertiría a Portugal en un destino turístico para drogadictos, nada de esto ha sucedido y, sin embargo, esta medida política ha obtenido un gran éxito en la reducción de daños y pocas consecuencias negativas:

- El número de heroinómanos en tratamiento aumentó de 23 500 en 1998 a más de 40 000 en 2010,[22] en parte debido a que ya no tienen que temer sanciones penales si se presentan.
- El número de nuevos casos de VIH entre consumidores de drogas inyectables se ha reducido de 1430 en el año 2000 a 352 en 2008.[23]
- El número de personas que se inyectan drogas se ha reducido a la mitad en el último mes.

- Se han liberado recursos sociales que ahora pueden emplearse en tratamientos para la adicción y en realizar incautaciones de mayor envergadura en los niveles superiores de la cadena de suministro.
- La reducción del consumo supone que los traficantes reciban unos cuatrocientos millones de euros menos al año.[24]
- Aunque se ha producido un ligero repunte del consumo de drogas entre los adultos, ha disminuido entre los jóvenes de 15 a 19 años,[25] lo que indica un menor nivel de experimentación. Esto es muy positivo, porque fue menor que en los países vecinos (España, por ejemplo) y las experiencias con drogas en la adolescencia tienen una fuerte relación con el consumo en etapas posteriores de la vida. Además, Portugal no se ha convertido en el destino preferido de drogadictos extranjeros: el 95 % de los detenidos desde la introducción de la estrategia son portugueses.

Quince años después del inicio del experimento portugués en 2001,[26] quizá la estadística más reveladora se refiera a las muertes por heroína. En Portugal se han reducido un tercio. En el mismo periodo de tiempo, en el Reino Unido, que ha continuado aplicando políticas represivas y punitivas, las muertes han aumentado en dos tercios. ¿Cuándo aprenderá el Gobierno británico? Sin embargo, el cambio más significativo en Portugal se ha producido en la actitud social hacia la drogadicción. Ahora se considera principalmente un problema médico y social, más que moral o criminal. Lejos de ser «blando con las drogas», el Estado portugués está interviniendo más que nunca, tomando medidas para disuadir a la gente de pasar del consumo recreativo a la adicción, y animando encarecidamente a los consumidores a someterse a tratamiento. También se reconoce que una respuesta que podría funcionar bien para una persona sería menos eficaz para otra, y que los adictos y los no adictos responden a diferentes tipos de incentivos; por ejemplo, las sanciones económicas no se recomiendan específicamente como castigo para los adictos, con el fin de evitar que cometan delitos para poder pagar la multa.

PREVENCIÓN DE LA ADICCIÓN

¿Puede prevenirse la adicción? No cabe duda de que hay factores externos que influyen en su prevalencia, y existe una relación muy estrecha entre la adicción y el precio y la disponibilidad de las drogas: cuanto más barato y disponible sea algo, más adicción habrá. Esto se aplica tanto a las drogas legales como a las ilegales, y a comportamientos como el juego: al igual que en muchos otros países, en el Reino Unido se ha producido un aumento sustancial de las adicciones al juego desde que se relajaron las leyes sobre este tema. Incluso los adictos son sensibles al precio (aunque menos que los no adictos). El aumento del coste de los cigarrillos ha hecho que muchos fumadores reduzcan su consumo y, aunque sigan siendo adictos, fumarse diez pitillos al día es mucho menos perjudicial que fumarse veinte. Antes de que aparezca la adicción, el precio influye aún más a la hora de evitar que la gente consuma drogas o que las consuma de forma masiva. Obviamente, la regulación gubernamental no puede tener ningún efecto directo sobre el precio de las drogas ilegales en la calle, pero gravar las sustancias adictivas legales es eficaz para reducir el consumo y la adicción.

La adicción es mucho más probable cuando se superan los efectos adversos iniciales. El etanol es extremadamente desagradable (la bebida más parecida sería el vodka, y poca gente la toma sola). Cuando queremos que las ratas de laboratorio se vuelvan alcohólicas, les damos una solución dulce (que les encanta) que contiene una pequeña cantidad de alcohol y aumentamos gradualmente la concentración de alcohol hasta que se vuelven dependientes de la droga. Este es esencialmente el proceso que reproducen los *alcopops*, y prohibir o controlar su venta puede ayudar a evitar que los jóvenes desarrollen problemas con la bebida.

CONCLUSIÓN

Este capítulo se abrió con cuatro historias contrapuestas sobre la adicción: Tony Adams, que ha logrado abstenerse del alcohol durante más de una década; Amy Winehouse, que murió a causa de su consumo de alcohol; Pete Doherty, que parece incapaz de encontrar un tratamiento para sus adicciones a la heroína y al crack y sigue tomándolas aunque no deje de hacerse daño, y la triste historia de Philip Seymour Hoffman, que, tras veintitrés años limpio, se podría pensar que había superado sus adicciones, pero recayó y murió de una sobredosis de heroína. Aunque sea una «historia de éxito», la persistencia de la adicción es idéntica en el caso de Adams: han pasado muchos años desde su último trago, pero sigue siendo un alcohólico. Su experiencia en Alcohólicos Anónimos le habrá enseñado que «una vez adicto, siempre adicto».

El informe *Breakdown Britain* del Partido Conservador criticó la política del anterior Gobierno laborista sobre el tratamiento de la adicción, afirmando que «ha empujado el tratamiento en la dirección equivocada, prefiriendo el mantenimiento (la prescripción de sustitutos) a la recuperación». Esta afirmación revela una falta de comprensión de los mecanismos de la adicción: uno no puede recuperarse de una adicción como se recupera de una fractura. La abstinencia en sí podría describirse como una forma de mantenimiento: alguien que ha sido adicto siempre corre el riesgo de recaer, y la abstinencia requerirá un mantenimiento consciente. En cualquier enfermedad que dure toda la vida, los distintos tratamientos pueden ser eficaces en momentos diferentes, y alguien que se considere capaz de abstenerse durante muchos años puede descubrir que el estrés o el duelo provocan una recaída que puede superarse con un sustituto farmacológico, al menos durante un tiempo.

Aunque, con nuestros conocimientos médicos actuales, la adicción no se puede curar, sigue habiendo formas de reducir el daño que causa, y hay tratamientos que pueden aliviar la angustia de la enfermedad y hacer menos probable la recaída. Para empezar, debemos adoptar plenamente el modelo médico de la adicción y descartar el desacreditado modelo moralista que culpa al adicto de su enfermedad. Cuando alguien desarrolla una diabetes de tipo 2, sus malos hábitos alimentarios pueden haber aumentado su probabilidad de padecer la enfermedad, pero eso no significa que debamos negarle la insulina. Aparte del hecho de que muchos de los factores de riesgo (como los genes) escapaban a su control, también hay un reconocimiento humano de que incluso una enfermedad autoinducida debe recibir tratamiento.

Es cuestionable que el modelo médico de adicción pueda llegar a aceptarse realmente mientras la posesión de drogas para consumo personal conlleve sanciones penales. Dada la naturaleza involuntaria del consumo de drogas para muchos adictos, y las duras penas que ya sufren, es inhumano someterlos al sistema de justicia penal por hacer algo sobre lo que tienen muy poco control. La experiencia de Portugal demuestra que, cuando las políticas se basan sistemáticamente en la consideración de que un drogodependiente es un enfermo y no un criminal o un delincuente, es posible mejorar su vida, lo que supone un beneficio para la sociedad en su conjunto. En lugar de desmantelar los programas de tratamiento con metadona, que son un salvavidas vital para algunas personas extremadamente vulnerables y desfavorecidas, tal vez nuestros políticos deberían seguir el ejemplo portugués.

CAPÍTULO 11
COCAÍNA: DE LA MASTICACIÓN AL CRACK

Este capítulo trata sobre las diferentes formas en que pueden tomarse las drogas y cómo esto afecta a los daños que causan, utilizando la cocaína como ejemplo. Las formas en que puede tomarse una droga dependen de varias propiedades: si está disponible en forma sólida, líquida o gaseosa; si es soluble, y cuál es su punto de fusión. Los distintos métodos utilizados para hacer llegar las drogas al cerebro se denominan «vías de consumo», y los efectos que causa una droga sobre la salud pueden variar enormemente en función de cómo se consuma.

Vías de consumo y principales daños asociados

A lo largo de los siglos, se han desarrollado muchas formas diferentes de consumir drogas. Al principio, las plantas se masticaban o se comían o, en el caso del alcohol, se fermentaban en líquido y se bebían. La práctica de fumar surgió con el tabaco y luego con el cannabis y, cuando estas sustancias se extendieron por Europa, el hecho de fumar resultaba tan extraño que seguía llamándosele «beber». Una vez lograda la purificación de los componentes químicos de las drogas, las sustancias puras se tomaban en forma de píldoras o tinturas, si tenían forma gaseosa, se inhalaban, y, finalmente, tras la invención de la jeringuilla hipodérmica, se inyectaban. Las siete vías de consumo más comunes y los principales daños que provocan son:

1. La masticación es la vía más lenta de entrada en el cerebro, y los niveles de la droga suelen alcanzar su punto máximo una o dos ho-

ras después de empezar a masticar. Los consumidores habituales de drogas como el khat, las hojas de coca y los chicles de nicotina pueden desarrollar problemas en los dientes, las encías y la mandíbula.

2. Beber y comer. La droga suele hacer efecto al cabo de unos treinta minutos. A veces, este retraso hace que a los consumidores les resulte difícil saber cuándo han tomado suficiente, lo que aumenta el riesgo de sobredosis. Por eso, las personas que toman bebidas alcohólicas fuertes pueden emborracharse con tanta facilidad.

3. Frotar sobre membranas como encías, párpados y genitales es eficaz en quince o treinta minutos. Esto puede causar infecciones y necrosis (muerte de los tejidos). Cuando los estimulantes se frotan con frecuencia en las encías, los dientes pueden llegar a caerse al interrumpirse el riego sanguíneo.

4. Esnifar afecta al cerebro en tres o cinco minutos. Los esnifadores compulsivos de drogas como la cocaína pueden sufrir daños graves en la nariz, como la aparición de úlceras nasales o la perforación de los tabiques.

5. El chute o inyección puede hacerse en las venas (la sustancia llega al cerebro en diez o veinte segundos) o en el músculo (tres o cinco minutos). Se asocia a una serie de daños relacionados, como infecciones cutáneas y otras infecciones bacterianas, virus como la hepatitis y el VIH, y también trombosis y riesgo de muerte súbita.

6. Fumar es otra vía muy rápida y afecta al cerebro en diez o veinte segundos. El humo del tabaco es cancerígeno y fumar otro tipo de sustancias puede causar problemas respiratorios como asma y enfisema.

7. La inhalación es la vía de consumo de gases como el butano y de los disolventes líquidos. Por este medio, las sustancias llegan al cerebro en cuestión de segundos y al corazón incluso antes. Los inhalantes pueden causar insuficiencia cardíaca y respiratoria repentina y provocar la muerte.

La Figura 11.1 muestra esquemáticamente las velocidades relativas de las vías de consumo más comunes.

¿POR QUÉ LAS DROGAS SE UTILIZAN DE DIFERENTES MANERAS?

Existen diversos factores que determinan el éxito o el daño de una determinada forma de droga. Dentro de las industrias, tanto legales como ilegales, existen presiones económicas para suministrar la mayor

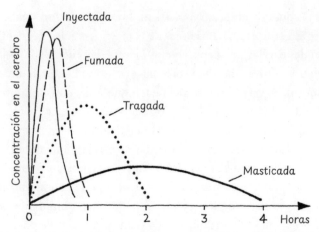

Figura 11.1. Cómo afecta la vía de consumo a la rapidez e intensidad del efecto de una droga.

cantidad de droga por unidad de peso. Esto es especialmente cierto en el caso de las drogas ilegales, que deben transportarse de contrabando a grandes distancias por todo el mundo, pero la industria de las bebidas también ha ido aumentando gradualmente el contenido de alcohol de cervezas, sidras y vinos. Asegurar que la gente consuma más droga con cada sorbo hará casi con toda seguridad que estas bebidas alcohólicas sean más adictivas, garantizando un mercado muy fiable.

Las drogas suelen consumirse en un contexto social, y algunas formas se consideran más sociables porque son más fáciles de compartir. El cannabis es un ejemplo obvio porque se pasa de una persona a otra cuando se fuma; sin embargo, es mucho más difícil compartirlo cuando se come. (Del mismo modo, es poco probable que los fumadores de tabaco compartan un parche de nicotina, pero a menudo se piden cigarrillos unos a otros). Por otro lado, fumar es una práctica bastante indiscreta y, en muchos contextos, las drogas son inaceptables aunque sean legales. Una galleta de cannabis es más discreta que un canuto, y los licores son más fáciles de ocultar que la cerveza.

CINÉTICA Y DINÁMICA DE LA ADICCIÓN

Estas son las dos medidas que determinan lo adictiva que es una droga:

- La cinética tiene que ver con la vía de consumo, que determina en gran medida la *velocidad de inicio*, es decir, la rapidez con la que una

206

droga hace efecto, y la *velocidad de desaparición*, es decir, la rapidez con la que desaparece. Tanto un inicio como un retroceso más rápidos tienden a aumentar el poder adictivo de una droga. La Figura 11.2 muestra la velocidad relativa de entrada en el cerebro de varias drogas en diferentes formas.

• La dinámica es una medida de la *eficacia* de la droga en el cerebro, es decir, de su capacidad para unirse a los receptores o enzimas a los que se dirige. A mayor eficacia, mayor potencial adictivo.

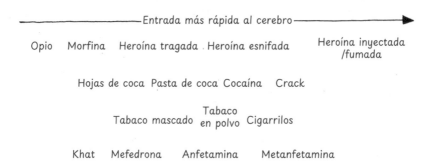

Figura 11.2. Una entrada más rápida en el cerebro produce efectos más rápidos y hace que una droga sea más adictiva.

(En otras palabras, la cinética especifica la manera en que la droga entra y sale del cerebro, mientras que la dinámica es lo que hace cuando llega allí).

La cinética suele influir en el estatus legal de una droga. Por ejemplo, en el Reino Unido, cuando el sulfato de anfetamina se vende en forma de polvo (que tiene un punto de fusión alto y no se puede fumar) es una droga de clase B, mientras que la metanfetamina (que tiene un punto de fusión más bajo y se *puede* fumar) pertenece a la clase A. Del mismo modo, cuando el sulfato de anfetamina se vende en ampollas de líquido inyectable, también se incluye en la clase A. Este es un buen ejemplo de cómo el sistema de clasificación de la Ley sobre el Uso Indebido de Drogas puede ofrecer a la gente información precisa sobre los daños relativos. Inyectarse cualquier droga siempre conlleva más riesgos que esnifarla o tomarla por vía oral (debido al riesgo de contraer virus e infecciones transmitidos por la sangre al inyectarse). Tiene sentido que la metanfetamina y la anfetamina líquida estén en una clase superior a la anfetamina en polvo, porque las primeras son realmente más nocivas.

De la masticación al crack: la historia de la cocaína

La cocaína ilustra cómo la cinética de una droga puede determinar el daño que causa, ya que ahora puede consumirse por casi todas las vías de consumo, con cinéticas variables. El viaje de la hoja de coca (de la que se derivaba originalmente la cocaína) al crack (que es una forma especialmente peligrosa de cocaína) muestra cómo una sustancia no adictiva puede modificarse para convertirse en una de las drogas más adictivas jamás conocidas, en gran medida cambiando la forma en que llega al cerebro. También muestra cómo las políticas internacionales sobre drogas, incluso cuando se introducen con las mejores intenciones, pueden tener efectos perversos, provocando la destrucción del medio ambiente, el colapso político, enormes beneficios para las bandas criminales y la llegada de sustancias aún más nocivas a nuestras calles. Veamos ahora en detalle el progreso de la cocaína.

Coca en los Andes

La cocaína es el componente psicoactivo de la planta de coca,[1] en la que actúa como insecticida natural. La coca es originaria de las estribaciones de los Andes de Perú y Bolivia, donde ha sido utilizada por los pueblos indígenas durante miles de años, aunque la mayor parte de la oferta mundial se cultiva actualmente en Colombia. La masticación de coca es un elemento importante de la cultura indígena, con una amplia variedad de usos como medicina, en rituales religiosos y en la vida social. Las hojas de coca se presentan en ceremonias matrimoniales, se mastican en banquetes, ayudan a la gente a trabajar durante largos periodos en altitudes elevadas y también contienen vitaminas y minerales esenciales en la dieta local.

Las hojas de coca secas se mezclan con cal para formar una bola que se coloca entre la mejilla y la encía, y se chupa. La cal ayuda a extraer la cocaína de las hojas, pero el proceso es muy lento y las concentraciones máximas en el cerebro no se alcanzan hasta pasadas unas dos horas. Como el efecto se produce tan lentamente, los consumidores rara vez experimentan ansiedad si dejan de consumirla, aunque, si dependen de ella para hacer frente a penurias físicas, se sentirán, por supuesto, peor si dejan de mascarla. Los masticadores de coca no son adictos a la cocaína.

Cuando los conquistadores españoles encontraron la coca en el siglo XVI, les fascinó y les alarmó. La Iglesia católica desaprobaba su uso en rituales chamánicos y en 1569 declaró que tenía poderes satánicos y que todas las plantaciones debían ser destruidas.[2] Sin embargo, los colonos pronto descubrieron que los indígenas eran mucho menos productivos sin los efectos estimulantes de la coca, sobre todo en las minas de plata y oro, donde a menudo se negaban a trabajar sin sus raciones de coca. Al final, los españoles aceptaron la importancia de la práctica y empezaron a beneficiarse del comercio gravando con un impuesto del 10 % la venta de coca.

La cocaína llega a Europa

Se hicieron numerosos intentos de transportar coca a Europa, pero las hojas solían perder su potencia cuando cruzaban el Atlántico. No fue hasta la aparición de dos formas nuevas y mucho más potentes a mediados del siglo XIX cuando se generalizó su consumo entre los europeos. La primera fue el clorhidrato de cocaína pura, extraído y aislado por Friedrich Gaedecke en 1855. La segunda apareció en 1863, cuando el químico francés Angelo Mariani tuvo la idea de fortificar el alcohol con hojas de coca para producir el «vino Mariani».[3] Con un 10 % de alcohol y un 8,5 % de cocaína, se comercializó como un tónico capaz de prevenir enfermedades como los problemas estomacales y pulmonares, la malaria y la gripe, «dando vida y vigor… inestimable para todos los sobreesfuerzos físicos y mentales». Se hizo enormemente popular, con admiradores tan eminentes como la reina Victoria y el papa León XIII, que apareció en un anuncio de la bebida (Figura 11.3) e incluso le concedió una medalla de oro del Vaticano.

Mientras tanto, la clase médica intentaba averiguar si esta «droga milagrosa» tenía usos terapéuticos reales. En 1884, Freud empezó a experimentar con ella como cura para la depresión y la adicción a la morfina, dándose cuenta tardíamente de que era casi tan adictiva como esta. Fue su colega Karl Koller quien ese mismo año reconoció su primera aplicación médica genuina como anestésico local para cirugía ocular y nasal, ya que, a la vez que mitiga el dolor, contrae los vasos sanguíneos, minimizando la pérdida de sangre. Aunque suponía una gran mejora con respecto a los anestésicos anteriores, también podía ser peligrosa, ya que a veces se ingerían por error fajos de cocaína introducidos en la nariz, lo que provocaba infartos.

La autoexperimentación era una forma habitual de investigación científica en aquella época, y algunos médicos y científicos esnifaban o se inyectaban grandes cantidades, mientras que otros fabricaban una pasta y se la aplicaban en casi todas las zonas del cuerpo que se les ocu-

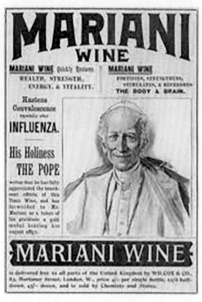

Figura 11.3. El papa León XIII aprobó el vino Mariani.

rrían. Muchos desarrollaron adicciones crónicas a la cocaína mientras investigaban sus propiedades físicas y psicológicas.

La cocaína estaba en todas partes. La cocaína inyectada por vía intravenosa (famosa práctica de Sherlock Holmes) era relativamente común y se consideraba bastante anodina. Otra forma de cocaína ampliamente disponible, que se hizo enormemente popular en Estados Unidos, se encontraba en un refresco con gas. En 1886, tal vez inspirado por Mariani, un químico de Atlanta llamado John Pemberton creó su propio brebaje de alcohol y hoja de coca llamado Pemberton's French Wine Coca.[4] Cuando ese mismo año se prohibió en Atlanta, Pemberton eliminó el alcohol y empezó a vender su exclusiva combinación de cocaína, nuez de cola (que aportaba una dosis de cafeína), jarabe de maíz y agua de soda, que se convirtió en un gran éxito bajo el nombre de Coca-Cola. Surgieron dispensadores del refresco por toda la ciudad y se hicieron muy populares.

Pemberton vendió la empresa a un devoto abstemio que empezó a utilizar hojas «decocainizadas» para aromatizar la bebida en cuanto quedó claro que la droga era adictiva. De hecho, la mayor batalla legal a la que se enfrentó la empresa Coca-Cola fue por su contenido en cafeína, que implicó un juicio muy sonado contra el Gobierno estadounidense para demostrar que la cafeína no era perjudicial para la salud.[5]

Comprender la cocaína

A principios del siglo XX empezaban a conocerse mejor las propiedades de la cocaína, incluidos sus efectos nocivos. En sobredosis, contrae los vasos sanguíneos del corazón, lo que puede provocar infartos, convulsiones, edema pulmonar (líquido en los pulmones) o la rotura de la aorta. A veces, el consumo excesivo provoca una enfermedad llamada fibrosis miocárdica, en la que el músculo cardíaco normal es sustituido por tejido fibroso, de modo que el corazón no puede bombear la sangre correctamente, y la cocaína también puede aumentar la producción de tromboxano, lo que provoca coágulos sanguíneos. El consumo regular puede provocar psicosis, con paranoia, delirios y un síntoma llamado formicación (la sensación de hormigas o insectos moviéndose sobre o bajo la piel). Esnifar grandes cantidades puede provocar úlceras en la nariz o perforar el tabique debido a la pérdida de riego sanguíneo, ya que la droga contrae los vasos sanguíneos. Inyectarse regularmente en zonas sensibles como los genitales puede provocar necrosis, es decir, la muerte de la piel, que en casos graves solo puede tratarse con amputación. Consumir cocaína durante el embarazo puede causar problemas al feto,[6] y conlleva un riesgo ocho veces mayor de síndrome de muerte súbita del lactante.

Ninguno de estos problemas de salud se observa en un grado significativo entre los masticadores de coca, además, tomada así, no conduce al consumo compulsivo y a la adicción. La cocaína bloquea la recaptación de dopamina en el cerebro, lo que provoca un aumento de la dopamina, pero la masticación permite que estos efectos se acumulen en mucha menor medida y se reduzcan gradualmente, por lo que el cerebro tiene tiempo para adaptarse. El clorhidrato de cocaína, que puede esnifarse, inyectarse o pegarse sobre la piel, puede llegar al cerebro mucho más rápidamente, creando un subidón más rápido, un colocón mayor y un colapso mayor mientras el cerebro intenta reajustarse. Como se explica en el capítulo 9, la reacción del cerebro a los grandes aumentos de dopamina suele consistir en reducir el número de receptores de dopamina que funcionan, lo que conduce a una menor sensación de recompensa de otras actividades y a una mayor dependencia de la droga.

El vino de cocaína (vino Mariani) también es más potente y adictivo que la coca, ya que combina cocaína y alcohol, que juntos reaccionan para formar cocaetileno. Este compuesto es aún más nocivo que el alcohol o la cocaína por sí solos, por lo que las personas que beben vino de cocaína están consumiendo esencialmente tres drogas poderosamente adictivas a la vez (¡no es de extrañar que fuera tan popular!).

La aparición del crack en las ciudades

La reacción contra la cocaína condujo a controles cada vez más estrictos durante la primera mitad del siglo XX, hasta su prohibición total y un esfuerzo internacional concertado para reducir la producción como parte de la guerra contra las drogas.

Al principio tuvo un éxito parcial, pero la reducción de la oferta no fue acompañada de una disminución de la demanda en Occidente, lo que hizo que el precio de la cocaína se disparara. El aumento de los controles fronterizos internacionales y el incremento de los costes al incautarse grandes volúmenes de droga llevaron a los productores a intentar desarrollar formas de cocaína más baratas y fáciles de transportar. El resultado fue el crack, que apareció en Estados Unidos en 1984.[7]

El crack es la forma de base libre de la cocaína, es decir, la sustancia orgánica base (en lugar de la sal que se forma cuando la base orgánica reacciona con el ácido clorhídrico), aunque no suele ser del todo «pura» debido a cómo se produce.[8] Los clorhidratos son compuestos más estables, por lo que tienden a ser la forma que adoptan las drogas callejeras, pero normalmente no se pueden fumar porque se vaporizan a temperaturas tan altas que, en su lugar, se queman y resultan inservibles. El crack se vaporiza a 90 °C (por el contrario, el clorhidrato de cocaína se vaporiza a 190 °C, y en el aire se quemará y perderá su eficacia antes de alcanzar esta temperatura). Además de los problemas pulmonares que siempre acompañan al consumo habitual, los consumidores de crack tienen más probabilidades de sufrir psicosis, agresividad e insuficiencia cardíaca, y es mucho más probable que se conviertan en consumidores habituales y adictos. En casi todas las mediciones de daños, nuestro panel de expertos calificó al crack como más perjudicial que la cocaína, pero sobre todo en delincuencia y pérdida de bienes tangibles y relaciones. Esto refleja el hecho de que el crack se ha popularizado entre un grupo demográfico urbano y pobre similar al de los consumidores de heroína y, de hecho, el término «consumidor problemático de drogas» suele referirse ahora a los adictos a la heroína y al crack. Mientras que la cocaína suele ser consumida por personas con empleo que financian su consumo de drogas con su salario, el crack suele financiarse a través de la delincuencia, lo que conduce a la misma espiral de pérdida de confianza con la familia y los amigos, marginación y periodos de entrada y salida de la cárcel que vemos con la heroína. Aunque no está tan extendido como los opiáceos, al menos en el Reino Unido, el crack ha desgarrado comunidades y destruido la vida de muchas personas. (*The Wire*, una premiada serie de televisión estadounidense ambientada en el centro de Baltimore, ofrece un relato realista y visual de los daños originados por el crack).

¿POR QUÉ EL CRACK ES DOS VECES MÁS ADICTIVO QUE LA COCAÍNA?

Como ya hemos dicho, la adictividad de una droga viene determinada tanto por la cinética (cómo llega la droga al cerebro) como por la dinámica (qué hace cuando llega). Cuando nuestro panel de expertos estudió la adictividad de las veinte drogas, el crack recibió una puntuación de cien, junto con la heroína, mientras que la cocaína en polvo esnifada recibió una puntuación de cincuenta. Esto demuestra la importancia de la cinética: dado que la cocaína se esnifa, la adicción a la heroína es mucho mayor. Esto demuestra lo importante que es la cinética: dado que la cocaína en polvo y el crack tienen efectos dinámicos idénticos, la diferencia de adictividad se debe casi por completo a la cinética: el crack se puede fumar.

Fumar crack de cocaína produce un subidón y un bajón más rápidos que esnifar o inyectarse cocaína en polvo (Figura 11.1 y Cuadro 11.1), por lo que es mucho más probable que cause dependencia. Una vez en el cerebro, las dos formas de la droga tienen efectos idénticos.

	Crack	Cocaína
Vía de consumo	Fumado	Inyectada/esnifada
Velocidad de inicio	10 segundos	15-30 segundos (inyectada) 1-3 minutos (esnifada)
Velocidad de desaparición	15 minutos	15-20 minutos (inyectada) 30 minutos (esnifada)
Eficacia	alta	alta

Cuadro 11.1. Cinética del crack y de la cocaína.

La cocaína en polvo es cara en comparación con otras «drogas de fiesta» como el éxtasis y las anfetaminas, pero su forma de intoxicación es menos evidente, lo que la hace más aceptable socialmente fuera de las salas nocturnas. Fomenta el comportamiento egoísta, agresivo y arriesgado, y es popular entre las personas empleadas en ámbitos como los medios de comunicación y las altas finanzas, donde estos rasgos de personalidad suelen asociarse con el éxito (¡o con los desastres financieros, en los últimos años!). En estos entornos altamente competitivos, suele haber una falta de confianza, y los grupos pueden llegar a depender socialmente de la droga como lubricante social, normalmente junto con el consumo excesivo de alcohol. Aunque su precio ha bajado en los últimos años, su coste sigue convirtiéndola en un símbolo de estatus, y a veces se consume en grandes dosis como señal explícita de riqueza y prestigio. Dado que la cocaína induce comportamientos antisociales y hace que los consumidores se preocupen menos por el bienestar de los demás, lo que empieza como una experiencia buscada por sus efectos placenteros puede convertirse también en el medio de escapar a las consecuencias sociales de las acciones realizadas en estado de embriaguez. El consumidor de cocaína puede quedar atrapado en un ciclo de comportamiento egoísta e interesado cuando está «colocado», que luego le lleva de nuevo a consumir la droga para minimizar los sentimientos de arrepentimiento o remordimiento. El crack, en cambio, es relativamente barato y se asocia a la pobreza y a las zonas marginadas. La agresividad y la asunción de riesgos de la cocaína se amplifican con el crack; se ha convertido en una importante herramienta social en algunas culturas de bandas, ayudando a los jóvenes a mentalizarse antes cometer un acto violento y a disociarse de los sentimientos de arrepentimiento. La sensación de invencibilidad creada por la droga puede ser psicológicamente útil en entornos sociales peligrosos y hostiles, alimentando la adicción.

Conclusión

¿Qué nos dice la historia de la cocaína, así como la cinética de las drogas en general, sobre la reducción de los daños causados por las drogas? Prácticamente todos los daños causados por la cocaína no se producen cuando se libera muy lentamente en el cerebro al masticarla: la hoja de coca no causa problemas cardíacos ni adicción, y evita los problemas nasales y pulmonares causados por esnifarla o fumarla. Así pues, no es necesariamente la droga en sí la fuente de daños, sino la vía de consumo y el contexto social de la droga. La seguridad de la masticación de la coca y su lugar en la cultura boliviana son las razones por las que el presidente de Bolivia retiró recientemente el apoyo de su país a la Convención de las Naciones Unidas sobre la cocaína para permitir que la masticación de la coca vuelva a ser legal en Bolivia.

Esto plantea algunas cuestiones interesantes. ¿Deberíamos fomentar ciertos tipos de consumo de drogas para desalentar comportamientos más nocivos? Aunque fumar conlleva sus propios riesgos, no cabe duda de que es menos nocivo que inyectarse, por lo que animamos a los consumidores de heroína por vía intravenosa a que opten por fumar y les permitimos comprar las herramientas para hacerlo en las farmacias. O tal vez podamos invertir el proceso gradual por el que, con el tiempo, las drogas están disponibles en formas más potentes y adictivas. Es poco probable que masticar coca se popularice en el Reino Unido, pero tal vez podría desarrollarse un tipo de bebida de cocaína débil o té de cocaína como alternativa menos nociva a la cocaína en polvo o al crack. El descenso de las muertes por cocaína tras la introducción de la mefedrona es un buen ejemplo de que esto ha funcionado (véase el capítulo 8).

La historia de la cocaína también ilustra la necesidad de encontrar un enfoque para las drogas que no implique su libre disponibilidad en las tiendas, ni su prohibición total, lo que conduciría al comercio en el mercado negro. Cuando la cocaína estaba legalmente disponible en forma de sal, y se consumía ampliamente en el vino Mariani, se produjo un aumento significativo de los daños y la adicción, que desde luego no queremos que se repita. Pero, desde la prohibición internacional, no solo hemos visto la destrucción del medio ambiente y los enormes beneficios entregados a bandas criminales y Gobiernos corruptos, sino también la invención del crack, una forma aún más adictiva y mortal de la droga, como resultado directo de las presiones económicas de forzar el comercio clandestino. La adicción es uno de los mayores peligros del consumo de drogas, y las medidas de reducción de daños deben tener siempre como objetivo principal la reducción de la adicción.

El daño internacional de la cocaína

Cuando nuestro grupo de expertos clasificó las veinte drogas en función de su «daño internacional», se decidió rápidamente otorgar a la cocaína y al crack la máxima puntuación (100).[9] Aunque la heroína no le iba a la zaga, se consideró que la cocaína había causado más daño en general, sobre todo a la población de los países productores, como Bolivia y Colombia, y de los países intermediarios implicados en el comercio, como México y Guinea-Bissau.

Los problemas empiezan en las plantaciones. La mayor parte de la hoja de coca la producen pequeños agricultores con pocas opciones para ganarse la vida. Cultivan coca porque tiene más valor de mercado que otros cultivos y porque desempeña un papel importante en la vida social. También puede crecer en terrenos difíciles y, cuando se cultiva con técnicas agrícolas tradicionales y sostenibles, puede mejorar la calidad del suelo. Desgraciadamente, la política de destrucción de las plantaciones de coca para reducir la oferta mundial de cocaína obliga a los agricultores a centrarse en obtener el máximo rendimiento a corto plazo, utilizando técnicas que degradan el suelo, lo que los obliga a talar más selva al quemar sus cultivos o a rociarlos con herbicidas químicos. Se calcula que cada gramo de cocaína esnifado en el Reino Unido habrá sido responsable de la destrucción de cuatro metros cuadrados de selva tropical en Colombia o el Amazonas,[10] creando problemas medioambientales locales y contribuyendo al cambio climático al reducir uno de los mayores sumideros de carbono del mundo.

Los campesinos venden la hoja de coca a las organizaciones que fabrican la cocaína, que pueden ser cárteles criminales, fuerzas revolucionarias, funcionarios corruptos del Estado o grupos encubiertos aprobados por el Gobierno, que mantiene la línea oficial de que está reprimiendo la producción cuando en realidad la apoya. En Colombia, el control de la producción de cocaína se ha convertido en uno de los principales factores de la actual violencia entre el Gobierno y las fuerzas paramilitares y las Fuerzas Armadas Revolucionarias de Colombia (FARC), que obtienen grandes ingresos del comercio. Los campesinos se ven a menudo atrapados en medio, teniendo que tomar decisiones difíciles sobre a quién vender su cosecha, lo que se suma a la inseguridad que ya experimentan debido a las grandes fluctuaciones de los precios.

El proceso de fabricación para convertir la coca en cocaína causa aún más problemas que las plantaciones. Las fábricas, laboratorios y pozos de maceración ilícitos, a menudo ocultos en la selva, vierten productos químicos tóxicos, como queroseno, éter y ácido sulfúrico, contaminando el suelo y las reservas de agua. Obviamente, no pueden ser regulados por ningún tipo de legislación medioambiental porque operan al margen de la ley. Sin embargo, las organizaciones gubernamentales que persiguen a los fabricantes de cocaína también tienen poca consideración por el medio ambiente local, y contaminan cuando lanzan operaciones contra estas fábricas, destruyendo edificios y maquinaria pero dejando los productos químicos peligrosos en el lugar.

Además de la destrucción medioambiental en los países productores, el comercio también causa problemas políticos y sociales en los países de tránsito por los que pasa la droga antes de llegar a su destino. La mayor parte de la cocaína mundial se consume en Norteamérica y Europa, continentes a los que llega a través de México y África Occidental, respectivamente. México ha sido testigo del desarrollo de cárteles extremadamente poderosos, y hay pruebas de que ahora también controlan la producción a gran escala en Colombia, y no solo actúan como intermediarios. La ofensiva gubernamental contra estos cárteles impuesta a México por Estados Unidos, que comenzó en 2006, parece haber exacerbado la violencia, con más de 150 000 muertes atribuidas a la guerra contra las drogas desde entonces.[11] La mayoría de ellas se han producido en ciudades situadas a lo largo de la frontera norte entre México y Estados Unidos, y esta frontera se ha convertido en uno de los lugares más peligrosos del mundo. Desde mediados de la década de 2000, gran parte de la cocaína que se consume en Europa ha empezado a canalizarse a través de Estados inestables de África Occidental, como Guinea-Bisáu,[12] socavando el desarrollo de las instituciones democráticas o los intentos de las organizaciones de la sociedad civil de atajar la corrupción del Gobierno y la policía.

En este enorme comercio no regulado, millones de personas se ven perjudicadas: los niños utilizados como centinelas para vigilar a las fuerzas del orden, las personas obligadas a actuar como mulas de la droga, los transeúntes asesinados durante las guerras territoriales de los cárteles, los ciudadanos que pierden servicios en sanidad y educación porque sus Gobiernos están corrompidos por el dinero de la droga o gastan miles de millones en luchar contra la producción de drogas. Ninguna de estas políticas ha reducido la demanda de la droga, que se calcula que tiene diecisiete millones de consumidores en todo el mundo. Para minimizar los daños causados por la cocaína hay que tener en cuenta los aspectos internacionales del comercio y trabajar para encontrar soluciones que reduzcan la inseguridad y la violencia que lo acompañan. Mientras exista demanda de esta droga, seguirá existiendo producción de cocaína. Encontrar una forma de regularla para evitar el terrible nivel de daños colaterales será probablemente imposible mientras la prohibición sea la única opción política disponible.

CAPÍTULO 12
¿POR QUÉ SE PROHIBIÓ FUMAR EN LOS LUGARES PÚBLICOS?

LA PROHIBICIÓN DE FUMAR EN LUGARES PÚBLICOS EN EL REINO UNIDO

El 1 de julio de 2007, Inglaterra se convirtió en el último país del Reino Unido en prohibir fumar en lugares públicos (Escocia fue el primero). Con algunas excepciones menores, a partir de ese momento, cualquier lugar cerrado debía exhibir carteles de «prohibido fumar» y tomar medidas para impedir que la gente se encendiera un cigarrillo. Las personas que incumplían la prohibición se enfrentaban a multas de 50 libras, mientras que los propietarios eran multados con 2500 libras por permitir fumar en sus locales.[1] A pesar de que los medios de comunicación describieron la prohibición como «controvertida», tres cuartas partes de los adultos apoyaban la decisión, y ese apoyo se ha mantenido desde entonces.[2] A fecha de 2018, en Estados Unidos 26 estados ya habían prohibido fumar en lugares públicos.[3]

En 2007 ya se prohibía fumar en muchos lugares de Inglaterra, pero sin una prohibición general siempre había excepciones, y los peligros del humo ajeno eran lo suficientemente elevados como para justificar las molestias a los fumadores. Preocupaban especialmente los efectos sobre la salud de los trabajadores de hostelería, y se pretendía disociar el consumo de tabaco y alcohol como parte de un esfuerzo general por hacer que el cigarrillo pareciera menos normal. También se esperaba que unos entornos más limpios ayudaran a los fumadores a dejar de fumar y, tal vez, evitaran que algunas personas empezaran a hacerlo.

Mantener los lugares libres de humo es solo una de las medidas de salud pública introducidas en los últimos cincuenta años para reducir el tabaquismo. Otras han sido las restricciones a la publicidad del tabaco, las advertencias en los paquetes de cigarrillos, el aumento de la edad de venta a los dieciocho años y el incremento del precio mediante impuestos. En 2011, el Gobierno británico anunció planes para prohibir la exhibición de cigarrillos en las tiendas y anunció que estaba considerando prohibir cualquier tipo de marca, exigiendo en su lugar un empaquetado genérico sencillo. Todas estas medidas han sido ferozmente resistidas por la industria tabacalera, pero sin duda han tenido un efecto positivo en la salud de la nación: la proporción de adultos británicos que fuman ha descendido de alrededor del 40 % en 1978 a aproximadamente el 20 % en la actualidad,[4] con cifras similares en Estados Unidos.[5] Estas reducciones del consumo de tabaco (probablemente consolidadas gracias a la prohibición en lugares públicos) han salvado a cientos de miles de personas de una muerte prematura.[6]

Muchas de las normas que he sugerido para reducir los daños del alcohol se inspiran en los éxitos de las medidas de control del tabaco. La historia del tabaco es un caso paradigmático de lo que ocurre cuando se permite a las empresas farmacéuticas crear mercados de millones de adictos, y de lo que los Gobiernos pueden hacer para frenar esos mercados sin ilegalizar una droga.

¿QUÉ ES EL TABACO?

La mayor parte del tabaco que consumimos hoy en día se elabora a partir de las hojas secas de la planta de tabaco *Nicotiana tabacum*, aunque existen muchas otras especies con una larga historia de uso.[7] Es originaria de América, donde se utiliza desde hace miles de años. Los exploradores europeos lo conocieron en el siglo XVI, y los colonos pronto empezaron a cultivarlo para exportarlo a su país. Sir Francis Drake introdujo el hábito de fumar en pipa en Gran Bretaña en la década de 1570, y pronto se extendió por toda la sociedad inglesa, aunque el tabaco seguía siendo relativamente raro y caro. El rey Felipe II de España empezó a producir puros en Sevilla en 1614, y los cigarrillos fueron inventados por mendigos que recogían las colillas desechadas y enrollaban el tabaco sobrante en finas tiras de papel. Carlos II importó a Gran Bretaña la costumbre de la corte francesa de esnifar rapé, que se convirtió en la forma preferida de consumir tabaco de los aristócratas, mientras que los más humildes lo fumaban en pipa.

Los cigarrillos prefabricados se inventaron en Turquía y se hicieron populares entre los soldados británicos cuando luchaban junto a los turcos durante la guerra de Crimea. Al principio se fabricaban a mano, pero, en la década de 1880, se abarataron mucho con la invención de las máquinas automáticas de liar cigarrillos. También su uso se hizo mucho más fácil con la invención de la cerilla, que permitía encender cigarrillos en cualquier lugar y en cualquier momento. La inclusión de millones de cigarrillos en las raciones de los soldados en las dos guerras mundiales provocó un enorme aumento del número de personas adictas al tabaco. Desde la década de los setenta, los Gobiernos occidentales han adoptado medidas de salud pública para reducir los costes sociales del tabaco y han registrado un descenso sustancial del número de fumadores. Sin embargo, en una buena parte del resto del mundo, el tabaquismo sigue en aumento con efectos devastadores. En 2019, la OMS estimó que del total mundial anual de unos 56 millones de muertes,[8] alrededor del 15 % se deben al tabaco. Otra estimación es que, en el siglo XXI, mil millones de personas morirán por enfermedades relacionadas con el tabaquismo, la mitad de ellas en China.[9]

¿CUÁLES SON LOS DAÑOS Y LOS BENEFICIOS DEL TABACO?

El humo del tabaco es muy tóxico. Contiene al menos sesenta sustancias químicas de las que se sabe o se sospecha que causan cáncer en los seres humanos,[10] entre ellas arsénico, benceno y plomo, así como monóxido de carbono, que daña el corazón y los vasos sanguíneos. Fumar conlleva un riesgo considerable de desarrollar una serie de problemas pulmonares, como bronquitis crónica, enfisema y asma, además de multiplicar por veinte la probabilidad de desarrollar cáncer de pulmón. Contrae los vasos sanguíneos, lo que puede causar problemas de corazón, enfermedades cardiovasculares e ictus. A este riesgo se suman a menudo las dificultades para respirar con dificultad, que hacen que los fumadores sean menos propensos a hacer ejercicio y más propensos al sobrepeso.

Como sus efectos de intoxicación son leves, el tabaco no se asocia a comportamientos violentos o antisociales, aunque fumar durante el embarazo puede dañar al feto al reducir su suministro de oxígeno. Las cerillas y colillas desechadas pueden provocar incendios; se sospecha que el incendio de 1987 en la estación londinense de King's Cross, en el que murieron 31 personas, fue provocado por la cerilla de un fumador.[11] En todo el mundo se calcula que la *mitad* de los incendios son provocados por cigarrillos, lo que causa unas 2500 muertes y la destrucción de millones de kilómetros cuadrados de hábitat. Como el tabaco es legal, no está asociado a la delincuencia internacional (aparte de cierto contrabando para evadir impuestos) y la venta de cigarrillos genera grandes ingresos para los Gobiernos (aunque al mismo tiempo crea importantes costes económicos). En el Reino Unido, el grupo de expertos de Policy Exchange ha calculado que los impuestos sobre los cigarrillos recaudan 10 000 millones de libras al año, pero el coste para la economía del tratamiento de los problemas de salud relacionados con el tabaco es de 13 700 millones de libras.[12] Las cifras de Estados Unidos son probablemente similares, pero más difíciles de obtener.

Cuanto más se prolonga el hábito, más aumentan los riesgos, sobre todo a partir de los treinta años, cuando el organismo pierde capacidad para autorregenerarse. David Spiegelhalter, catedrático de Riesgos de la Universidad de Cambridge, ha calculado que cada cigarrillo resta once minutos a la duración total de la vida,[13] basándose en el hecho de que, por término medio, un fumador de treinta cigarrillos diarios morirá a los sesenta y nueve años, diez años antes que alguien que nunca haya fumado.

El humo de segunda mano también es peligroso. Está clasificado como carcinógeno por la OMS, y la Agencia de Protección del Medio Ambiente de Estados Unidos le ha otorgado la calificación de «Clase A»,[14] en la que están incluidas sustancias como el amianto y el arsénico. Un estudio realizado en 2004 por el Comité Científico sobre Tabaco y Salud del Reino Unido concluyó que la exposición al humo contribuye al riesgo de padecer enfermedades como el cáncer de pulmón, las cardiopatías,[15] los ataques de asma y la reducción de la función pulmonar. Dos años más tarde, el cirujano general de Estados Unidos reiteró estas conclusiones,[16] haciendo hincapié en que los niños corren especial riesgo, y pueden sufrir problemas de oído, infecciones respiratorias agudas, asma grave, crecimiento pulmonar más lento y un mayor riesgo de síndrome de muerte súbita del lactante. Aunque los riesgos son mucho menores que para los propios fumadores, el humo ajeno sigue siendo responsable de 1,2 millones de muertes al año en todo el mundo, 11 000 de ellas en el Reino Unido.[17]

Aunque es cuestionable que el tabaco tenga algún beneficio para la salud, existen algunas pruebas de que en los fumadores que llegan a una edad avanzada puede reducir los riesgos de padecer la enfermedad de Parkinson. Aunque las culturas indígenas de América utilizaron el tabaco como medicina durante miles de años, sus pautas de consumo eran muy diferentes a las de los fumadores de cigarrillos actuales. Las ceremonias de la pipa de la paz estaban muy ritualizadas y eran relativamente poco frecuentes, la participación solía estar limitada a determinadas personas (como jefes, curanderos y pacientes) y el humo se «saboreaba» en lugar de inhalarse. Estos factores protegían a los consumidores de la adicción al tabaco y de los efectos cancerígenos de la droga.[18] El papel del tabaco en las ceremonias de la pipa de la paz era en gran medida simbólico, pues el humo trasladaba las oraciones y peticiones de los participantes hacia el cielo. El tabaco en las ceremonias de los nativos americanos se parece tanto a fumar cigarrillos como el consumo de vino en la comunión cristiana a las borracheras.

Debido al estatus sagrado del tabaco en América, cuando se trajo por primera vez a Europa se trató como un remedio para todo, desde el tétanos hasta la migraña,[19] aunque en realidad fumar es mucho más perjudicial que beneficioso. Se está investigando si algunos componentes aislados del tabaco, que pueden consumirse de forma más segura que fumar, podrían tener algún valor medicinal. Se ha investigado mucho sobre la nicotina, sobre todo porque una proporción muy alta de personas con esquizofrenia fuma, y se cree que la nicotina tiene propiedades antipsicóticas y de mejora de la cognición y puede ser protectora en dosis bajas.[20] Actualmente se están estudiando nuevos tipos de antipsicóticos nicotinérgicos que no contienen nicotina pero que actúan sobre los mismos receptores, especialmente el subtipo $\alpha7$.[21]

Sin embargo, aunque algunos ingredientes pueden tener algún valor terapéutico, las hojas de tabaco en su forma natural contienen tanto alquitrán y tantas sustancias químicas cancerígenas que tendrían que ser extremadamente beneficiosas para que merecieran la pena los riesgos, y no hay pruebas de que lo sean. El Cuadro 12.1 muestra algunos de los daños del tabaquismo observados en el Reino Unido, comparados con los del consumo de cocaína.

	Cocaína (un millón de consumidores)[22]	Tabaco (seis millones de consumidores)[23]
Muertes al año	430 en Inglaterra y Gales en 2017.	Aproximadamente 100 000 al año en el Reino Unido.[24]
Daños físicos	Alrededor de 800 intoxicaciones no mortales, algunos daños cardíacos.[25]	1,5 millones de ingresos hospitalarios al año por enfermedades relacionadas con el tabaco.[26]
Daños psicológicos	La psicosis por cocaína es rara, pero puede darse en grandes consumidores.	Ninguno.
Dependencia	Alrededor de 28 000 personas recibieron tratamiento por adicción a la cocaína en 2016/2017.[27]	Básicamente los 6 millones de fumadores son adictos.[28]
Pérdida de tangibles y relaciones	El consumo puede causar pobreza, asunción de riesgos y comportamiento antisocial.[29]	Poco común.
Coste económico	Difícil de calcular, pero no más de 200 millones de libras al año.[30]	Muy elevado: 5000 millones de libras al año.[31]
Daños internacionales	Muy elevados: 150 000 asesinatos en México, violencia en Colombia, destrucción de la selva tropical.	Deforestación, agotamiento del suelo por el abuso de los fertilizantes, agricultores explotados.[32]

Cuadro 12.1. Comparación de los daños del tabaco con los de la cocaína, en el Reino Unido.

El tabaco libera dopamina en el cerebro y, por tanto, genera sensaciones de placer, pero este efecto es muy leve en comparación con otros estimulantes, incluso para las personas genéticamente predispuestas a disfrutar de la droga más que otras. La mayor parte del placer de fumar se debe al contexto social y al alivio de las ansias adictivas. Fumar es una actividad sociable, y es aceptable pedir cigarrillos, mecheros o papel de liar, incluso a desconocidos; los fumadores también tienden a tener un fuerte sentido de identidad de grupo y a crear vínculos sociales mientras consumen cigarrillos. Aunque estos beneficios son

223

reales, podrían generarse igualmente a través de otras actividades que supongan menos riesgos para la salud del individuo y de quienes inhalan pasivamente su humo. En última instancia, lo que impulsa a la mayoría de los fumadores habituales a consumir la droga repetidamente son las ansias producidas por su adicción a la nicotina; fumar puede resultarles relajante y placentero, pero una buena parte de esos placeres derivan del alivio del síndrome de abstinencia a la nicotina.

¿CÓMO SABEMOS QUE FUMAR PROVOCA CÁNCER DE PULMÓN?

Ya en 1604, el rey Jaime I de Inglaterra describió el tabaco como una «costumbre repugnante para la vista, odiosa para la nariz, nociva para el cerebro [y] peligrosa para los pulmones».[33] A finales del siglo XVIII, un médico londinense observó una relación entre el consumo de rapé y los cánceres de nariz,[34] y, en la década de 1850, los efectos del tabaco sobre la salud eran objeto de debate entre los profesionales de la medicina en *The Lancet*.[35] Las primeras pruebas sólidas de la relación entre el cáncer de pulmón y fumar tabaco se publicaron en 1912,[36] y durante las cuatro décadas siguientes las pruebas fueron aumentando. Cuando en los años cincuenta se publicaron los resultados del estudio de Richard Doll con 40 000 médicos, durante un periodo de veinte años,[37] que mostraba que era 20 veces más probable para un fumador desarrollar cáncer de pulmón, la relación causal parecía incontrovertible.

Al principio, la diferentes industrias tabacaleras adoptaron un enfoque relativamente sutil ante la creciente evidencia de que estaban comercializando una droga letal. Se anunciaban directamente a los médicos con afirmaciones de que sus cigarrillos eran menos nocivos que los de otras marcas, y al público con eslóganes como «Los médicos fuman Camel más que cualquier otro cigarrillo»,[38] para asociar tabaquismo y buena salud. La investigación inicial de Doll era preocupante, pero la industria esperaba que el público no prestara demasiada atención a un estudio estadístico. Posteriormente, en 1953, el Dr. Ernst Wynder publicó un artículo en el que demostraba que los ratones a los que se impregnaba con alquitrán de tabaco desarrollaban tumores, lo que demostraba que el alquitrán de tabaco era cancerígeno.[39] Se trataba de un tipo de experimento mucho más sencillo de comunicar al público y fue ampliamente difundido en la prensa. Dentro de la industria, esta oleada de publicidad negativa se denominó la «emergencia de 1954», y respondieron desarrollando una de las campañas de relaciones públicas más exitosas de la historia.

En pocas semanas, la empresa de relaciones públicas contratada por las «grandes tabacaleras» había diseñado una estrategia que desde entonces se ha convertido en un modelo para otras poderosas industrias. En lugar de intentar refutar las pruebas (lo que habría sido imposible), se centraron en hacer que la relación pareciera menos cierta. Mientras la gente pensara que la cuestión seguía siendo una cuestión de «debate» científico y no un «consenso» y se consideraran probables otras hipótesis, la adopción de medidas se retrasaría, y durante ese tiempo podrían seguir vendiendo grandes cantidades de cigarrillos. Empezaron con un anuncio titulado «A Frank Statement to Cigarette Smokers» (Una declaración sincera para los fumadores de cigarrillos),[40] que apareció en 448 periódicos el 4 de enero de 1954, llegando a unos 43 millones de estadounidenses. Sus afirmaciones esenciales eran las siguientes:

- Las investigaciones médicas de los últimos años indican muchas causas posibles del cáncer de pulmón.
- Las autoridades no se ponen de acuerdo sobre la causa.
- No hay pruebas de que el tabaquismo sea una de las causas.
- Las estadísticas que pretenden relacionar el humo del tabaco con la enfermedad podrían aplicarse con la misma fuerza a cualquiera de los muchos otros aspectos de la vida moderna. De hecho, numerosos científicos cuestionan la validez de las propias estadísticas.

El anuncio continuaba diciendo que se estaban tomando el asunto en serio y que estaban creando un Comité de Investigación de la Industria Tabacalera (TIRC), dirigido por un científico de «integridad intachable y reputación nacional», para examinar los efectos de su producto sobre la salud. En abril de ese año, el TIRC elaboró un folleto de 18 páginas titulado *A Scientific Perspective on the Cigarette Controversy (Perspectiva científica sobre la controversia de los cigarrillos)*, en el que se recopilaban todos los resultados no concluyentes o contrarios que pudieron encontrar sobre la relación entre el tabaco y los daños para la salud humana. Este folleto se envió por correo a más de 200 000 médicos, políticos y periodistas.

Lo que la industria tabacalera estaba explotando era el hecho de que es difícil demostrar una relación causa-efecto de forma concluyente.

Que dos hechos estén correlacionados no significa necesariamente que uno sea la causa del otro. A podría haber causado B, o B podría haber causado A, o ambos podrían haber sido causados por C, un tercer factor que podría no ser inmediatamente obvio con solo mirar a A y B.[41] E incluso cuando se ha demostrado que A y B están correlacionados, y que A causa B y no al revés, todavía hay que identificar un mecanismo. Como vimos con el cannabis y la esquizofrenia, puede haber muchos factores de confusión que dificulten una respuesta definitiva.

De hecho, la investigación sobre el tabaco y el cáncer de pulmón sí demostró una relación causal. El estudio de Richard Doll realizó un seguimiento de una enorme muestra de médicos durante un largo periodo de tiempo, durante el cual algunos no fumaron en absoluto, otros dejaron de fumar y otros siguieron fumando. Tenía una muestra de control (los no fumadores) y ejemplos de personas que habían fumado durante distintos periodos de tiempo para poder ver si los riesgos aumentaban si se fumaba durante más tiempo. La asociación entre fumar y el cáncer de pulmón era increíblemente fuerte, unas veinte veces mayor que la asociación entre no fumar y el cáncer de pulmón. El estudio con ratones de Wynder había demostrado que el tabaco causaba cáncer, así que también tenían un mecanismo. Los hallazgos de Doll eran similares a la mayoría de las demás investigaciones que se habían realizado sobre el tema, y se han repetido muchas veces desde entonces, mientras que los resultados de la investigación que el TIRC citaba en su folleto eran anómalos. Existen muchas áreas de incertidumbre en la ciencia farmacológica, pero la relación entre el tabaco y el cáncer de pulmón no es una de ellas.

¿POR QUÉ FUMAR ES TAN ADICTIVO?

Alrededor del 15 % de los adultos tanto en el Reino Unido como en Estados Unidos fuman. De ellos, una gran mayoría quiere dejarlo y más de tres cuartas partes lo han intentado y han fracasado en el pasado.[42] ¿Qué tiene el tabaco que hace tan difícil dejarlo?

En parte, es la propia sustancia. La nicotina es una droga adictiva que provoca reacciones de abstinencia rápidas y marcadas cuando la gente intenta dejar de fumar. Muchos fumadores sienten los efectos de la abstinencia cada mañana y eso les impulsa a fumarse el primer cigarro del día.

Además, el humo del tabaco contiene sustancias que bloquean la importante enzima cerebral monoaminooxidasa (MAO) y este bloqueo puede contribuir a la dependencia. (Las zonas brillantes en las imágenes PET de la Figura 12.1 muestran la prevalencia de la MAO en el cerebro de un no fumador en comparación con el de un fumador). La MAO descompone la dopamina, por lo que, si se bloquea la MAO, aumentan los niveles de dopamina, lo que mejora el estado de ánimo. En el síndrome de abstinencia, los niveles de dopamina descienden y puede producirse depresión. Por lo tanto, fumar tabaco tiene dos componentes: *(a)* el efecto directo de la nicotina en el cerebro y *(b)* el efecto indirecto de bloquear las enzimas MAO, que contribuyen a crear adicción al tabaco.

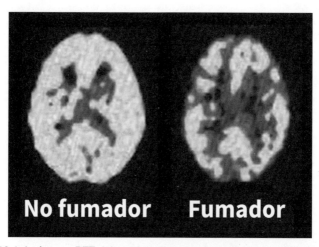

Figura 12.1. Imágenes PET del cerebro de un no fumador (izquierda) comparado con el de un fumador (derecha). Las zonas brillantes muestran la prevalencia de la importante enzima cerebral monoaminooxidasa (MAO). Fuente: www.ncbi.nlm.nih.gov/pmc/articles/PMC19495/

La vía de administración también influye. Los cigarrillos solo son superados por la jeringuilla hipodérmica en cuanto a eficacia de la administración de drogas: fumar transporta la droga al cerebro casi tan rápido como inyectarla. Los cigarrillos son portátiles y cómodos, y se adaptan perfectamente a un descanso de cinco minutos. En cambio, cuando el tabaco o la nicotina se consumen en formas que llegan al cerebro más lentamente, como el tabaco en polvo, los chicles o los parches, son mucho menos adictivos.

El tabaco es la tercera droga que crea más dependencia, después de la heroína y el crack: el 40 % de las personas que empiezan a fumar se vuelven adictas. En mi trabajo clínico, me he encontrado con personas a las que han tenido que amputar las dos piernas tras desarrollar una enfermedad arterial periférica por fumar. Es un ejemplo aterrador del poder de la adicción porque habrían mejorado si hubieran dejado de fumar. No poder dejar de fumar incluso después de haber perdido una pierna y continuar fumando hasta perder la segunda demuestra lo poderoso que puede ser el impulso de fumar.

Un fumador adicto experimentará las incómodas sensaciones de la abstinencia entre calada y calada. Existen vulnerabilidades genéticas a la dependencia del tabaco, algunas de las cuales están relacionadas con la rapidez con que se elimina del organismo: cuanto más rápido se procesa la nicotina, más probabilidades hay de querer volver a fumar.

Pero también es el contexto social del tabaco lo que hace que sea tan difícil dejarlo. Mucha gente recordará su primera pastilla de éxtasis o su primer porro como experiencias muy agradables, incluso que le cambiaron la vida. Casi nadie disfruta de su primer cigarrillo. Solo porque la cultura popular está saturada de imágenes positivas de gente fumando, y porque los amigos lo animan, alguien fuma un segundo cigarrillo. La presión de los amigos para fumar es tan poderosa que muchos acaban superando la repulsión natural de su cuerpo a inhalar materia vegetal en combustión y se convierten en adictos al tabaco, también conocidos como fumadores. El tabaco es legal, se puede adquirir libremente salvo por la restricción de edad, y aunque ya no tenemos publicidad pública, las películas y la televisión siguen asociando constantemente el hábito de fumar con la juventud, el atractivo y ser «guay».

Cualquier adicto experimenta un fuerte deseo de consumir, que puede ser desencadenado por el entorno y los grupos sociales que asocia con el consumo de la droga. Para los fumadores, la tentación está ahí cada vez que pasan por delante de un estanco, ven imágenes de gente fumando o se cruzan con alguien que fuma. Parte del objetivo de las medidas de salud pública, como la prohibición de fumar, ha sido reducir estos factores desencadenantes: si fumar resulta más incómodo y los exfumadores no tienen que sentarse en lugares llenos de humo, es más fácil combatir el impulso. Hay indicios de que la prohibición de fumar puede ayudar a prevenir el hábito. Un estudio realizado en 2001 entre adolescentes de Massachusetts descubrió que, aunque no había mucha diferencia en el número de los que experimentaban con el tabaco, en las ciudades con prohibición de fumar había un 35 % menos de probabilidades de que se convirtieran en fumadores habituales.[43] Las medidas de salud pública también han reducido el consumo de tabaco entre los adolescentes tanto en Estados Unidos como en el Reino Unido. En 1991, el número de jóvenes de 11 a 15 años que fumaban en el Reino Unido era del 16 %; en 2005 se había reducido al 5 %.[44]

RESPUESTAS DE SALUD PÚBLICA Y RESISTENCIA DE LA INDUSTRIA

A principios de la década de los sesenta, quedó claro que el tabaco era una droga altamente adictiva con graves consecuencias para la salud de los millones de fumadores, y que era la principal causa de muerte evitable en el mundo desarrollado. Una vez que se reconoció que se trataba de una crisis de salud pública, se introdujeron varias medidas para reducir los daños del tabaco. El primer paso fue controlar el contenido de los anuncios. Por extraño que parezca hoy en día, en los anuncios de cigarrillos de los años cuarenta y cincuenta a menudo aparecían médicos haciendo afirmaciones sobre los beneficios para la salud de los cigarrillos, al menos en comparación con las marcas rivales. La normativa se tradujo en normas más estrictas sobre la ubicación de los anuncios (por ejemplo, fuera del alcance de las escuelas), la prohibición del patrocinio de eventos deportivos y, finalmente, la prohibición total de la publicidad.

Las restricciones limitaron el consumo de tabaco a lugares específicos, y lo prohibieron por completo donde no resultaba práctico, como en aviones u hospitales. Cada vez se fuma menos en el lugar de trabajo, aunque en el Reino Unido no se prohibió completamente hasta que entró en vigor la ley de 2007. En algunos países también está prohibido en espacios públicos al aire libre, como parques y playas. Se crearon servicios específicos para los adictos al tabaco, como la línea de ayuda para fumadores del sistema nacional de salud, y empezó a difundirse información sobre terapias de sustitución de nicotina y otros tratamientos en hospitales y consultas médicas.

Las etiquetas de advertencia se introdujeron en los paquetes de tabaco de toda la Unión Europea en 2003, y en 2007 empezaron a mostrarse fotografías de pulmones con cáncer y otras imágenes gráficas en las cajetillas. Parece que han sido razonablemente eficaces: una encuesta realizada en 2008 reveló que el 30 % de los fumadores actuales afirmaban que las advertencias los ayudaban a fumar menos.[45] En

2011 se anunció una nueva política en el Reino Unido que obliga a las tiendas a colocar los paquetes de tabaco «bajo el mostrador» en lugar de en un expositor detrás de la caja.[46]

El siguiente avance se produjo en Australia, donde se promulgaron leyes que obligaban a que las cajetillas fueran neutras y se retiraron de la vista del público en las tiendas (se guardan detrás del mostrador como los medicamentos). Se esperaba que al hacer que los cigarrillos fueran menos visibles se redujera la tentación de comprarlos de forma ocasional debido a la ansiedad por la nicotina que provoca ver los paquetes. Parece que funcionó y otros países, incluido el Reino Unido, han seguido su ejemplo.[47]

Otro enfoque para reducir el consumo fue la prohibición en 2011 en el Reino Unido de los cigarrillos en máquinas expendedoras; esto es especialmente importante porque elimina una forma fácil para los jóvenes de eludir la restricción de edad.

La industria tabacalera se ha resistido a estas medidas en todo momento. Parte de la estrategia ha consistido en desinformar, sembrando deliberadamente la duda y la incertidumbre sobre la validez de los datos científicos que demuestran que su droga es nociva o adictiva. Otra táctica ha sido desacreditar las propias medidas de salud pública, argumentando que son ineficaces o punitivas. Han sugerido medidas alternativas, como la ventilación en lugar de la prohibición de fumar, alegando que son igual de eficaces, aunque investigaciones independientes han demostrado lo contrario.[48] La industria ha financiado a institutos y centros de investigación para que realicen estudios científicos que discrepan de la mayoría de las pruebas sobre los daños del tabaco. Como ha quedado claro que los países industrializados van a seguir restringiendo la venta y el consumo de tabaco, la industria se ha dirigido agresivamente a los países en desarrollo. Alrededor del 80% de los 1100 millones de fumadores del mundo viven en países de renta baja y media;[49] sus prestaciones sanitarias no son tan buenas como en los países de renta alta, por lo que cabe esperar que en ellos se produzcan más del 80% de las muertes relacionadas con el tabaco en las próximas décadas.

Sin embargo, la estratagema más exitosa de la industria tabacalera fue pasar de promocionar los cigarrillos como un signo de salud, madurez y responsabilidad, a promover el tabaquismo como un hábito deseable precisamente porque es arriesgado y subversivo. Esto les permitió explotar dos nuevos mercados: la rebelde cultura juvenil que se desarrolló en la década de los sesenta y el público femenino. En 1929, el sobrino de Freud, Edward Bernays, a menudo llamado «el padre de las relaciones públicas», tuvo la idea de contratar a una serie de mujeres hermosas para que aparecieran en el desfile de Pascua de Nueva York fumando y sosteniendo pancartas que llamaban a su cigarrillo «antorcha de la libertad». La asociación entre emancipación femenina y tabaquismo ha tenido un resultado positivo para los beneficios de las tabacaleras en casi todos los lugares donde se ha probado,[50] y aunque el número de fumadores masculinos sigue superando al de fumadoras femeninas, la proporción de mujeres está aumentando, con el correspondiente incremento de los problemas de salud. Las estadísticas oficiales muestran que en 2006-2008 el cáncer de pulmón causó más muertes en mujeres que el cáncer de mama, casi todas ellas debidas al tabaquismo.[51] Desde los años cincuenta, se ha producido un aumento del 600 % en las tasas de mortalidad femenina por cáncer de pulmón.[52]

Al igual que la industria del alcohol, durante mucho tiempo, las tabacaleras argumentaron que no era necesaria una regulación legal y que los códigos voluntarios bastaban para mejorar los hábitos de comportamiento y reducir los daños. Afortunadamente, la actitud de los Gobiernos ha cambiado en este sentido y, aunque todavía queda mucho por hacer para reducir la influencia de la industria tabacalera, al menos se reconoce que promulgar leyes para controlar su alcance es la forma más eficaz de mejorar la salud pública. Este cambio de actitud ha llevado mucho tiempo, ya que (al igual que con el alcohol) la industria ha tenido un gran as en la manga para influir en los responsables políticos: muchas de las personas que toman las decisiones sobre cómo debe regularse el tabaco han sido adictas. El tabaquismo ni siquiera se reconoció como adicción en Estados Unidos hasta 1989; antes de eso se hablaba de «habituación», restando importancia a lo difícil que era para mucha gente dejar de fumar. El hecho de que muchos políticos fueran fumadores influyó sin duda en esta forma de pensar.

¿FUNCIONÓ LA PROHIBICIÓN DE FUMAR EN EL REINO UNIDO EN 2007?

Es importante evaluar cualquier política para determinar si ha sido eficaz en la consecución de sus objetivos y si ha tenido consecuencias imprevistas. El principal objetivo de la prohibición de fumar en el Reino Unido en 2007 era proteger a la población de los efectos del humo ajeno; dado que el cumplimiento superó el 98 %, sin duda lo consiguió.[53] Un estudio realizado entre trabajadores de bares midió la cantidad de cotinina (un subproducto de la nicotina que da la mejor medida de la exposición al humo del tabaco) presente en su saliva, y descubrió que había descendido un 76 % tras la introducción de la prohibición.[54]

El cambio tuvo algunos beneficios inmediatos y evidentes para la salud. La calidad del aire en los bares, que antes se situaba en niveles «insalubres», mejoró drásticamente, animando a los no fumadores a acudir a ellos.[55] También benefició a las personas con afecciones pulmonares: un tercio afirmó que los ayudó a no tener que ir al hospital. También se produjo una reducción del 2,4 % de los infartos de miocardio en Inglaterra en los doce meses siguientes a la prohibición,[56] aunque no sabemos si tuvo que ver con el descenso de los niveles de tabaquismo pasivo o directo, ya que también se produjo un marcado descenso de las ventas de cigarrillos. Un año después de la prohibición, se estimó que se habían fumado 2000 millones de cigarrillos menos en los doce meses posteriores a junio de 2007 en comparación con los doce meses anteriores.[57] Esto se ha atribuido en parte a la prohibición, aunque el aumento de la edad de venta a los dieciocho años y el incremento de los impuestos también contribuyeron a reducir la demanda.

Que la prohibición lograra uno de sus objetivos secundarios —reducir los desencadenantes ambientales y ayudar a las personas a abandonar su adicción— resulta más incierto. En el año siguiente a la prohibición, se produjo un aumento del 22 % en la demanda de asistencia para dejar de fumar en el sistema de salud, aunque es posible que esto solo haya sido una victoria a corto plazo.[58] Según otro estudio, las prescripciones de fármacos antitabaco aumentaron un 6,4 % en los nueve meses anteriores a la prohibición, pero disminuyeron un 6,4 % en los nueve meses posteriores.[59] Es posible que la publicidad que rodeó a la prohibición haya influido en las personas que ya querían dejar de fumar, pero, cuando estas abandonaron el consumo, nos quedamos con un núcleo duro de fumadores con poca motivación para dejarlo. Es posible que el hecho de tener contacto con otros fumadores y la posibilidad de fumar en zonas al aire libre haya influido más en estas personas que la prohibición de fumar en espacios cerrados.

Ya hemos visto lo fácil que es que políticas bienintencionadas acaben teniendo efectos perversos cuando no tienen en cuenta la situación real en la que se van a aplicar, pero hasta ahora las predicciones sobre las consecuencias negativas de la prohibición no se han cumplido. El diputado John Reid se opuso al proyecto de ley, argumentando que aumentaría el consumo de tabaco en el hogar;[60] sin embargo, hubo un aumento en el número de familias que dejaron de permitir fumar en casa, del 61 % en 2006 al 67 % en 2008.[61] No hubo desobediencia civil masiva por parte de fumadores frustrados, ni incumplimiento generalizado por parte de los propietarios, y el apoyo público se ha mantenido estable en torno al 76 %. Aparte de algunos casos aislados de personas que se han negado abiertamente a aceptar la prohibición, el cumplimiento ha sido alto, aunque algunos locales celebran reuniones de fumadores (*smoke-ins*) fuera de horario, que suelen ser toleradas por los ayuntamientos y la policía del mismo modo que las fiestas del alcohol (*lock-ins*). Las afirmaciones de sitios como Opposingthe-UK-smokingban.org[62] de que los fumadores han sido asesinados y atacados violentamente por su hábito desde la prohibición no parecen tener ninguna base real; de hecho, el incidente más conocido de «furia del humo» se dirigió contra un no fumador, cuando el propietario de un restaurante en Turquía fue asesinado en 2009 después de intentar hacer cumplir la prohibición de fumar que acababa de aplicarse allí.[63]

Algunos negocios han sufrido pérdidas de ingresos, aunque se trataba de una consecuencia previsible más que perversa. Entre julio de 2007 y abril de 2008 se vendieron en los bares 175 millones de pintas menos que el año anterior (lo que en realidad supondría una mejora para la salud del país si no se hubiera sustituido con toda probabilidad por el consumo en casa de alcohol a precios reducidos de los supermercados).[64] La solución a los problemas de la hostelería, como decíamos en el capítulo 7 sobre el alcohol, no es reintroducir el consumo de tabaco, sino animar a la gente a volver a los bares, eliminando la diferencia de precio en las tiendas y en los bares.

De hecho, la mejora de la calidad del aire parece haber animado a los no fumadores a pasar más tiempo en los bares: en una encuesta de opinión realizada un año después de la prohibición, el 11 % de la gente afirmó que ahora pasaba menos tiempo en el bar, pero el 13 % dijo que iba más, en parte porque ahora era un lugar más agradable para estar.[65] Ciertamente, muchos bares han recurrido ahora a la comida como principal fuente de ingresos, ya que más gente considera aceptable comer allí ahora que el humo se ha disipado.

Sin embargo, la prohibición no ha tenido mucho impacto en el número de personas que fuman, que sigue siendo de alrededor del 15 % de la población adulta en el Reino Unido y Estados Unidos.[66] Una de las razones por las que estas cifras se mantienen es que muchos pubs y bares ofrecen espacios para fumar al aire libre, y los aeropuertos cuentan ahora con salas para fumadores. Para reducir aún más el consumo de tabaco tenemos que cambiar nuestra forma de consumir nicotina, y ese es el tema que abordaremos en el próximo capítulo.

¿LIBERTAD DE ELECCIÓN PARA FUMAR?

Muchas personas se opusieron a la prohibición de fumar alegando que violaba su libertad. Merece la pena reflexionar sobre este tema de la «libertad», porque muchos de los argumentos esgrimidos sobre la regulación de las drogas proceden de una postura libertaria que hace hincapié en nuestro derecho a ser libres de la influencia de los demás. Los libertarios son económicamente de derechas y piensan que el Estado no debe interferir en los mercados ni en la libertad de las personas para elegir por sí mismas.

Es importante dejar claro en qué difiere mi postura de la suya. Creo que nuestro objetivo debería ser reducir el daño causado por las drogas, y dado que enviar a la gente a la cárcel causa más daño que las drogas, es una política ineficaz e injusta. Eso no es lo mismo que pensar que la gente debe ser libre de hacer lo que quiera. Creo que restringir el derecho de las personas a participar en todas las actividades de riesgo sería desproporcionado e injusto: habría una protesta general si intentáramos prohibir la equitación, por ejemplo. Pero al considerar la cuestión de la libre elección sobre las drogas que consumimos tenemos que tener en cuenta tres cosas.

En primer lugar, solo se es libre de elegir si se dispone de información correcta, lo que significa no tener que someterse a presentaciones falsas o engañosas de los beneficios y riesgos de una actividad. La publicidad siempre va a hacer hincapié en los beneficios y ocultar los perjuicios, por lo que confunde nuestra libertad de elección. Cuando la publicidad del tabaco aún estaba permitida, la industria tabacalera utilizaba imágenes de juventud, salud, belleza y atractivo para dar a entender que así sería el resultado de consumir cigarrillos, cuando la verdad es que la mitad de los fumadores acabarán muriendo de una enfermedad relacionada con el tabaco. Hoy en día, las marcas utilizan colores claros, imágenes con filtros y palabras como *light* para dar la impresión de que sus cigarrillos serán más sanos, cuando las investigaciones demuestran que el daño que causan es el mismo que el de cualquier otra marca.[67] El trabajo de base realizado por la cultura popular para dar glamour al consumo de drogas es especialmente notable en el caso de los cigarrillos, ya que, para la mayoría de las personas, la experiencia inicial es desagradable, por lo que tienen que motivarse con ideas positivas de lo que significa fumar para llegar a disfrutarlo. Desde que se hicieron públicos los documentos utilizados durante los ensayos con tabaco en la década de los noventa, disponemos de una gran cantidad de evidencias de las formas en que la industria distorsionó las pruebas, engañó a sus clientes y mintió públicamente sobre los peligros de su producto.[68] Proteger la libertad de elección de las personas exige proporcionarles datos objetivos y garantizar que no se les da información falsa.

En segundo lugar, no puedes elegir libremente si eres adicto. Esto no quiere decir que los adictos no puedan «desintoxicarse», sino que la adicción cambia nuestro cerebro y afecta a nuestro juicio, por lo que la decisión de un adicto de fumar o no un cigarrillo es completamente diferente a la de una persona no adicta. Los cien primeros cigarrillos pueden elegirse libremente, pero una vez que el cerebro se ha adaptado a la droga, el deseo de fumar se debe sobre todo al desagradable síndrome de abstinencia de la nicotina. Proteger la libertad de elección de las personas debe incluir la adopción de medidas para evitar la adicción. Y, en tercer lugar, aunque los libertarios hacen hincapié en su derecho a vivir sin dejarse influir por los demás, el consumo de drogas no es una cuestión aislada y personal. Tu libertad para tomarte una copa y coger el coche afecta directamente a la libertad de otras personas de viajar seguras por la carretera, del mismo modo que tu libertad para fumarte un cigarrillo donde quieras afecta a la libertad de otras personas para elegir si quieren o no exponerse a tu humo. Una parte importante de este impacto en otras personas son los costes que cubren los servicios públicos. Sostengo, como la mayoría de los ciudadanos del Reino Unido, que la asistencia sanitaria pública y gratuita (es decir, el NHS) beneficia a todo el mundo, y que nadie debería quedarse sin tratamiento aunque su enfermedad sea en parte autoinfligida. Los adictos al tabaco también son contribuyentes, y aunque prohibir fumar en lugares públicos les limita como fumadores, aumenta su libertad como contribuyentes al liberar dinero del tratamiento de enfermedades relacionadas con el tabaco.

Al final, incluso algunos de los defensores más acérrimos de esta idea concreta de libertad han descubierto que sus propias «elecciones libres» han tenido consecuencias que los han llevado a depender de la sociedad para su sustento. Una de las libertarias más famosas del siglo XX, Ayn Rand, se pasó la vida defendiendo la inmoralidad de la intervención del Estado, pero acabó su vida recibiendo tratamiento en Medicare por un cáncer de pulmón relacionado con el tabaco.

CONCLUSIÓN

Se prohibió fumar en lugares públicos porque el tabaco es perjudicial tanto para los fumadores como para las personas expuestas al humo ajeno. Aproximadamente la mitad de las personas que consumen tabaco con regularidad morirán de una enfermedad relacionada con el tabaco. En todo el mundo, más de ocho millones de personas mueren cada año a causa del tabaco; de ellas, más de 1,2 millones se deben al humo ajeno. En el Reino Unido, las cifras anuales superan las 3000 muertes por los efectos del tabaquismo pasivo, de un total de 100 000 muertes relacionadas con el tabaco (Figura 12.2).[69]

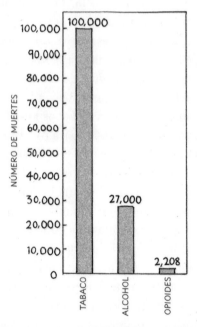

Figura 12.2. Defunciones anuales en el Reino Unido debidas a distintas drogas.

Fumar es extremadamente adictivo, y a muchas personas les resulta muy difícil dejarlo, incluso cuando saben que les está perjudicando a ellos y a quienes les rodean. Cuando los habitantes de los países más pobres adquieren el hábito, cuyos riesgos se ven agravados por una dieta deficiente, la falta de acceso a la atención sanitaria y los altos niveles de contaminación, la probabilidad de que el tabaco provoque enfermedades es aún mayor. Al ritmo actual, habremos permitido que el tabaco mate a mil millones de personas en 2100.

La penalización crearía un enorme mercado negro, y probablemente se enfrentaría a tanto incumplimiento que sería inaplicable. También privaría a los Gobiernos de ingresos fiscales (que cubren parte de los costes del tratamiento de las enfermedades relacionadas con el tabaco), y perderíamos nuestra capacidad de recuperar parte de los enormes beneficios de la industria. En lugar de considerar que se trata de una cuestión moral que debe castigarse a través del sistema de justicia penal, los Gobiernos han reconocido que la adicción al tabaco es una crisis de salud pública que debe abordarse a través de la educación, el apoyo a los consumidores de drogas, la restricción de la disponibilidad, el aumento de los precios y el control de las empresas que ganan dinero enganchando a la gente.

Nuestros esfuerzos por minimizar los daños causados por el tabaco nos muestran tanto los peligros de permitir que una droga se comercialice abiertamente en la sociedad como algunas de las medidas más eficaces que podemos adoptar para reducir los daños resultantes.

CAPÍTULO 13
VAPEO Y *SNUS*: ¿VAPEAR O NO VAPEAR?

E l vapeo, fumar una solución de propilenglicol (normalmente) con aditivos como nicotina o aromas como la canela, se ha popularizado en muchos países, sobre todo en el Reino Unido y Estados Unidos. Se ha desarrollado gracias a una nueva tecnología de baterías que permite calentar y vaporizar un disolvente líquido, con lo que el vapor puede inhalarse fácilmente. Mientras que muchas personas vapean nicotina (con o sin sabores), otras, sobre todo jóvenes, solo vapean líquidos de sabores. También hay un pequeño número de personas a las que les gusta inhalar gases calientes (normalmente fumadores empedernidos que han dejado de depender de la nicotina pero siguen siendo adictos al proceso fumar), y estas personas simplemente vapean el solvente. Más recientemente, el vapeo se está utilizando para suministrar D9-THC o cannabidiol (CBD) en los países en los que son legales.

Tal vez porque el vapeo se ha desarrollado en forma de cigarrillos electrónicos, ha sido objeto de intensos ataques por parte de muchos sectores. Algunos miembros de la industria tabacalera lo ven como un desafío masivo y posiblemente fatal a su dominio del mercado. Otros lo ven como un sucesor inevitable del tabaquismo y han empezado a comprar empresas de vapeo.[1] Los grupos antitabaco opinan lo contrario: lo ven como una nueva puerta de entrada para fomentar el consumo de nicotina de una forma más aceptable que finalmente llevará a fumar cigarrillos. Dado que se trata de dos grupos de presión inmensamente poderosos y bien financiados, los fabricantes y los usuarios del vapeo se han visto entre la espada y la pared.

La verdad sobre el vapeo se ha visto seriamente ensombrecida por las afirmaciones y contraafirmaciones de estos dos bloques de poder tan hostiles.[2] Los opositores se han apresurado a publicar afirmaciones de que han encontrado efectos patológicos peligrosos del vapeo en experimentos de probeta, aunque normalmente no han realizado el estudio de control adecuado (que consiste en utilizar el humo del cigarrillo como comparación). Por lo tanto, comparan el vapeo con no fumar en absoluto, y lo encuentran tóxico. Esto puede ser cierto en algunos casos, pero el vapeo sigue siendo mucho menos tóxico que el humo del cigarrillo. Un ejemplo notable fue la afirmación de que el vapeo provocaba cambios precancerosos en cultivos celulares. Cuando se les preguntó por el impacto del tabaco, explicaron que no podían hacer esta comparación porque el humo del tabaco era tan tóxico que mataba todo el tejido antes de que se produjeran los cambios cancerígenos.

¿Cuál es la verdad? Algunos hechos están claros. Muchos fumadores de tabaco dependientes han optado por el vapeo para dejar el tabaco, a menudo con éxito. Debido a la notable mejora de salud que supone dejar de fumar, el Gobierno galés ha puesto el vapeo a disposición de los pacientes del NHS de forma gratuita, tan satisfechos están con los beneficios para la salud de los pacientes con enfermedades pulmonares crónicas relacionadas con el tabaquismo.

Pero el grupo de presión antivapeo aún no se ha convencido. Se aferran a cualquier hallazgo negativo o proclaman los perjuicios del vapeo en un intento de asustar a la gente para que deje de fumar. El aspecto más destacable de la histeria en torno al vapeo es que en algunos países se ha prohibido a pesar de que los cigarrillos siguen siendo legales. Gran parte del problema del vapeo es que la OMS ha decidido ponerse del lado del lobby antitabaco y oponerse al vapeo.

La decisión de la OMS contradice la opinión de Public Health England, de la que hablamos a continuación, que recomienda el vapeo como medida de mejora de la salud. ¿Cómo pueden dos organismos sanitarios expertos llegar a conclusiones tan opuestas? La respuesta es una compleja mezcla de reivindicaciones y política. Por ejemplo, la OMS está fatalmente en conflicto porque el Gobierno chino tiene un representante en su consejo rector, y, sin embargo, el Gobierno chino es el mayor vendedor de cigarrillos del mundo.[3] Otro conflicto crítico es el que existe entre los objetivos políticos de acabar con el tabaquismo (postura prohibicionista absolutista) y los de los reduccionistas de daños, como yo, que creemos que nunca podremos eliminar el tabaquismo, pero sí reducir masivamente sus daños haciendo que el mayor número posible de personas se pasen al vapeo o al *snus* (una forma de tabaco que no se fuma, sino que se coloca debajo de los labios; véase más adelante).

Y lo que es aún más extraño, la FDA (Administración de Alimentos y Medicamentos de Estados Unidos) ha clasificado todas las formas de vapeo como productos del tabaco, a pesar de que la mayoría de los vapeadores estadounidenses no consumen nicotina. Esto significa que las estadísticas de Estados Unidos no muestran ninguna reducción en el consumo de tabaco entre los adolescentes, a pesar de que se ha producido un descenso precipitado y bienvenido en el peligroso y adictivo consumo de cigarrillos a medida que los adolescentes recurren al menos peligroso y menos adictivo vapeo.

¿Es perjudicial vapear? Está claro que introducir cualquier cosa en los pulmones (que no sea aire puro) puede tener efectos negativos. El temor del grupo de presión antivapeo a que el vapeo lleve a fumar cigarrillos parece infundado,[4] o al menos muy exagerado, ya que el consumo de cigarrillos en el Reino Unido sigue disminuyendo. El aerosol del vapeo contiene tantas toxinas menos que el humo del tabaco que se cree que es unas veinte veces menos nocivo. Las pruebas de función pulmonar realizadas a fumadores empedernidos que se han pasado al vapeo ya han mostrado mejoras significativas de la función pulmonar.

¿Reduce el vapeo los daños? Bueno, reduce las enfermedades pulmonares en los fumadores de tabaco. Solo el tiempo dirá si también reduce los daños cardiovasculares del tabaquismo, aunque parece probable. En comparación con el tabaquismo, el vapeo produce un nivel mucho menor de monóxido de carbono, que es el elemento del tabaco tóxico para el corazón y los vasos sanguíneos.

Para evaluar adecuadamente este controvertido tema, DrugScience llevó a cabo una conferencia de decisión multicriterio sobre los daños de los productos de nicotina. Consideramos sistemas de administración de nicotina que iban desde el cigarrillo, pasando por las pipas de agua, el tabaco de uso oral y el vapeo, hasta los parches y pastillas de nicotina. Los resultados se muestran en la Figura 13.1.[5]

En general, los cigarrillos son los más nocivos, sobre todo por los daños que causan a otras personas (como el tabaquismo pasivo, en particular a los hijos de fumadores, y las muertes por incendios; véase

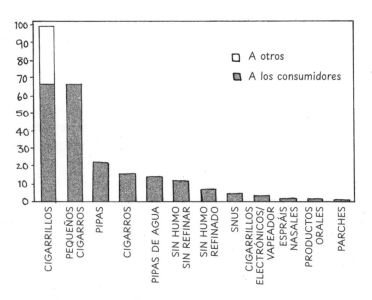

Figura 13.1. Informe de DrugScience sobre los daños relativos de los distintos productos de nicotina. (*Snus* = mezclas suecas de tabaco puro para uso oral).

la página 221). En comparación con los cigarrillos, los cigarrillos electrónicos eran un 5 % igual de nocivos (lo que consideramos probablemente una sobreestimación de sus daños). Estos resultados formaban parte de la base empírica sobre la que Public Health England elaboró su informe de 2015 en el que recomendaba encarecidamente el vapeo frente al tabaco.[6] Su insistencia fue ferozmente atacada en algunos medios de comunicación e incluso en la prensa médica.[7] Ahora, varios años después, hay cada vez más pruebas de que el vapeo está demostrando ser una notable innovación sanitaria que puede evitar millones de muertes prematuras cada año por fumar tabaco. Pero sus detractores siguen haciendo afirmaciones absurdas y alarmistas.

Solo el tiempo lo dirá, a menos que los grupos de presión que se oponen al vapeo se salgan con la suya, en cuyo caso se prohibirá y nunca sabremos si podría haber supuesto una gran revolución para la salud.

Snus

El análisis de DrugScience de la figura anterior muestra otros datos interesantes. Probablemente, el más importante en términos de salud es la baja puntuación del *snus*. Se trata de una forma especial de tabaco producida por la empresa sueca Swedish Match en pequeñas bolsitas que se colocan bajo los labios para que la nicotina pueda absorberse a través de la mucosa de la boca. El tabaco utilizado en el *snus* se produce sin pesticidas ni aditivos utilizados en otras formas de tabaco, por lo que es más natural. Por este motivo, el *snus* puntúa como menos perjudicial que otras formas de tabaco sin combustión: el tabaco de mascar. El tabaco de mascar, refinado o sin refinar, está asociado al cáncer de boca y lengua, mientras que el *snus*, sorprendentemente, no.

Durante los últimos treinta años, el *snus* ha estado disponible en Suecia, donde ha transformado el mercado del tabaco de forma que prácticamente nadie fuma cigarrillos. El impacto del *snus* en la salud ha sido asombroso: ahora los hombres suecos que consumen *snus* no tienen mayor riesgo de cáncer de pulmón que los no fumadores (Figura 13.2). En general, el *snus* ha reducido enormemente los daños para la salud del tabaquismo y parece inofensivo en sí mismo. El único inconveniente del *snus* es que los pigmentos del tabaco pueden decolorar los dientes, algo que ahora se está remediando fabricando un soporte sintético incoloro al que se añade nicotina.

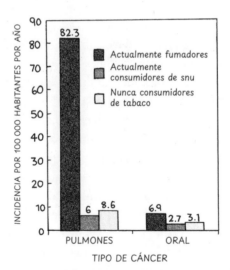

Figura 13.2. Comparación del riesgo de cáncer por fumar y consumir *snus*.
(Luo *et al.*, 2007).[8]

El impacto sanitario del *snus* sueco se ha aceptado ahora en Noruega. Al igual que en Suecia, en Noruega, el *snus* se ha hecho con la mayor parte del mercado del tabaco y han aparecido importantes beneficios para la salud. En 2018, después de años de bloqueo, la FDA permitió la venta de *snus* sueco en Estados Unidos, que hasta entonces solo tenía tabaco de mascar tradicional, más dañino. El tiempo dirá si tiene mucho impacto.

A pesar de que Suecia forma parte de la Unión Europea, el *snus* sueco sigue sin estar disponible en el resto de Europa. De hecho, cuando Suecia estaba negociando su adhesión a la Unión Europea, sufrió presiones para que dejara de vender *snus*. El argumento fue que competiría con los productos del tabaco que ya se vendían en Europa (hasta hace poco la producción de tabaco en Grecia e Italia estaba subvencionada por la UE). Los suecos se negaron con razón, pero se vieron obligados a aceptar no vender *snus* dentro de la Unión, salvo en Suecia. Esto significa que a cuatrocientos millones de residentes europeos se les niega el acceso a una medida para mejorar su salud del tabaco. En 2018, un grupo de expertos en reducción de daños (liderado por el profesor Gerry Stimson), del que yo formaba parte, impugnó esta prohibición ante el Tribunal de Justicia de la Unión Europea. Argumentamos que la prohibición del *snus* infringía la Ley Europea de Derechos Humanos al negar la elección personal de alternativas más saludables a los cigarrillos actualmente permitidos. Curiosamente, muchos Gobiernos europeos, incluido el del Reino Unido, se opusieron a nuestro recurso alegando que interfería con el lucrativo comercio del tabaco, que genera impuestos, y el caso se perdió. Este es otro ejemplo de cómo algunas políticas empeoran los daños de las drogas.

CAPÍTULO 14
MEDICAMENTOS DE VENTA CON RECETA: CRISIS DE LOS OPIOIDES EN ESTADOS UNIDOS

Hasta ahora nos hemos centrado sobre todo en las drogas consideradas en general «recreativas», aunque, como hemos visto, la línea que separa el uso recreativo del medicinal es difusa. Este capítulo trata del otro lado de la línea: las drogas que se han recetado para enfermedades mentales y físicas legítimas, pero que se desvían y se usan indebidamente, y a veces causan adicción. También abordamos algunas preocupaciones comunes sobre los efectos a largo plazo de los fármacos recetados, como los antidepresivos, y sobre las motivaciones de la industria farmacéutica.

El problema tiene dos aspectos principales:

1. Personas que reciben medicación con receta y toman demasiada o se vuelven dependientes.
2. Personas que utilizan los fármacos sin prescripción médica.

Ambos casos se denominan «desvío». A veces la gente utiliza su receta como fuente de ingresos; por ejemplo, existe un pequeño mercado de personas mayores que venden sus somníferos a consumidores recreativos. Aunque la dependencia física puede producirse cuando estos fármacos se toman con fines terapéuticos, las ansias psicológicas de la adicción parecen aparecer solo cuando los opioides se toman de forma no prescrita o cuando se somete a las personas a una abstinencia brusca de los opioides recetados. Los fármacos recetados que más se desvían y consumen indebidamente son las benzodiacepinas, prescritas para la ansiedad y los trastornos del sueño; los analgésicos, como la codeína, la morfina y la oxicodona, y los estimulantes como el Ritalin, para el trastorno por déficit de atención con hiperactividad (que trataremos de manera independiente en el capítulo 15). Pero antes analizaremos la crisis provocada por la reciente epidemia de opioides en Estados Unidos.

LA CRISIS DE LOS OPIOIDES EN ESTADOS UNIDOS

Se ha producido una oleada creciente de muertes por el potente opioide fentanilo y sus análogos (es decir, compuestos con una estructura molecular similar).

El fentanilo se ha utilizado como alternativa a la heroína o la morfina durante muchas décadas con escasos indicios de uso indebido. Pero, en la última década, se ha convertido en un grave problema, especialmente en Estados Unidos y en algunos países europeos, como Estonia. En el Reino Unido hubo unas setenta muertes en 2017, y la tasa va en aumento. En Estados Unidos, la actual crisis de los opioides con receta es uno de los ejemplos más notables de medicina que funciona mal: en 2018 murieron más personas en Estados Unidos por sobredosis de opioides que por accidentes de tráfico,[1] y ya superan al número de soldados estadounidenses caídos en combate en la guerra de Vietnam.[2]

El fentanilo es tan peligroso porque es al menos cincuenta veces más potente que la heroína; es decir, alguien que consuma 250 mg de heroína obtendrá el mismo efecto con 5 mg de fentanilo. Tal vez sería mejor decir fentanilos, ya que existen más de cien análogos detectados hasta ahora en uso ilegal. Un derivado del fentanilo, el carfentanilo, es mil veces más potente que la heroína (de hecho, es tan potente que, cuando los veterinarios lo utilizan —por ejemplo, para sedar a un elefante—, deben contar con la presencia de otra persona para que les administre inmediatamente un antídoto en caso de que entren accidentalmente en contacto con la droga). Los traficantes de drogas no tienen los medios ni la intención de medir con precisión los fentanilos, por lo que, en el mercado negro, las dosis son a menudo demasiado altas, y la gente muere. Además, el fentanilo se mezcla a veces con otros opioides para ofrecer un «subidón» extra o se suministra, sin que el consumidor lo sepa, en lugar de éxtasis u otras drogas.

Pero ¿por qué el fentanilo se ha convertido de repente en un problema cuando, durante más de treinta años, ha sido un medicamento con escaso uso indebido? Dos circunstancias se unieron al mismo tiempo en Estados Unidos para crear una tormenta perfecta.

3. El intento de la ONU de reducir el consumo de heroína limitando la producción de adormidera. Esto llevó a los cárteles de la droga mexicanos a buscar alternativas y el fentanilo fue la más obvia: es cincuenta veces más potente que la heroína y su precio de síntesis es un tercio del de la heroína. Todo ello lo convierte en una droga muy rentable.

4. La segunda circunstancia es específica de Estados Unidos, y ha sido el aumento masivo de la prescripción de opioides como el Oxycontin en los últimos quince años, combinando las buenas intenciones con la ignorancia de los prescriptores y la codicia comercial. Esto ocurrió en un contexto de crecientes problemas económicos en algunas zonas del país, falta de sistemas de apoyo social y desesperación individual (a veces manifestada por síndromes de dolor) en personas que tal vez padecieran depresión. Se creó entonces un círculo vicioso de prescripción excesiva de analgésicos potentes, como la hidrocodona y la oxicodona, lo que inició el actual problema de los opioides, que ahora se ha transformado en el consumo masivo de opioides ilícitos.

En aquella época se aceptaba de forma generalizada que el dolor no se trataba de manera suficiente y que muchos pacientes sufrían por ese motivo. Desde principios de la década de 2000, el dolor se consideró un «quinto signo vital», y la evaluación del dolor se convirtió en un requisito de la atención adecuada al paciente (junto con la evaluación y el control de la tensión arterial, la frecuencia cardíaca, la frecuencia respiratoria y el nivel de conciencia). Esto condujo a un gran aumento de la prescripción de nuevos analgésicos (calmantes para el dolor) que resultó muy rentable para las empresas implicadas. Sin embargo, la formación del personal médico sobre cómo tratar el dolor era insuficiente, así como los conocimientos sobre los efectos (o la falta de efectos) de los opioides en el dolor crónico, que es el que sufrían la mayoría de las personas a las que se recetaban opioides. La disponibilidad de tratamientos alternativos, como la fisioterapia y las terapias conductuales, era limitada. No se comunicaron adecuadamente los riesgos de la exposición prolongada a los opioides, en particular su propensión a causar tolerancia (necesidad de dosis más altas para lograr un efecto terapéutico) y adicción. De hecho, se promovió la idea de que las personas con dolor no se hacían adictas a los opioides; aunque esto era cierto para el dolor agudo hospitalario, el concepto se extendió a los síndromes de dolor crónico (véase el recuadro *Dolor agudo frente a dolor crónico*). Me parece plausible considerar que muchos de estos pacientes también estuvieran deprimidos.

Dolor agudo frente a dolor crónico

El dolor agudo es la forma que tiene tu cuerpo de indicarte que algo puede estar haciéndote daño. Suele durar poco tiempo y desaparece cuando se elimina la causa del dolor o cuando el cuerpo se cura.

El dolor crónico suele persistir aunque el cuerpo se haya curado, y, por tanto, ya no es una sensación útil, pero a veces está causado por un problema de salud de larga duración.

Las empresas farmacéuticas a menudo animaban a los médicos a recetar sus fármacos y a veces incluso les recompensaban por el número de recetas extendidas.[3] La influencia de la industria farmacéutica es profunda, y muchos de los grupos de defensa del dolor recibieron financiación de estas empresas y promovieron sus mensajes.[4] Algunos prescriptores se volvieron tan activos que adquirieron notoriedad como «fábricas de pastillas». Se empezaron a implantar programas de control de prescripción de fármacos (PDMP, por sus siglas en inglés) para evitar el *doctor shopping* (es decir, visitar a distintos médicos para obtener varias recetas). Sin embargo, los programas a menudo no compartían información entre estados (por lo que la gente podía desplazarse a otro estado para obtener recetas adicionales) o no funcionaban «en tiempo real» (es decir, no proporcionaban al médico prescriptor o al farmacéutico dispensador información instantánea sobre las recetas anteriores del paciente). Los PDMP se convirtieron sobre todo en una herramienta policial para identificar a los médicos con tasas de prescripción muy elevadas.

Esta explosión de prescripciones de opioides significaba que la gente guardaba en sus casas muchas de estas drogas potentes y psicológicamente placenteras. La idea de que los opioides potentes eran analgésicos seguros porque se los habían recetado a un familiar afectó a otros miembros de la familia, que empezaron a tomarlos. Algunos murieron por sobredosis accidental y otros se hicieron adictos. Los efectos placenteros de estas drogas pronto se hicieron evidentes, por lo que los familiares de estos enfermos, especialmente la generación más joven, recurrieron a ellas con fines recreativos, a menudo consiguiendo un «subidón» mejor esnifándolas o inyectándoselas. De este modo, la epidemia creció rápidamente y las tasas de mortalidad aumentaron de forma alarmante (Figura 14.1).

La respuesta gubernamental llegó unos años más tarde. Las directrices de los Centros para el Control y la Prevención de Enfermedades se centraron en limitar la prescripción;[5] algunos estados y el Gobierno federal empezaron a demandar a las empresas farmacéuticas para exigir indemnizaciones.[6] La presión para reducir el uso de opioides potentes hizo que algunos médicos tuvieran miedo a recetar por si eran acusados de promover la adicción, con el consiguiente infratratamiento de pacientes dependientes de los opioides. La restricción de las recetas también ha empeorado el problema con estos fármacos: cuando una persona dependiente deja de tomar un opioide fuerte sufre síndrome de abstinencia, una situación que solo puede aliviarse fácilmente tomando más opioides. Si los médicos no recetan, los pacientes recurren al mercado negro; sustituyen el Oxycontin por sustancias mucho más nocivas, los fentanilos, y, en consecuencia, mueren decenas de miles de personas.[7] La Figura 14.1 muestra que a partir de 2010 se produjo un gran aumento de las muertes por heroína (todas ellas por drogas de origen ilegal, ya que la heroína no es un medicamento de venta con receta en Estados Unidos). Los traficantes clandestinos empezaron a vender fentanilos ilícitos además de heroína, lo que provocó aún más muertes porque los suministros del mercado negro son de calidad muy variable y a menudo son mezclas de diferentes drogas. Muchos de los intoxicados por fentanilo probablemente ni siquiera sabían lo que estaban tomando.

La Academia Nacional de Medicina de Estados Unidos ha intervenido para ofrecer directrices sobre buenas prácticas, equilibrando las necesidades de los pacientes y los riesgos del consumo de opioides con receta,[8] y ya se han puesto en marcha algunas políticas para reducir estas muertes. Entre ellas se incluye el fácil acceso a la naloxona en los servicios de emergencia y su suministro a muchos miembros de

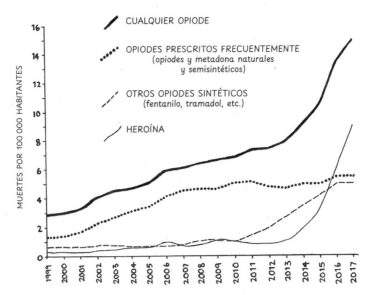

Figura 14.1. Tasas de muertes por sobredosis relacionadas con opioides, Estados Unidos, 2000-2017 (CDC, Opioid Data Analysis and Resources, URL-324).

la comunidad (incluidos los pacientes con dolor y sus familiares, y los consumidores de drogas y sus amigos y familiares). Sin embargo, aún no se han autorizado otras medidas, como el suministro de salas de inyección seguras y kits de análisis de fentanilo.

Por supuesto, lo que debería haberse hecho era supervisar el impacto del requisito del «quinto signo vital», sobre todo porque provocaba cambios en la práctica de prescripción de medicamentos adictivos. También hubiera sido necesario un programa educativo adecuado sobre el control del dolor para médicos y pacientes, y las aseguradoras deberían cubrir los enfoques no farmacológicos para el tratamiento del dolor, aunque fueran más costosos. Una vez que las personas se han vuelto adictas a los opioides, no deben dejar de tomarlos bruscamente, sino que necesitan un programa de retirada gradual y sustitución por analgésicos opioides menos tóxicos, como la buprenorfina, o tratamientos no farmacológicos para el dolor, de modo que se les deshabitúe de su adicción o se les estabilice durante un periodo de muchos meses. (Se creía que el aumento del uso del cannabis medicinal reduciría las muertes por analgésicos opioides, debido a la mayor seguridad del cannabis. Sin embargo, a medida que aumenta la información en este sentido, los prometedores datos de partida[9] están siendo cuestionados).[10]

Es de esperar que la expansión de Medicaid (programa de seguros de salud para gente necesitada) en algunos estados permita a más personas desfavorecidas acceder a un tratamiento eficaz contra la adicción a los opioides (y el dolor). Sin embargo, esto está siendo cuestionado en los tribunales.

¿QUÉ SON LAS BENZODIACEPINAS Y CÓMO ACTÚAN?

Las benzodiacepinas aparecieron por primera vez en la década de los sesenta para tratar una serie de problemas de salud física y mental. Las benzodiacepinas sustituyeron a los barbitúricos, otro tranquilizante sedante que existía desde la década de 1860. Los barbitúricos constituyeron la primera oleada de fármacos eficaces contra la ansiedad grave. Sin embargo, la preocupación por los trastornos del comportamiento, la dependencia física y la adicción que provocaban, así como los sonados casos de suicidio asistido con barbitúricos, como el de Marilyn Monroe, llevaron a buscar una forma menos peligrosa de medicación depresora. La primera benzodiacepina, Librium (clordiazepóxido), fue aprobada para uso medicinal en 1960, y el diazepam en 1963 con el nombre comercial de Valium. Otras *benzos* populares son Ativan, Xanax, Rohypnol y Mogadon, y la química ha descubierto muchas más.

Las benzodiacepinas actúan aumentando los efectos de cualquier GABA presente y, por lo tanto, necesitan que se libere GABA para poder actuar. Como aprendimos en el capítulo 4, el GABA calma el cerebro, como si pulsáramos un interruptor de apagado. Los fármacos dirigidos a los receptores GABA conllevan un riesgo de sobredosis y muerte si alguien consume demasiados y desconecta funciones esenciales, incluida la respiración. Las benzodiacepinas son diferentes de los depresores como el alcohol y los barbitúricos porque su forma de actuar sobre los receptores GABA implica que sus efectos no pueden superar los efectos del GABA que se produce de forma natural en el cerebro. Esto las hace mucho más seguras en caso de sobredosis: el cerebro puede compensar desactivando la liberación de GABA y reducir así los efectos de la benzodiacepina. Producimos benzodiacepinas endógenas (las endozapinas) y, aunque no estamos totalmente seguros de cuál es su función, es posible que hayan evolucionado para regular la ansiedad. Puede ser que los trastornos de ansiedad y de insomnio se deban a un déficit de endozapinas. Si este fuera el caso, sería conveniente una terapia de sustitución continua y a largo plazo, del mismo modo que los diabéticos toman insulina a largo plazo.

¿Cuáles son los beneficios y los perjuicios de las benzodiacepinas?

Desde el punto de vista médico, las benzodiacepinas suelen recetarse para los trastornos de ansiedad y los problemas para conciliar el sueño. Alrededor del 14 % de las personas mayores del Reino Unido las toman cada noche[11] (en Estados Unidos, el porcentaje es similar) y muchas personas las utilizan durante décadas.[12] Pueden ayudar a aliviar los espasmos musculares: se emplean para tratar trastornos convulsivos como la epilepsia, y se administran habitualmente antes de procedimientos como endoscopias para reducir la ansiedad y evitar la formación de recuerdos estresantes. Cuando los alcohólicos sufren una abstinencia grave, las benzodiacepinas se utilizan para aliviar la agitación aguda, los temblores, las convulsiones y el *delirium tremens*. Las benzodiacepinas suelen tener pocos efectos secundarios a dosis terapéuticas, aunque a veces pueden provocar síntomas como sedación, mareos, palpitaciones y dolores de cabeza. El GABA es esencial para la formación de la memoria, y las benzodiacepinas pueden causar un deterioro leve, pero esto en sí mismo puede ser terapéutico porque una de las características de la ansiedad y del trastorno de estrés postraumático (TEPT) es la recurrencia de recuerdos negativos intensos. Si las benzodiacepinas provocan un deterioro cognitivo, este disminuirá cuando la persona deje de tomar la medicación.

Cuando se toman con fines recreativos, o en dosis superiores a las recomendadas por el médico, las benzodiacepinas pueden causar depresión respiratoria, y aunque son mucho más seguras que los barbitúricos, a veces son utilizadas en casos de suicidio. Son especialmente peligrosas cuando se combinan con otros sedantes, como el alcohol, o con otras drogas que deprimen la respiración, como los opioides. La mayoría de las personas que podrían definirse estrictamente como «adictas» a las benzodiacepinas son heroinómanos que las toman para reducir los efectos negativos que se producen cuando se pasa el efecto del subidón de la heroína. Muchas de las muertes notificadas como sobredosis de heroína son en realidad el resultado de la interacción entre estas dos drogas, a menudo también con alcohol.

Dependencia física

La dependencia física de las benzodiacepinas es frecuente. Su interrupción repentina puede provocar síntomas graves de abstinencia e incluso convulsiones, sobre todo si se han consumido durante mucho tiempo. Incluso cuando se reduce la dosis, algunas personas siguen experimentando síntomas como taquicardia, insomnio, irritabilidad, ansiedad, pérdida de peso y calambres musculares. Sin embargo, cuando la reducción de la dosis está supervisada por un médico, estos síntomas rara vez son graves, incluso en consumidores de larga duración. Un estudio reveló que el 80 % de los sujetos que habían tomado benzodiacepinas durante una media de diecisiete años para poder dormir dejaron de tomarlas sin problemas[13] con una reducción gradual de la dosis e información sobre la higiene del sueño.

Todos los fármacos que actúan sobre el receptor GABA tienen el efecto de «regularlo a la baja», lo que conduce a la aparición de tolerancia, de modo que con el tiempo se necesita más cantidad para obtener el mismo efecto terapéutico. La Figura 14.2 muestra los diferentes resultados posibles de un tratamiento con benzodiacepinas para un trastorno de ansiedad.

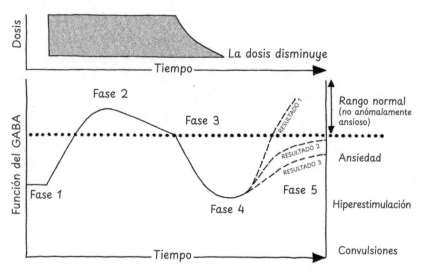

Figura 14.2. Los cambios en la función GABA a lo largo de las distintas fases del tratamiento de la ansiedad con benzodiacepinas.

- En la fase 1, el paciente tiene una función GABA anormalmente baja y se siente ansioso todo el tiempo.
- En la fase 2, el médico ha recetado benzodiacepina, que mejora la función GABA del paciente y lo sitúa en el rango normal de ansiedad (es decir, solo se sentirá ansioso cuando ocurra algo especial-

mente estresante o difícil, y no todo el tiempo). Sin embargo, con el tiempo, el paciente desarrolla tolerancia a los fármacos y la función GABA vuelve a disminuir, pero sigue estando bien.

- En la fase 3, el médico reduce la dosis.
- El abandono de los fármacos conduce a la fase 4, en la que la abstinencia hace que el paciente se sienta aún más ansioso de lo que se sentía la primera vez que acudió al médico. Sin embargo, una vez pasado este periodo de abstinencia, probablemente se sentirá mejor que antes del tratamiento.
- En la fase 5, si la medicación ha sido especialmente eficaz, pueden experimentar el «resultado 1», en el que su función GABA y sus niveles de ansiedad se encuentran ahora en el rango normal. E incluso en los resultados menos satisfactorios 2 y 3, aunque sigue teniendo una función GABA disminuida y una ansiedad elevada, su estado sigue siendo menos grave que antes del tratamiento.

Esencialmente, parece que, si estás bien, deberías poder dejar la medicación reduciendo la dosis gradualmente en el transcurso de varios meses, posiblemente cambiando primero a Valium, ya que tarda mucho en salir del organismo (unos ocho días), por lo que el cuerpo tiene más tiempo para adaptarse a la reducción del fármaco. Si no te encuentras bien, la interrupción puede provocar malestar o síntomas de abstinencia, pero, como estos fármacos suelen recetarse para trastornos de ansiedad, puede ser difícil saber si este malestar es realmente un efecto de la abstinencia o si el trastorno subyacente reaparece en ausencia de medicación.

Otro ejemplo de cómo los síntomas de abstinencia pueden confundirse con el trastorno que se está tratando es cuando este tipo de medicamento se receta para la epilepsia. La epilepsia se manifiesta con convulsiones (caracterizadas por ataques de extrema actividad muscular), y las benzodiacepinas ayudan a controlarlas. Si un epiléptico deja de tomar la medicación, es probable que vuelva a tener convulsiones; estas pueden manifestarse junto con los efectos secundarios de dejar de tomar la medicación, pero su aparición no responde a esta causa (al abandono del fármaco).

Los ataques de pánico que sufren las personas con ansiedad crónica se parecen bastante a las crisis epilépticas. Los escáneres muestran que la actividad cerebral es anormal, y se podría pensar que son crisis de los circuitos de ansiedad (mientras que los epilépticos sufren crisis de los circuitos musculares/de movimiento). Tanto la ansiedad como la epilepsia tienen una larga historia de estigmatización e incomprensión, aunque ocasionalmente en algunas culturas la epilepsia se ha considerado un don divino. Quizá en el futuro comprendamos los trastornos de ansiedad de una forma más sofisticada, y seamos capaces de tratarlos de manera más eficaz. En general, aunque la dependencia física de las benzodiacepinas es frecuente y el síndrome de abstinencia a veces puede ser problemático, las ansias psicológicas que caracterizan la adicción son extremadamente raras cuando las benzodiacepinas se toman según las indicaciones del médico. El hecho de que merezca la pena arriesgarse a crear tolerancia y posiblemente sufrir síntomas de abstinencia, depende de factores individuales —especialmente de lo enfermo que estés y de lo mucho que te ayuden las benzodiacepinas—. La decisión requiere el mismo tipo de ponderación de los daños y los beneficios que cualquier otro medicamento.

Antidepresivos e ISRS

Los inhibidores selectivos de la recaptación de serotonina (ISRS) se desarrollaron por primera vez en la década de los setenta. En las dos últimas décadas se han convertido en el tipo de antidepresivos más recetado en todo el mundo. Los fármacos más comunes de este tipo son el citalopram (comercializado con los nombres de Celexa y Cipramil), el escitalopram (Cipralex, Lexapro), la paroxetina (Seroxat), la sertralina (Zoloft) y la fluoxetina (Prozac).

Los ISRS actúan tanto en la depresión como en los trastornos de ansiedad. La depresión se trataba antes con los llamados «antidepresivos tricíclicos», como la amitriptilina y la imipramina; aunque los ISRS no son más eficaces, tienen menos efectos secundarios y casi ningún potencial de abuso.[14] Es casi imposible morir por sobredosis, por lo que es poco probable que se utilicen para suicidarse, a diferencia de los antidepresivos tricíclicos, que solían matar a muchos cientos de personas al año tanto en el Reino Unido como en Estados Unidos. Los ISRS actúan bloqueando la recaptación de serotonina en sus terminales nerviosas, de modo que los niveles de serotonina en el cerebro aumentan lentamente para rectificar un déficit que creemos que subyace a la depresión en algunas personas.

En algunos pacientes, este aumento de la serotonina puede resultar algo desagradable, y pueden aparecer insomnio, ansiedad e inquietud en las primeras semanas de uso. Por ello, no se abusa de los ISRS, ya que acostumbrarse a ellos puede requerir una gran motivación. Con el tiempo, estas sensaciones negativas desaparecen, pero se desarrolla el efecto antidepresivo, que levanta el estado de ánimo depresivo o reduce el estado de ansiedad.

En el tratamiento de la ansiedad, los medicamentos que actúan sobre el sistema serotoninérgico suponen una mejora con respecto a los que actúan sobre el sistema GABA, ya que no provocan una regulación a la baja de los receptores de serotonina como ocurre con los barbitúricos y las benzodiacepinas, que regulan a la baja los receptores GABA y provocan síntomas de abstinencia.

¿Aumentan los ISRS el riesgo de suicidio?

En los últimos años ha surgido la preocupación de que los ISRS puedan estar asociados a un mayor riesgo de suicidio o incluso de homicidio (aunque este último es tan poco frecuente que probablemente sea imposible demostrar la causalidad). La relación entre los antidepresivos y el suicidio es complicada porque, como es lógico, las personas deprimidas tienen muchas más probabilidades de suicidarse que el resto de la población: unas doce veces más probabilidades si la depresión es leve o moderada, y treinta veces más si es grave. También existe el conocido «efecto energizante», por el que las personas deprimidas se suicidan después de recibir tratamiento y ver que sus síntomas mejoran, porque en su momento más bajo no tenían la energía o la capacidad para planear o llevar a cabo un intento de suicidio. Sin embargo, para la mayoría de las personas, recibir tratamiento reduce el riesgo de suicidio, y esto es cierto con los ISRS. De hecho, se cree que el descenso de las tasas de suicidio en países como Suecia, Hungría y Estados Unidos en las dos últimas décadas se debe en parte a que los ISRS se recetan más y, por tanto, hay menos personas con depresión.

Las primeras semanas de toma de ISRS pueden ser bastante penosas para algunos pacientes, y este empeoramiento de los síntomas puede hacer que la gente considere la posibilidad de suicidarse. Es muy importante que los médicos informen al paciente de que estos efectos secundarios son esperables y normales y que pasarán, y que, al cabo de unas semanas, el paciente debería notar los beneficios. Parece haber un riesgo elevado de pensamientos suicidas entre los adolescentes, pero, en cualquier caso, todos los antidepresivos tienen una eficacia limitada en este grupo demográfico, y no se recomiendan como tratamiento de primera línea para menores de dieciocho años. Su farmacología «limpia» (solo actúan sobre la recaptación de serotonina) significa que es casi imposible sufrir una sobredosis; esto los hace más seguros que otros medicamentos, porque reducir el acceso de las personas a métodos para quitarse la vida reduce la tasa de suicidios.

¿Causan dependencia los ISRS?

La mayoría de los trastornos psiquiátricos tratados con ISRS son de larga duración y presentan altas tasas de recaída y recurrencia. Se habla de recaída cuando vuelve a producirse el primer episodio; de recurrencia, cuando se inicia un nuevo episodio de la enfermedad tras la recuperación completa. En un periodo de veinte años, casi todas las personas que han tenido un episodio de depresión volverán a tener otro, y cuanto más frecuente sea, más probabilidades hay de que se repita: una especie de círculo vicioso. Parece existir un patrón similar en algunos problemas de ansiedad, como los trastornos de pánico, aunque otros, como el TEPT, tienden a ser crónicos. El efecto más potente de los ISRS es prevenir la recurrencia de estos trastornos mientras los pacientes sigan tomando el tratamiento.

A diferencia de las benzodiacepinas y el Ritalin, los ISRS no tienen valor en la calle. No producen placer y, si acaso, son desagradables al principio. Esto hace que sea muy poco probable que produzcan las ansias psicológicas que caracterizan la adicción, confirmado por el hecho de que los animales no se los autoadministran ni siquiera cuando están familiarizados con ellos. A su vez, esto significa que los suministros médicos de ISRS rara vez se desvían.

Para estudiar si los ISRS pueden causar dependencia (definida por síntomas físicos de abstinencia), examinaremos a continuación lo que significa la abstinencia en un entorno clínico.

Rebote y abandono

El efecto rebote se produce cuando la interrupción de la medicación provoca un deterioro de la enfermedad tratada. Ejemplos de ello son los hipertensos que sufren un aumento de la tensión arterial cuando dejan de tomar clonidina y las mujeres que se vuelven más fértiles cuando dejan de tomar la píldora anticonceptiva. A veces el deterioro puede ser tan grande que el estado del paciente es peor que antes de empezar el tratamiento; es lo que se denomina «sobregiro». Esto puede ser muy angustioso y, en el caso de enfermedades como la epilepsia, potencialmente mortal.

En el tratamiento de la depresión con ISRS, el rebote es menos probable cuanto más tiempo lleve tomándolos el paciente. Esto los diferencia de las benzodiacepinas, que son más propensas a causar problemas si alguien las ha estado tomando durante mucho tiempo. Una analogía sería el tratamiento de la diabetes: las benzodiacepinas son como la insulina, que mantiene a la persona pero no trata los trastornos subyacentes, mientras que los ISRS son más como un tratamiento dietético, que tarda más en hacer efecto pero tiene efectos más profundos y duraderos.

Dejar de tomar ISRS puede causar un síndrome de discontinuación (que es diferente del síndrome de abstinencia, porque en la discontinuación los síntomas son diferentes de la enfermedad subyacente). El síndrome de discontinuación se caracteriza por náuseas, mareos, letargo, dolor de cabeza y una sensación parecida a la gripe; estos síntomas están definitivamente causados por la falta de fármacos porque se revierten totalmente con otra dosis. Si no se tratan, tienden a alcanzar su punto álgido al cabo de dos a cinco días y luego decaen rápidamente en unos días más, aunque ocasionalmente pueden durar varias semanas. Es posible que las personas con ciertos rasgos de personalidad sean más propensas que otras a experimentar estos síntomas. Sin embargo, es muy raro que alguien sea incapaz de dejar los ISRS.

ANALGÉSICOS

Entre los analgésicos más comunes que pueden ser objeto de abuso se encuentran el paracetamol, la aspirina, el ibuprofeno, la codeína y otros opioides como la morfina. Obviamente, cuanto más potente es el fármaco, más probabilidades hay de que alguien se vuelva físicamente dependiente de él, pero el abuso puede ser menos frecuente porque existen controles más estrictos sobre su disponibilidad. Cualquier droga más potente que la codeína no se puede adquirir sin receta, e incluso la codeína sin receta solo se puede comprar en variedades de muy baja potencia.

Como ocurre con otros fármacos terapéuticos, el contexto médico puede proteger a las personas contra la adicción a los analgésicos, aunque tengan síntomas de abstinencia cuando dejan de tomarlos. Por ejemplo, cuando se administra morfina a personas con dolor crónico, los médicos suelen preocuparse de que se vuelvan adictas, pero no es habitual que los pacientes experimenten ansias psicológicas, ya que no asocian la morfina con el placer. En general, en todo el mundo se infratrata a la gente con analgésicos, en lugar de tratarla en exceso, con el consiguiente sufrimiento. En muchos países, como la India y China, el control de la morfina es tan estricto que los enfermos de cáncer y los enfermos terminales mueren en agonía. La heroína está aún más estrictamente controlada, y los sistemas médicos estadounidense y alemán no la utilizan en absoluto, a pesar de que probablemente sea el fármaco más eficaz para el dolor extremo.

Los daños físicos de los analgésicos más suaves son bien conocidos. La aspirina es tóxica para el estómago y puede provocar úlceras, mientras que el paracetamol es tóxico para el hígado. El uso incorrecto de codeína y otros analgésicos puede llegar a sensibilizar a las personas al dolor, provocando cefaleas inducidas por analgésicos. El «uso incorrecto» puede significar tomar demasiado analgésico o tomarlo con demasiada frecuencia, lo que también puede llevar a la adicción, pero los dolores de cabeza pueden producirse aunque el paciente no sea adicto. Estas cefaleas deberían cesar en cuanto el paciente deje de tomar la medicación.

Hay que encontrar un difícil equilibrio entre proteger a las personas de la adicción y poder tratarlas eficazmente. En Estados Unidos, donde es mucho más fácil acceder a analgésicos potentes como la oxicodona, los pacientes a veces hacen un uso indebido de ellos, y también existe el problema de los fármacos que se desvían a familiares y amigos que luego se vuelven dependientes o adictos. En el Reino Unido, la profesión médica suele ser tan reacia a dispensar analgésicos que este tipo de desvío no supone un gran problema, pero significa que algunas personas con dolor crónico sufren innecesariamente. De hecho, la preocupación por el uso indebido de los principios activos de los medicamentos puede hacer que estos dejen de ser eficaces: por ejemplo, hemos eliminado la codeína de los antitusígenos por temor a que la gente tomara demasiada, y ahora muchos de estos fármacos no funcionan en absoluto para suprimir la tos.

LA INDUSTRIA FARMACÉUTICA Y LA CIENCIA

La mayoría de los nuevos medicamentos son producidos por un puñado de empresas farmacéuticas, conocidas coloquialmente como «grandes farmacéuticas». La industria farmacéutica es objeto de muchas críticas y muchas personas se preocupan por el tipo de medicamentos que produce. La principal preocupación parece ser que los medicamentos que se venden son ineficaces, innecesarios o tienen efectos secundarios desagradables. Aunque hay ejemplos de medicamentos nocivos que se aprobaron en el pasado (por ejemplo, cuando se administró talidomida a mujeres embarazadas y los niños nacieron con defectos congénitos), hoy en día la industria farmacéutica es una de las más reguladas del mundo y el proceso para que se apruebe un medicamento es extremadamente riguroso. Este proceso consta de varias etapas:

- La empresa elige un fármaco diana para investigar.
- Realizan pruebas toxicológicas en animales para determinar su índice de seguridad, sus efectos a largo plazo y si crea adicción.
- A continuación, pasan a realizar estudios en sujetos humanos voluntarios sanos para establecer la dosis correcta.
- Comienzan los ensayos clínicos.
- Tras dos ensayos positivos, la empresa puede solicitar la autorización de comercialización.

Los ensayos clínicos están diseñados para ser lo más transparentes posible. Los pacientes (que padecen la enfermedad para la que se ha diseñado el fármaco) son inscritos en el ensayo por su médico. La mitad de los sujetos del ensayo son asignados aleatoriamente para recibir el nuevo fármaco y la otra mitad para recibir un placebo (o un tratamiento existente, según la enfermedad). Los pacientes no saben si se les administra el nuevo fármaco o el placebo, por lo que el ensayo es ciego. De hecho, normalmente ni siquiera el médico sabe qué medicamento está tomando su paciente, y entonces el ensayo se denomina doble ciego. Las pruebas de los resultados sanitarios las recogen los médicos, pero las analizan estadísticos independientes, y todos los ensayos (en el mejor de los casos, incluidos los negativos) se incluyen en una base de datos abierta. Una empresa debe tener dos ensayos positivos para pasar al siguiente nivel y obtener la autorización de comercialización. Aunque es cierto que a veces los médicos mienten sobre los resultados de salud de sus pacientes o incluyen a los pacientes equivocados en el ensayo, esto no es habitual y todos los demás aspectos de los datos son muy transparentes. Hoy en día es prácticamente imposible conseguir que se autorice un medicamento ineficaz o perjudicial y, de hecho, muchos medicamentos comunes aprobados en el pasado no estarían autorizados en la actualidad (como la aspirina y el paracetamol, debido a sus efectos tóxicos en el estómago y el hígado, respectivamente).

La mayor parte de mi propia investigación se financia con fondos públicos, pero, por supuesto, también investigo los fármacos producidos por las empresas farmacéuticas, ya que muchos de ellos son fruto de la ciencia de vanguardia y fundamentales para avanzar en el campo de la investigación sobre el cerebro y la adicción. Dada la transparencia de la recogida de datos y los obstáculos que deben superar las empresas farmacéuticas para que se apruebe un fármaco, es poco probable que acabemos con medicamentos ineficaces o perjudiciales. De hecho, el mayor peligro es que las empresas farmacéuticas dejen de intentar producir tratamientos farmacológicos para determinadas afecciones, porque el proceso de aprobación es muy difícil. Esto es especialmente cierto en el caso de los trastornos mentales, en los que es difícil llevar a cabo ensayos eficaces debido al tipo de personas que los padecen y al gran número de factores de confusión.

Ya existe una fuerte tendencia conservadora en la industria farmacéutica, que tiende a evitar nuevas vías de investigación, prefiriendo en su lugar investigar ligeras variaciones de medicamentos existentes que tienen más probabilidades de llegar al mercado y recuperar los costes de desarrollo. Esto es comprensible, dado que el desarrollo de un nuevo medicamento cuesta actualmente unos mil millones de dólares.[15] Sin embargo, deja muchas áreas prometedoras sin investigar. Si las grandes farmacéuticas dejan de producir fármacos para los trastornos mentales y no disponemos de una forma alternativa de producirlos, será muy perjudicial para las personas con enfermedades mentales, sobre todo teniendo en cuenta que nos encontramos en medio de una especie de epidemia de salud mental.

LA EPIDEMIA DE SALUD MENTAL

La salud mental es la mayor carga sanitaria de la Europa actual,[16] cuesta más que las enfermedades cardíacas, la diabetes y el cáncer juntos. El principal problema para los hombres es el alcoholismo, y para las mujeres, la depresión. Urgen mejores tratamientos y mejores fármacos.

Parte del problema, tanto en Estados Unidos como en el Reino Unido, es que los médicos de cabecera reciben muy poca formación en salud mental, por lo general solo un módulo de quince semanas en toda su formación. Sin embargo, este es el principal problema de salud que diagnosticarán e intentarán tratar en su consulta. Por supuesto, los médicos de cabecera tienen una gran carga de pacientes, pero, cuanto más tiempo pase sin que un problema de salud mental reciba un tratamiento eficaz, más empeorará, lo que sobrecargará aún más al médico de cabecera. Todos nuestros servicios sanitarios mejorarían enormemente si se hiciera mucho más hincapié en tratar los problemas de salud mental cuando aparecen por primera vez, sobre todo porque muchos enfermos se automedican con drogas «recreativas» en ausencia de medicación recetada. Estos pacientes suelen reaparecer en el sistema médico muchos años después con adicciones y otros problemas de salud derivados de los efectos tóxicos de lo que han tomado. Se cree que aproximadamente una cuarta parte de los varones alcohólicos padecen un trastorno de ansiedad no diagnosticado, que probablemente podría haberse tratado con éxito con ISRS si se hubiera identificado antes de que empezaran a beber en exceso. Sin embargo, una vez que son adictos al alcohol, es mucho más difícil encontrar tratamientos eficaces.

Los médicos deben comprender mejor trastornos como la depresión y cómo los tratamientos farmacológicos y psicológicos pueden interactuar para ser más eficaces: ninguno sustituye al otro y, de hecho, suelen funcionar mejor conjuntamente. Los pacientes deberían participar más en su propio tratamiento, sopesando los riesgos y beneficios de los distintos fármacos y tratamientos disponibles y pudiendo tomar decisiones por sí mismos. Aunque en el tratamiento de enfermedades físicas relacionadas con el «estilo de vida» (como la obesidad y la diabetes de tipo 2) se reconoce cada vez más que los pacientes deben participar más activamente en su propia atención sanitaria, esto es especialmente necesario en el caso de los problemas de salud mental, porque solo el paciente puede saber si el tratamiento está funcionando. (No puedes hacerte un análisis de sangre para saber si ya no estás deprimido: tienes que decírselo tú mismo al médico).

Por supuesto, desde el punto de vista de un médico, puede ser difícil juzgar cuándo alguien está lo suficientemente bien como para tomar decisiones por sí mismo. Muchas personas muy deprimidas, por ejemplo, se plantean suicidarse cuando están en su punto más bajo, pero una vez que han recibido un tratamiento con ISRS se sienten mejor y se alegran de que no se les permitiera acabar con su vida cuando estaban enfermos. O pensemos en la alimentación forzada de las personas con anorexia nerviosa: cuando el cuerpo baja de cierto peso, el cerebro deja de funcionar correctamente y el paciente ya no puede pensar racionalmente. Llegados a este punto, no pueden hacer terapia ni decidir qué otro tipo de tratamiento desean, por lo que un tratamiento adecuado es alimentarles a la fuerza hasta que sus cerebros vuelvan a funcionar.

Este proceso de estabilización de un paciente puede ser muy difícil y requiere mucha confianza, sobre todo porque muchos de los fármacos recetados para los problemas de salud mental harán que los pacientes se sientan peor al principio. A menudo es difícil establecer el diagnóstico correcto desde el principio, y es posible que haya que probar varios tratamientos diferentes antes de encontrar uno eficaz. La experiencia del médico es crucial en esta fase, y una relación terapéutica de confianza es esencial. Desgraciadamente, una vez estabilizado el paciente, muchos médicos no permiten que su paciente tenga más control sobre el tratamiento. Esto puede ser muy angustioso para el paciente, y también significa que es menos probable que funcione, porque el tratamiento de los trastornos mentales siempre requiere la participación activa del paciente: no mejorará si se limita a esperar pasivamente que los fármacos lo hagan todo por él. En última instancia, el paciente es el verdadero experto en su propio estado, porque es él quien lo experimenta.

CONSENTIMIENTO INFORMADO

En los últimos años se han producido varios casos de medicamentos eficaces que han sido retirados por las propias empresas farmacéuticas (y no por los organismos reguladores) cuando un pequeño número de pacientes han desarrollado efectos secundarios graves. Por supuesto, estos efectos secundarios son muy desafortunados cuando se producen; sin embargo, las personas que padecen enfermedades muy graves en las que los medicamentos aprobados actualmente son considerablemente menos eficaces que un nuevo fármaco, o en las que sus medicamentos ya conllevan efectos secundarios importantes, pueden pensar que incluso las complicaciones muy graves merecen la pena por los posibles beneficios. Es comprensible que las empresas farmacéuticas teman los litigios, pero, dado que es el paciente quien sufrirá las consecuencias si algo sale mal, no tiene sentido que no se les permita decidir si asumen este riesgo, sobre todo teniendo en cuenta que habitualmente permitimos niveles de riesgo mucho mayores cuando las personas se someten a una intervención quirúrgica. Con los procedimientos invasivos, se permite que un paciente se enfrente incluso a un riesgo de muerte muy importante mediante el consentimiento informado. Hasta 1 de cada 7 pacientes ancianos muere tras una intervención quirúrgica, un nivel de riesgo que nunca se permitiría con un medicamento.[17]

En lugar de permitir que los organismos reguladores o las empresas farmacéuticas decidan qué medicamentos se ponen a disposición de los pacientes, quizá podríamos desarrollar un nuevo modelo de aprobación de medicamentos basado en el consentimiento informado.[18] Se trata de un proceso bien establecido: los posibles peligros de una intervención quirúrgica se explican en términos sencillos, y el consentimiento formal del paciente protege a quienes la llevan a cabo de litigios en caso de que se produzca un resultado adverso. Aplicar este principio a los nuevos fármacos facilitaría la trayectoria actual de la investigación médica, cada vez más orientada hacia la «medicina personalizada». Se trata de medicamentos adaptados a genotipos particulares u otras cualidades biológicas específicas, que serán muy beneficiosos para algunas personas pero podrían ser perjudiciales para otras. Sin embargo, como la regulación de los medicamentos se basa en gran medida en los riesgos y beneficios promediados para toda una población, a menudo se pasan por alto los resultados positivos para minorías identificables. La investigación sobre estos fármacos se paraliza, lo que alimenta una actitud de aversión al riesgo en el desarrollo de medicamentos que a su vez impide que las personas con enfermedades graves reciban las terapias que podrían ayudarlas. El consentimiento informado podría superar parte de esta aversión al riesgo y estaría mucho más en consonancia con los conceptos modernos de capacitación del paciente y toma de decisiones compartida que la retirada paternalista de fármacos del mercado.

CONCLUSIÓN

Como ya comentamos en el capítulo 4, en el día a día, la mayoría consideramos normal tomar drogas para cambiar la química de nuestro cerebro: tomamos café para estar más alerta, alcohol para calmarnos y analgésicos cuando nos hacemos daño. El consumo de drogas con receta para problemas a largo plazo es más seguro que la automedicación con drogas «recreativas», porque las primeras se han sometido a ensayos exhaustivos para establecer una dosis segura y porque el médico puede controlar su consumo. El contexto social del consumo de drogas medicinales también disminuye el placer de la droga, protegiendo a los pacientes de la adicción.

Pero los medicamentos recetados conllevan algunos riesgos, y la ponderación de los daños frente a los beneficios debe hacerse de forma individual: lo que funciona para una persona puede ser menos beneficioso para otra, y los médicos y los pacientes pueden tener que probar varias opciones de tratamiento antes de encontrar una que sea eficaz. Aunque la experiencia de un médico no es menos esencial que en el pasado, la profesión médica reconoce cada vez más que la participación activa de los pacientes en su propia atención sanitaria es una parte esencial para mejorar. Los proveedores de servicios médicos hacen cada vez más hincapié en la toma de decisiones compartida entre pacientes y médicos, pero los médicos de familia necesitan mucha más formación y apoyo para incorporar esto a su práctica cuando se encuentran con problemas de salud mental.

Hay muchas vías prometedoras para la investigación de fármacos, y es posible que podamos cambiar el curso de la epidemia de salud mental a medida que se desarrollen nuevos tipos de tratamiento. Desde el punto de vista científico, el campo avanza muy deprisa y nuestro conocimiento del cerebro y de los trastornos mentales se amplía considerablemente cada año. Sin embargo, esta investigación no puede resolver el problema por sí sola. Necesita financiación, de las empresas farmacéuticas o del erario público; necesita un contexto político que permita a los investigadores explorar los beneficios potenciales de los fármacos aunque sean ilegales; necesita profesionales médicos bien formados capaces de prescribir fármacos terapéuticos y otros tratamientos de forma adecuada, y necesita un público bien informado al que se le permita tomar decisiones sobre el mejor tratamiento para su propia salud mental.

CAPÍTULO 15
¿PUEDEN LAS DROGAS MEJORAR EL RENDIMIENTO FÍSICO Y MENTAL?

Durante los dos últimos siglos, ha despertado un gran interés la idea de que las nuevas y potentes sustancias psicoactivas que estábamos descubriendo podrían ser capaces de aumentar nuestras capacidades físicas y mentales. Las drogas parecían capaces de mejorar el rendimiento físico manteniéndonos tranquilos bajo presión, o aumentando la musculatura y la potencia, lo que se traducía en un mayor rendimiento y ritmo. El mundo del deporte empezó entonces a prohibir estas sustancias alegando que eran injustas y podían ser físicamente perjudiciales para los atletas. La lista de drogas prohibidas ha ido aumentando en los últimos cincuenta años, a pesar de que las pruebas que relacionan muchas de estas drogas con la mejora de los logros deportivos no son concluyentes.

Otro aspecto del rendimiento que las drogas pueden mejorar es la cognición: nos ayudan a mantenernos despiertos, a concentrarnos o a pensar de forma más creativa. Los estimulantes como el Ritalin y el modafinilo se utilizan como «drogas para estudiar», y en este capítulo analizamos si dan a los usuarios una ventaja injusta; también hablamos del potenciador de la cognición más común: la cafeína.

DROGAS PARA AUMENTAR LA POTENCIA MUSCULAR

El uso de fármacos muy potentes para mejorar el rendimiento deportivo se remonta a principios del siglo XIX, cuando un participante en una «marcha de resistencia» utilizaba láudano para mantenerse despierto durante veinticuatro horas.[1] A finales del siglo XIX, la nitroglicerina (que se utiliza para detener la angina de pecho) se utilizaba habitualmente para mantener despiertos a los ciclistas en carreras de seis días.[2]

La estricnina era utilizada abiertamente por algunos corredores de fondo,[3] y drogas como la cocaína se utilizaban tanto de forma recreativa como para el rendimiento de los ciclistas en el Tour de Francia. La mayoría de estas drogas podían tener efectos secundarios graves y algunos atletas estuvieron a punto de morir mientras competían, o sufrieron alucinaciones y otros trastornos psicológicos. Aunque las anfetaminas también se utilizaban habitualmente en el pasado para aumentar la fuerza, no está claro si este tipo de estimulantes realmente te hacen más fuerte; puede que solo te hagan pensar que lo estás haciendo mejor, dándote una ventaja mental. Sin embargo, también reducen el control: un caso famoso fue la muerte del ciclista británico Tommy Simpson.[4] Murió en una subida del Tour de Francia en un día de calor abrasador, tras beber muy poca agua y mezclar brandy con dos ampollas de anfetaminas. Comenzó a pedalear de forma errática, desviándose por la carretera, y finalmente se desplomó y murió. Lo que hace que este caso sea especialmente trágico es que es poco probable que las drogas lo ayudaran a pedalear más rápido. Lo que sí hicieron fue permitirle ignorar los síntomas de sobreesfuerzo y sobrecalentamiento, lo que le habría obligado a detenerse mucho antes y probablemente le habría salvado la vida.

El GHB se ha hecho popular entre los culturistas en los últimos años para favorecer el sueño profundo después del entrenamiento, porque es la fase del sueño en la que se libera la hormona del crecimiento. Algunos se inyectan directamente la hormona del crecimiento.

Sin embargo, los fármacos llamados esteroides anabolizantes son los más utilizados para aumentar la masa muscular y la fuerza. Los toman miles de personas, no solo deportistas profesionales. Dado que los esteroides anabolizantes son los potenciadores del rendimiento más utilizados, es casi seguro que son los que causan más daños, por lo que nos centraremos en ellos.

¿Qué son los esteroides anabolizantes?

Los esteroides anabolizantes son drogas sintéticas que imitan las hormonas sexuales masculinas, en particular la testosterona.[5] Su nombre técnico es esteroides anabolizantes androgénicos: la parte anabolizante significa que estimulan el crecimiento, y la parte androgénica significa que «producen masculinidad». Se utilizan con fines medicinales para estimular el crecimiento muscular y óseo, por ejemplo para tratar a pacientes con el síndrome de emaciación del SIDA, o para ayudar a chicos con retraso puberal que no producen suficiente testosterona. También se utilizan para tratar la anemia y para ayudar a los transexuales masculinos en la transición de su cuerpo femenino original (que tiene más estrógenos) al cuerpo masculino deseado (que tiene más testosterona). Por último, se está investigando su uso como anticonceptivo masculino.

Los investigadores han intentado separar las funciones anabólicas y androgénicas de este tipo de fármacos porque no siempre son deseables al mismo tiempo. (Por ejemplo, cuando se trata a mujeres y niños, los rasgos masculinos como el crecimiento del vello facial son muy indeseables). Sin embargo, hasta ahora no se han disociado ambas funciones.

(Los esteroides anabolizantes se confunden a veces con los corticoesteroides, que se prescriben para afecciones como la artritis y el asma, y a menudo también se denominan simplemente «esteroides». La diferencia entre los dos tipos de esteroides es que los esteroides anabolizantes aumentan la producción de proteínas y, por tanto, la masa muscular, mientras que los corticosteroides, como el cortisol y la prednisolona, son agentes antiestrés y antiinflamatorios, y provocan desgaste muscular).

¿Quién utiliza esteroides anabolizantes?

Los esteroides anabolizantes suelen ser utilizados por culturistas y personas que pasan mucho tiempo en el gimnasio o practicando deporte porque ayudan a desarrollar la musculatura y aumentan la fuerza al acelerar el ritmo de respuesta al entrenamiento. Por ello, están prohibidos en la mayoría de los deportes, y, si un profesional da positivo en estas sustancias en el control de dopaje, se le retiran las medallas y puede ser expulsado totalmente de la práctica de la disciplina durante varios años.

Una encuesta de 2018 estima que alrededor de un millón de adultos en el Reino Unido[6] usan esteroides anabolizantes cada año (frente a 50 000 en 2010),[7] y en Estados Unidos las cifras son proporcionalmente mayores, de tres a cuatro millones.[8] Esto representa un cambio importante en una década; antes la mayoría de los usuarios estaban interesados principalmente en aumentar la fuerza y la potencia, pero ahora muchos más los toman por razones estéticas, intentando conseguir un tipo de cuerpo ideal. Este grupo de consumidores está muy poco estudiado y puede tener más en común con las personas con trastornos dismórficos corporales (por ejemplo, anorexia) que con otros consumidores de drogas o atletas.

¿Cuáles son los perjuicios de los esteroides anabolizantes?

No se sabe que los esteroides anabolizantes causen la muerte por sobredosis, aunque algunos consumidores a largo plazo han desarrollado problemas hepáticos mortales, incluido el cáncer de hígado, y se han registrado casos de personas que se han suicidado al dejar de tomarlos. Ha habido otros casos de consumidores que han sufrido infartos o lesiones hepáticas agudas. También provocan daños en tendones y ligamentos porque estos no crecen tan rápido como el músculo circundante. La mayoría de los consumidores se inyectan, exponiéndose a todos los riesgos habituales asociados a esta vía de consumo: abscesos, infecciones y virus de transmisión sanguínea como el VIH y las hepatitis B y C. Dado que los consumidores de esteroides anabolizantes han sido mucho menos objeto de campañas de salud pública que otros consumidores de drogas inyectables, es posible que tengan menos conocimientos sobre cómo deshacerse de sus agujas usadas de forma segura, lo que puede causar problemas medioambientales locales, aunque su interés por la salud y por su cuerpo hace que sea menos probable que compartan agujas.

Dado que los esteroides anabolizantes son hormonas sexuales, tienen efectos muy diferentes según la edad y el sexo de la persona que los toma. Sus cualidades androgénicas (masculinas) hacen que los hombres sean mucho más propensos a consumirlos que las mujeres: la proporción entre hombres y mujeres es de 10 a 1 aproximadamente. Las mujeres pueden ver cómo su cuerpo se vuelve más masculino, les crece más vello corporal, su voz se vuelve más grave, sus pechos desaparecen y su menstruación se interrumpe, cambios que pueden ser muy angustiosos y permanentes. Por otra parte, los hombres pueden ver suprimida su propia producción de testosterona. Esto es análogo a la cocaína que causa niveles más bajos de dopamina producida naturalmente por el cerebro; el cuerpo reconoce que tiene suficientes hormonas androgénicas provenientes de los esteroides anabólicos y deja de producir su propio suministro. Esto puede provocar disfunción sexual, crecimiento del tejido mamario e infertilidad. Estos efectos pueden ser especialmente perjudiciales si el consumidor aún no ha alcanzado la plena madurez física, por lo que es muy importante que los hombres jóvenes estén informados de los riesgos antes de plantearse empezar a tomar estas drogas.

Los informes de casos han relacionado las drogas con cambios psicológicos como la manía, la depresión y el aumento de la agresividad, aunque es posible que los usuarios sean capaces de reconocer sentimientos como la agresividad y canalizarlos para entrenar o competir más duro en el deporte elegido. Es difícil saber si los esteroides anabolizantes crean adicción, pero para algunas personas dejar de tomarlos resulta claramente angustioso o difícil. En los hombres, esto puede deberse a la supresión de su propia producción de testosterona, una especie de «abstinencia de testosterona» que hace que se sientan deprimidos y aletargados sin los fármacos.

Muchas personas que toman esteroides anabolizantes son politoxicómanos y toman al mismo tiempo otros fármacos, como la hormona de crecimiento y la insulina. Suelen tomar cada esteroide de forma diferente, en una práctica conocida como «apilamiento». Por ejemplo, pueden inyectarse uno y tomar el otro por vía oral, en la creencia de que esto tendrá un mayor efecto (aunque esto nunca se ha probado). Además, existen pruebas de que algunos consumidores de esteroides también toman cocaína, y necesitamos más investigación sobre la interacción entre ambas drogas.

¿Cómo podemos reducir los daños de los esteroides anabolizantes?

En el Reino Unido no es ilegal comprar o poseer cantidades de esteroides para uso personal, aunque sí lo es importarlos con la intención de suministrarlos. La situación en Estados Unidos es más dura: la posesión solo está permitida si la persona padece una enfermedad para la que se le han recetado los esteroides. Una medida de reducción de daños importante pero sencilla sería proporcionar mejor información sobre la situación legal de las drogas, ya que muchos consumidores creen que la posesión es ilegal y, por tanto, no buscan ayuda ni tratamiento.

Un planteamiento sería prohibir su venta y compra por internet o por correo. La compra por internet puede ser insegura, ya que hay muy poco control de calidad: los productos suelen estar contaminados con otras sustancias (lo que es especialmente problemático si la droga se va a inyectar) y su potencia es muy variable, por lo que resulta difícil juzgar la dosis.

OTRAS DROGAS EN EL DEPORTE

A menudo se prohíben las drogas en el deporte por temor a que puedan mejorar el rendimiento y el ritmo, aunque haya pocas pruebas de que lo hagan. En 2003, la velocista estadounidense Kelli White fue despojada de sus medallas de oro de 100 m y 200 m en el Campeonato del Mundo después de que una muestra diera positivo por modafinilo,[9] un estimulante suave similar al Ritalin. Ella alegó que lo consumía para tratar una dolencia y evitó una suspensión de dos años tras argumentar que no creía que tuviera que declararlo porque en aquel momento no figuraba en la lista de sustancias prohibidas. El modafinilo se añadió a esta lista en enero de 2004, aunque es dudoso que realmente haga correr más rápido.

Otra cuestión es si los estimulantes como las anfetaminas deberían estar permitidos en las acrobacias aéreas y otras actividades relacionadas con el vuelo. Hace unos años, la Asociación Británica de Acrobacia Aérea se puso en contacto conmigo para preguntarme si había pruebas de los efectos de los estimulantes en el vuelo, ya que estaban considerando prohibir su uso. Aunque esto no se ha investigado formalmente, tenemos estudios de casos de la Segunda Guerra Mundial: las fuerzas aéreas alemanas utilizaban bastante la metanfetamina, que en todo caso parecía reducir las habilidades de los pilotos en el aire.[10] Aunque los estimulantes pueden ayudar a las personas a mantenerse despiertas, también pueden encerrarlas en rutinas estereotipadas, haciéndolas menos capaces de responder al mundo que las rodea. Como esto significaba que era improbable que los pilotos tomaran estimulantes para mejorar su rendimiento, recomendé que probablemente no mereciera la pena probar estas sustancias para las acrobacias aéreas.

Muchas drogas están prohibidas en el deporte aunque no mejoren ni perjudiquen el rendimiento. Esto se debe a que el organismo regulador del deporte desea cumplir las convenciones de la ONU contra las drogas ilegales. Esto puede tener consecuencias desastrosas para algunos deportistas si son sometidos a un control y se descubre que han consumido de forma recreativa una droga como la cocaína mucho antes de un partido o evento. Muchos organismos deportivos sancionan a los deportistas que dan positivo por cocaína u otras drogas de la Lista 1; la sanción inicial es de dos años, y de por vida en caso de reincidencia. Esto supuso un gran dilema para las autoridades cuando Andre Agassi dio positivo por metanfetamina cuando era el número uno del mundo. Para proteger la imagen del deporte y el dinero de los patrocinadores, decidieron saltarse sus propias normas y dejarle en libertad sin hacer públicos los resultados. Nadie lo supo hasta que Agassi confesó en su autobiografía que había consumido la droga. El hecho de que la confesión del consumo de drogas por parte de Agassi fuera el principal argumento de venta de su libro demuestra que el público está más interesado en el consumo de drogas que en el tenis.[11]

La cuestión de que los organismos deportivos adopten una postura tan severa con el consumo de drogas y, sin embargo, aprueben o incluso hagan publicidad del alcohol es uno de los aspectos más deshonestos de la actitud actual sobre las drogas. Estos organismos parecen actuar como agentes del Estado para castigar a los consumidores de drogas en lugar de como evaluadores independientes de los efectos de las drogas en el rendimiento deportivo. Esto llegó a un punto crítico en los Juegos Olímpicos de Invierno de Vancouver (2010), cuando un ganador de la medalla de oro de *snowboard* fue posteriormente privado de esta medalla porque dio positivo por cannabis. Alegó que no había fumado cannabis, sino que había estado en un bar donde otros fumaban, por lo que lo había ingerido de forma pasiva, lo cual tiene sentido, ya que es probable que el cannabis merme sus habilidades en el *snowboard*. Finalmente, las autoridades aceptaron su argumento y le devolvieron la medalla. Ahora que el cannabis es legal en muchos países, es de esperar que veamos más ejemplos de impugnaciones con éxito de controles aleatorios de esta droga.

Drogas para conseguir un estado de calma en la práctica deportiva

En la mayoría de los deportes, la preocupación es que las drogas proporcionen una ventaja injusta debido al aumento de la fuerza o la velocidad. Sin embargo, en otros deportes, como el tiro, el pentatlón moderno, los deportes de invierno y el tiro con arco, los competidores pueden mejorar su rendimiento tomando alcohol o betabloqueantes para mantener la calma bajo presión y evitar el temblor muscular. En la actualidad, la mayoría de los deportes prohíben estos fármacos, aunque el alcohol sigue estando permitido en los dardos —porque muchos de los espectadores beben—, a pesar de que puede ayudar a mantener la firmeza del pulso de los jugadores. El alcohol es un buen ejemplo de cómo la ventaja que confiere una droga puede depender en gran medida de la dosis. En dosis bajas, el alcohol puede ayudarnos a mantener la calma y mejorar así nuestra precisión, ya que el temblor de manos es una desventaja, pero en dosis más altas nuestra coordinación se deteriora y nuestro rendimiento disminuye. Sin embargo, si bebemos tanto que nos volvemos dependientes del alcohol, podemos acabar padeciendo temblores cuando no bebemos. Cualquier deportista que se vuelva físicamente dependiente de una droga se dará cuenta de que, aunque mejore su rendimiento al quitarle el síndrome de abstinencia, mina su capacidad de rendimiento en general, y que habría estado mejor si nunca hubiera tomado la droga.

MEJORAR EL RENDIMIENTO MENTAL: POTENCIADORES DE LA COGNICIÓN

Los potenciadores cognitivos favorecen determinados tipos de procesamiento cerebral, mejorando la memoria o la concentración. El modafinilo, un estimulante similar al Ritalin, ha empezado a utilizarse de forma bastante generalizada para mantener la vigilancia durante largos periodos de tiempo, por parte de soldados, camioneros, trabajadores nocturnos y estudiantes. Esto se describe con elocuencia en el libro de Lukasz Kamienski de 2016 *Shooting Up: A History of Drugs in Warfare*.[12]

En la Segunda Guerra Mundial, a la mayoría de los combatientes de ambos bandos se les suministraban anfetaminas para ayudarlos a mantenerse despiertos durante largos periodos cuando era necesario. Obviamente, quedarse dormido cuando se conduce o se vuela es muy peligroso; los estimulantes pueden ser muy útiles en estas circunstancias, aunque la legislación moderna sobre salud y seguridad elimina esta necesidad al exigir periodos de descanso adecuados. Se ha intentado utilizar estimulantes para mejorar el rendimiento laboral de forma más generalizada en la sociedad, por ejemplo en las fábricas rusas en la época soviética, pero es difícil determinar si existe algún beneficio neto, ya que siempre existe la necesidad de «recuperar» el sueño y estos fármacos tienen efectos adversos.

Otro grupo de personas que se benefician de los estimulantes, en particular del modafinilo, son las que no duermen bien por la noche y sufren somnolencia diurna.

Recientemente se ha abierto un debate sobre si drogas como el modafinilo deberían prohibirse durante los exámenes, o en los periodos de estudio previos, ya que pueden conferir una ventaja injusta. Esto es problemático: no solo sería muy difícil de controlar, sino que también plantearía cuestiones sobre otros estimulantes comunes como la nicotina y la cafeína. ¿Deberían prohibirse también antes de los exámenes? En cualquier caso, no se ha demostrado que el modafinilo sea especialmente beneficioso para el aprendizaje. Ciertamente, puede permitir a las personas permanecer despiertas y trabajar durante más tiempo antes de tener que dormir, aumentando así el tiempo total disponible para el estudio. Pero no se sabe si esto se traduce en un mejor rendimiento en los exámenes. Diferentes tipos de tareas cognitivas requieren diferentes tipos de procesamiento cerebral, y a veces tomar fármacos para mejorar un tipo de pensamiento dificulta otro. En la práctica clínica, algunos pacientes que toman Ritalin y otros estimulantes afirman que el fármaco reduce su flexibilidad mental, por lo que se sienten demasiado concentrados, menos creativos y se dedican a menos tareas. El modafinilo puede ser más prometedor, ya que se ha demostrado que mejora el rendimiento de los cirujanos en formación durante las guardias nocturnas, cuando están privados de sueño.[13]

Qué aspectos de la cognición se quieren potenciar depende mucho de las circunstancias y de lo que se intente conseguir. Un «potenciador de la cognición» alternativo es el cannabis que fuman muchos músicos, que dicen que mejora su creatividad y su apreciación de la música, aunque también perjudique otros procesos como la formación de la memoria. El consumo excesivo de psicodélicos puede tener un efecto negativo en algunos procesos cognitivos, pero también puede revelar nuevas formas de pensar, inspirando no solo a escritores como Aldous Huxley, sino también a científicos como el premio nobel Kary Mullis (véase el capítulo siguiente). En el futuro, tal vez encontremos formas de aislar los beneficios que las drogas pueden aportar a nuestra forma de pensar, minimizando al mismo tiempo sus inconvenientes.

¿Es mi hijo adicto al Ritalin?

En los últimos años, la prescripción de estimulantes a personas con trastorno por déficit de atención con hiperactividad (TDAH) ha sido objeto de controversia. El fármaco más utilizado para ello es el metilfenidato, una forma suave de anfetamina (que se vende con los nombres de Ritalin o Concerta). La controversia tiene varios aspectos. Algunas personas niegan que el TDAH exista realmente, o piensan que es un trastorno real pero que los estimulantes son una forma inadecuada de tratarlo. Otros piensan que, incluso si algunas personas padecen realmente TDAH y se benefician del Ritalin, el fármaco se está recetando de forma inadecuada en una proporción muy elevada de casos, sobre todo a niños cuyos padres pueden estar simplemente encontrando desafiante su energía infantil normal.

Estudio de caso

Conocí a una chica de quince años que había tenido terribles problemas de conducta desde los nueve hasta los catorce años. La habían sacado de la escuela ordinaria y sus padres tenían que conducir varias horas cada día hasta el colegio especial en el que la habían ingresado. Sus padres insistían en que tenía TDAH, pero durante años los profesionales que la atendían se negaron a considerar la posibilidad de administrarle Ritalin porque no aceptaban el diagnóstico. Al final, tras una larga y dura batalla, le administraron una dosis de Ritalin; al cabo de media hora era capaz de sentarse quieta y tranquila, y mantuvo una conversación adecuada con su madre por primera vez en años. Volvió a la educación ordinaria y aprobó los exámenes de selectividad mientras recibía este tratamiento. Sin embargo, cuando se fue de casa, fue atendida por otro médico que no creía en el diagnóstico ni en el tratamiento del TDAH y que le suspendió la medicación. Inmediatamente tuvo una recaída y abandonó los estudios. Cuando la vi más tarde, su estado se había deteriorado hasta el punto de que la reanudación de la medicación no podía restablecer sus funciones, por lo que sus perspectivas de llevar una vida normal estaban arruinadas.

El TDAH es un trastorno caracterizado por una serie de síntomas, como una capacidad de atención muy corta, incapacidad para concentrarse o permanecer sentado aunque el entorno sea tranquilo y apacible, comportamiento impulsivo, como actuar sin pensar, y escasa o nula sensación de peligro. Los niños con este trastorno pueden tener también otros problemas, como la dislexia, pero, incluso si no los tienen, es probable que su rendimiento escolar sea bajo porque no pueden concentrarse en las tareas que se les han encomendado. El resultado para muchos niños es que pierden la confianza en sus capacidades y dejan de intentarlo, lo que puede causarles enormes problemas durante el resto de su vida. A menudo podemos reconocer a un niño con TDAH porque parece rendir por debajo de lo que su coeficiente intelectual sugeriría que es capaz de hacer.

El TDAH suele tratarse con Ritalin. El Ritalin es un inhibidor de la recaptación de dopamina, que bloquea los transportadores de dopamina en el cerebro de forma similar a la cocaína. Sin embargo, cuando se toma por vía oral tarda aproximadamente una hora en alcanzar su concentración máxima en el cerebro (en comparación con los cinco minutos que tarda la cocaína). Por tanto, aunque cuando llega actúa de forma muy eficaz (bloqueando alrededor del 50 % de los transportadores de dopamina)[14] no produce un «subidón» y es poco probable que cause adicción. Solo cuando el Ritalin se toma de forma no prescrita (por ejemplo, cuando se inyecta o cuando se esnifan pastillas trituradas) llega al cerebro mucho más rápido, y es entonces cuando puede producirse la adicción.

Un niño que necesita Ritalin para funcionar con normalidad no es adicto. Si tuviera diabetes, necesitaría insulina todos los días y sufriría problemas físicos sin ella, pero no lo consideraríamos un adicto a la insulina. A muchos jóvenes que toman estimulantes para el TDAH no les agradan los efectos que les provocan: no son placenteros, pueden provocar dolores de cabeza y náuseas, y les hace sentirse «demasiado concentrada» y poco espontáneos. En consecuencia, los jóvenes suelen dejar de tomarlos por decisión propia cuando llegan a la adolescencia (aunque esto pueda empeorar su rendimiento escolar, ya que muchas personas descubren que se benefician significativamente del fármaco hasta bien entrada la edad adulta). Su capacidad para dejar de consumir estimulantes demuestra claramente que no son adictos.

La adicción puede producirse cuando el Ritalin se desvía: las personas que lo adquieren con receta toman demasiada cantidad o se lo venden a otras personas. El consumo intravenoso es poco frecuente. Es más frecuente esnifarlo, lo que hace que la sustancia sea más adictiva y más perjudicial que por vía oral. Esnifar cualquier droga puede dañar la nariz, y la inyección conlleva el peligro de virus transmitidos por la sangre, abscesos y problemas cutáneos. En Estados Unidos, son tantos los niños que toman medicamentos psicoactivos con receta que existe un importante desvío de Ritalin y otros fármacos estimulantes entre los escolares. Aunque de momento no hay muchos indicios de que esto ocurra en el Reino Unido, no cabe duda de que es un riesgo que hay que tener en cuenta.

Aunque el rápido aumento del número de personas diagnosticadas de TDAH y a las que se prescriben estimulantes ha hecho temer un «exceso de medicación», seguimos estimando que actualmente solo se prescriben a una cuarta parte de quienes podrían beneficiarse de ellos.[15] De hecho, lo contrario —no prescribirlos por dudas sobre el trastorno— parece ser un problema tan grave como el excesivo afán por medicar. Sin embargo, es posible que haya casos en los que se haga un mal uso del Ritalin; los médicos no siempre probamos tratamientos no médicos cuando serían apropiados.

Los jóvenes con TDAH suelen ser muy buenos en algunas actividades específicas, como jugar a videojuegos, y es muy posible que experimentar con diferentes técnicas de enseñanza y juegos de ordenador para entrenar el cerebro sea tan beneficioso como los fármacos. Pero, por ahora, recetar estimulantes a los afectados por el TDAH al menos les da una oportunidad de tener éxito en nuestro actual sistema escolar.

El potenciador de la cognición más común: el café

El café es originario de África Oriental (donde crece en el mismo tipo de terreno que el khat).[16] Existen diversas historias sobre cómo y cuándo empezaron los humanos a consumir café, algunas de las cuales sugieren que copiamos la práctica a pájaros y cabras que parecían disfrutar de las propiedades estimulantes de las bayas. Sin embargo, las bayas crudas son amargas y desagradables para el ser humano, y hace falta mucha pericia técnica para convertirlas en una bebida apetecible. Es difícil saber si estas técnicas se aprendieron realmente en torno a los siglos VIII o IX, como sugieren los mitos, o si solo se desarrollaron poco antes de los primeros relatos escritos sobre el consumo de café en Yemen a mediados del siglo XV.

A medida que el café se extendía por el mundo musulmán y llegaba a Europa, al principio suscitó preocupación. Se intentó prohibirlo por considerarlo no islámico o no cristiano, pero su popularidad hizo que estas prohibiciones fueran ineficaces, y pronto surgieron un gran número de cafeterías, más de tres mil solo en Inglaterra en 1675.[17] Tras haber sido criticado por causar enfermedades, al café se le atribuyó la capacidad de curar todo tipo de dolencias, desde problemas estomacales hasta dolores de cabeza. En la actualidad, es la droga más consumida del mundo, y su sabor es tan popular que incluso existe una versión no activa: el café descafeinado.

¿Cómo funciona el café?

El ingrediente activo del café es la cafeína, que también está presente en el té y en el chocolate (aunque en menor cantidad). Cuando el cerebro realiza una actividad metabólica, produce como subproducto una pequeña molécula llamada adenosina, que se acumula en el cerebro y hace que nos sintamos cansados, un poco como el ácido láctico mental. La cafeína bloquea los efectos de la adenosina, por eso nos hace sentir más despiertos (y por eso nuestra sensibilidad a la cafeína depende en parte del tipo de receptores de adenosina que tengamos).[18]

Históricamente hubo mucha preocupación por la adicción a la cafeína cuando se introdujo el café por primera vez; por ejemplo, Bach escribió una cantata sobre una mujer cuyo padre quería que dejara su hábito de tomar café. Este tipo de preocupación era muy común, pero en realidad incluso los grandes consumidores rara vez son adictos en el verdadero sentido: no experimentan antojos cuando lo dejan, ni sufren angustia si tienen que prescindir de él. Por el contrario, la mayoría de las personas son físicamente dependientes de la cafeína sin saberlo: sufren síndrome de abstinencia si no la consumen. Esto provoca el conocido dolor de cabeza de los sábados por la mañana de quienes beben habitualmente mucho café fuerte en el trabajo y dejan de tomarlo el fin de semana. Así pues, aunque los consumidores de café suelen ser físicamente dependientes, no son adictos.

¿El café mejora el rendimiento?

Es difícil estar seguro de si el café mejora realmente el rendimiento. La mayoría de nosotros somos físicamente dependientes de él y sufrimos síndrome de abstinencia cuando nos despertamos por la mañana. Si un bebedor de café realiza mejor una tarea después de tomar un poco de cafeína, es difícil saber si se trata de una mejora real o simplemente de una compensación por el deterioro que experimentaba antes de tomar su dosis de cafeína (es decir, no es un factor positivo, sino la eliminación de un factor negativo). Esta teoría está respaldada por investigaciones que han descubierto que la cafeína mejora el rendimiento en las personas que toman café más que en las que normalmente no consumen nada de cafeína. Por otra parte, la cafeína tiene efectos en sí misma (los investigadores la utilizan para modelar el insomnio cuando prueban somníferos, por ejemplo), por lo que es posible que proporcione una ligera ventaja cognitiva.

Conclusión

Cuando aparecen nuevas drogas, a menudo son aclamadas como «drogas milagrosas», capaces de superar las limitaciones humanas del miedo, el cansancio y la depresión. Cuando Sigmund Freud probó la cocaína por primera vez, por ejemplo, describió así su experiencia:

> Excitación y euforia duradera, que no difiere en nada de la euforia normal de la persona sana... Se percibe un aumento del autocontrol y se posee más vitalidad y capacidad de trabajo... Se realizan trabajos mentales o físicos intensos de larga duración sin fatiga alguna... No aparece absolutamente ningún deseo de seguir consumiendo cocaína después de la primera toma, ni siquiera después de repetidas tomas de la droga.[19]

Por supuesto, no pasó mucho tiempo antes de que la gente se diera cuenta de que la cocaína es altamente adictiva, pero que ninguna droga puede darte más energía —puede retrasar la fatiga, pero tendrás que bajar en algún momento, y cuanto más lo pospongas, más cansado te sentirás finalmente—. Por lo tanto, es discutible que los fármacos ayuden realmente a mejorar el rendimiento físico, ya que los efectos secundarios de muchos de ellos pronto empiezan a ser mayores que sus beneficios. Lo mismo ocurre con las tareas mentales. Una droga que te ayuda a mantenerte despierto puede bloquearte en rutinas estereotipadas, y una droga que te permite concentrarte durante periodos realmente largos puede dificultar tu pensamiento creativo.

La búsqueda de la mejora del rendimiento físico y mental plantea cuestiones éticas sobre el tipo de fármacos que queremos desarrollar y los fines que perseguimos con ellos. En el capítulo 19 analizaremos el futuro de las drogas: hacia dónde nos lleva la investigación farmacológica y qué tipo de decisiones deberemos tomar en los próximos años.

CAPÍTULO 16
PSICODÉLICOS Y SU USO EN EL TRATAMIENTO DE LA DEPRESIÓN

Las drogas psicodélicas han sido utilizadas por los humanos durante milenios, probablemente durante más tiempo que cualquier otro tipo de droga porque se encuentran en hongos comestibles. (La avenida de los Campos Elíseos de París debe su nombre a los Campos Elíseos de la antigua Grecia, donde la gente acudía anualmente a comer setas psicodélicas y experimentar «viajes»). Sin embargo, los psicodélicos siguen siendo las drogas menos comprendidas de la neurociencia. La palabra *psicodélico* procede del griego y significa «que manifiesta la mente», en referencia a una de las cualidades más notables de estas drogas: que revelan el funcionamiento interno de la mente de las personas. El LSD, un compuesto sintético que se descubrió por accidente, es el psicodélico más conocido y estudiado, y su historia también muestra cómo el contexto cultural de la aparición de una droga puede afectar a su clasificación y control. Otros psicodélicos de los que hablaremos brevemente son las setas mágicas, la ayahuasca, el peyote (mescalina) y la ibogaína.

¿CÓMO FUNCIONAN LOS PSICODÉLICOS?

Todos los psicodélicos estimulan directamente un subtipo concreto de receptores de serotonina. Se trata de los receptores 5HT2A, que desempeñan un papel importante en las funciones cerebrales corticales superiores. El efecto más conocido es la producción de imágenes inusuales, no verdaderas alucinaciones (que son imágenes que no tienen ninguna base real), sino extrañas distorsiones y adiciones imaginativas a las cosas que están físicamente presentes. Esto puede ocurrir tanto con los ojos abiertos como cerrados. Las drogas psicodélicas también son empatógenas: crean sensaciones de atención, amor y conexión con otras personas y con el mundo natural. Por qué estos productos naturales y sus derivados producen efectos visuales continúa siendo un misterio, ya que los ISRS sintéticos (inhibidores selectivos de la recaptación de serotonina, que también aumentan los niveles de serotonina) solo producen cambios en el estado de ánimo y la energía. Es poco probable que podamos desvelar este misterio mientras los psicodélicos sigan siendo ilegales y la investigación sobre estas sustancias esté tan restringida.

Las modernas técnicas de imagen cerebral nos han demostrado que el cerebro funciona en muchos modos diferentes: actuando, viendo, escuchando, planificando y prestando atención, moviéndose, sintiendo, etc. Uno de ellos es el llamado «modo por defecto», que incluye las funciones «domésticas» normales, como la memoria, el pensamiento autorreflexivo y el sentido de nuestro cuerpo en el espacio. La psilocibina, un psicodélico prototípico, desactiva este modo (Figura 16.1),[1] alterando así el sentido del yo. Parece probable que todos los psicodélicos hagan lo mismo. La gente suele describir la experiencia psicodélica como «ver el mundo de nuevo», probablemente porque rompen la rutina normal del procesamiento cerebral. Debido a este efecto, nuestro panel de expertos otorgó al LSD la calificación más alta en cuanto al deterioro del funcionamiento mental causado específicamente por la droga.

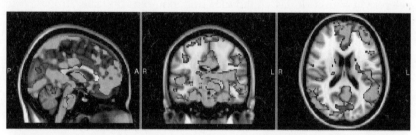

Figura 16.1. Escáner cerebral que muestra la disminución del flujo sanguíneo producida por la psilocibina. Las regiones en las que reduce el flujo sanguíneo cerebral son las que conforman la red de modos por defecto.

EL DESCUBRIMIENTO DEL LSD

Durante siglos se supo que un hongo llamado cornezuelo tenía propiedades peculiares. Algunas de estas propiedades eran puramente medicinales. El cornezuelo contrae los vasos sanguíneos, por lo que las comadronas utilizaban extracto de cornezuelo (ergotamina) para evitar que las mujeres murieran a causa de una hemorragia excesiva tras el parto. Esta propiedad también ayuda con las migrañas, por lo que, a principios del siglo XX, se utilizaba ergotamina purificada para tratarlas. Otras propiedades eran más misteriosas. Los brotes periódicos de locura y las visiones extrañas entre poblaciones enteras solían coincidir con condiciones climáticas particulares que provocaban el crecimiento del hongo en los cultivos de centeno. Existe la teoría de que las historias de magia y demonios relatadas por las niñas de Salem durante sus juicios por brujería en 1692 fueron el resultado de una intoxicación por cornezuelo.[2]

En los años treinta del siglo XX, un químico suizo visionario llamado Albert Hofmann, que trabajaba para la empresa farmacéutica Sandoz, empezó a estudiar la ergotamina. La mayor parte de las sustancias extraídas del cornezuelo se basan en el ácido lisérgico, y Hofmann empezó a combinar el ácido lisérgico con otros compuestos para fabricar nuevos fármacos como la dihidroergotamina para las migrañas, el hydergin para los trastornos circulatorios y la metahergina para las hemorragias después del parto. En 1938 ya había creado veinticuatro fármacos nuevos basados en la ergotamina. El siguiente fármaco que se propuso producir era una mezcla de ácido lisérgico con un compuesto basado en la dietilamida del ácido nicotínico, utilizada en medicina para estimular la circulación. En noviembre de 1938 obtuvo como resultado de este experimento la dietilamida del ácido lisérgico (LSD). Las pruebas farmacológicas indicaron que esta nueva sustancia química carecía de propiedades de interés, por lo que la empresa dejó de investigarla. Pero Hofmann tenía la corazonada de que algo se le había escapado, y cinco años más tarde sintetizó otro lote.

En el proceso de elaboración de la muestra, Hofmann derramó unas gotas del compuesto sobre sus dedos. Así describe sus sensaciones:

> fui presa de una peculiar sensación de vértigo e inquietud... En un estado onírico, me fui a casa… Con los ojos cerrados, imágenes fantásticas de extraordinaria plasticidad e intenso colorido parecían venir hacia mí.[3]

Al darse cuenta después de que esto probablemente había sido causado por la exposición al LSD, decidió tomar deliberadamente una pequeña cantidad (un cuarto de miligramo) para comprobar que era así.

Pronto quedó claro que incluso esa pequeña dosis provocaba una experiencia considerablemente más intensa que la anterior. Volvió a casa en bicicleta acompañado de su ayudante de laboratorio, y las sensaciones se volvieron extremadamente aterradoras. Más tarde escribió:

> Perdí todo el control del tiempo: el espacio y el tiempo se desorganizaron cada vez más y me invadió el temor de estar volviéndome loco... De vez en cuando me sentía como fuera de mi cuerpo. Pensaba que había muerto. Mi ego estaba suspendido en algún lugar del espacio y veía que mi cuerpo yacía muerto sobre el sofá.[4]

Al cabo de unas seis horas, las sensaciones se hicieron menos intensas, y a la mañana siguiente se despertó con una gran sensación de bienestar, tras haber experimentado el primer viaje voluntario con LSD del mundo.

LSD Y PSIQUIATRÍA

El descubrimiento de las propiedades psicodélicas del LSD coincidió con otros avances de la neurociencia que revolucionaron por completo nuestra comprensión del cerebro y las enfermedades mentales. Hasta entonces, el principal marco de comprensión de las enfermedades mentales era el proporcionado por el psicoanálisis: las personas se volvían locas debido a experiencias traumáticas reprimidas que debían ser expuestas mediante la «terapia de conversación» de la que Freud fue pionero. Aunque este enfoque había sido sin duda beneficioso para muchas personas, había resultado en gran medida ineficaz para quienes padecían trastornos más graves, como la esquizofrenia.

El descubrimiento de que el LSD podía crear síntomas similares a la psicosis coincidió con la identificación de la serotonina y su presencia en el cerebro. Ambos descubrimientos ayudaron a desarrollar una nueva comprensión, basada en la química cerebral, de los trastornos psicóticos. Esta es una de las razones por las que las leyes de control de drogas que limitan la investigación sobre sustancias psicoactivas son tan perjudiciales para la neurociencia: gran parte de lo que sabemos sobre la química del cerebro (los neurotransmisores, los receptores y cómo tratar los tipos más graves de enfermedades mentales) lo hemos aprendido estudiando los efectos inducidos por las drogas (ahora ilegales) que transforman nuestra manera de ver el mundo.

Hofmann reconoció inmediatamente que su nuevo compuesto podría ser beneficioso para la psiquiatría. Lo primero que hizo fue informar a varios de sus colegas farmacólogos, que repitieron su experimento con resultados similares. A continuación, un grupo de psiquiatras de Canadá, entre ellos Humphrey Osmond, Abram Hoffer y Duncan Blewett, que trabajaban en el Hospital de Saskatchewan, en North Battleford, tomaron el fármaco. Uno de los resultados inmediatos implicó un cambio en el trato que daban a sus pacientes, empezaron a tomarse más en serie los relatos de sus pacientes esquizofrénicos pues, bajo los efectos de la sustancia, eran capaces de ponerse en su lugar.[5] Entonces iniciaron una serie de experimentos con pacientes, en los que prestaban gran atención a la «actitud» *(set)* y al «escenario» *(setting)* de la experiencia.

ACTITUD Y ESCENARIO

Más que cualquier otro tipo de droga, los psicodélicos demuestran la importancia de la actitud y el escenario a la hora de crear una experiencia con drogas. La actitud *(set)* es lo que tú aportas: tu mentalidad y tu estado de ánimo, tus experiencias previas con cambios en la química del cerebro y tus expectativas sobre lo que va a ocurrir. El escenario *(setting)* es el entorno en el que consumes la droga: si es conocido y familiar, con quién estás y cómo se comporta, si estás en un interior o al aire libre, la música, la luz, etc. Todos sabemos que beber una botella de vino tranquilamente en casa tendrá efectos muy diferentes a tomar la misma cantidad en un bar ruidoso; con los psicodélicos, estar en un entorno positivo o en uno negativo puede marcar la diferencia entre experimentar una visión de tu propia psicología que transforme tu vida o sufrir una experiencia similar a una psicosis profundamente perturbadora.

Las pruebas con LSD en Saskatchewan se llevaron a cabo en un ambiente afectuoso y tranquilo.[6] Había un guía presente para tranquilizar a la persona que tomaba la droga si sentía miedo, pero que por lo demás se mostraba «indulgente», sin imponerse a la experiencia. Antes de ser aceptados en los ensayos, los participantes se sometían a un examen psicológico y recibían mucha información sobre lo que podía ocurrir. Después, podían unirse a grupos de apoyo para hablar de lo sucedido con otras personas que habían pasado por lo mismo. Las circunstancias propiciaron una experiencia positiva y perspicaz que ayudó a las personas a comprender de un modo nuevo sus propias acciones y motivaciones.

Otros experimentos, sin embargo, tuvieron menos éxito. En otro hospital psiquiátrico de Canadá, el personal administró la droga y luego ató a los pacientes a la cama mientras estaban intoxicados. Como es comprensible, sus experiencias fueron mucho menos positivas. Al mismo tiempo, el ejército estadounidense empezó a experimentar con el uso del LSD como arma para ver si podían inmovilizar a poblaciones enteras. Archivos de la CIA descubiertos recientemente sugieren que un brote de locura en la ciudad francesa de Pont-Saint-Esprit en 1951[7] pudo ser el resultado de que agentes estadounidenses contaminaran deliberadamente un lote de pan con el psicodélico, y no un envenenamiento accidental por cornezuelo, como se pensó en aquel momento. Cualquiera que fuera la causa, como los afectados no tenían ninguna expectativa sobre lo que iba a ocurrir, la experiencia les causó una gran conmoción.

El LSD sale del laboratorio

Hofmann veía su creación como una herramienta para la terapia y el despertar espiritual. Los usos casi religiosos de la droga se confirmaron cuando se descubrió que los ingredientes activos de los psicodélicos naturales eran muy similares al LSD. Las setas mágicas, la ayahuasca y el peyote habían sido utilizadas durante miles de años por los nativos de América en rituales religiosos, y eran esenciales para su comprensión cultural del mundo. Pero, inevitablemente, estas sustancias empezaron a llamar la atención de personas que querían utilizarlas en contextos alejados de los rituales tradicionales o del laboratorio. Uno de los experimentadores más famosos fue el profesor de Harvard Timothy Leary.

En 1959 Leary probó por primera vez la psilocibina, el ingrediente activo de las setas mágicas, y pronto empezó a experimentar también con el LSD.[8] Como se sentía profundamente frustrado por la naturaleza de la sociedad estadounidense, pensó que el LSD era la bala de plata que transformaría la cultura en la que vivía, de una sociedad materialista, egocéntrica y competitiva a otra fundada sobre los principios de la libertad, la paz y el amor. Leary comenzó a experimentar tanto con psilocibina como con LSD con estudiantes y compañeros de clase. Al principio, las autoridades universitarias aprobaron su investigación, hasta que advirtieron que Leary había sobrepasado con creces los límites del estudio que la Universidad había aceptado. Leary y su colega Richard Alpert fueron expulsados de la universidad. Después continuaron sus experimentos en una mansión que compraron en el estado de Nueva York.

Leary era extremadamente franco sobre sus intenciones con el LSD, que llegó a conocerse coloquialmente como «ácido». Pensaba que todo el mundo en América debería tomarlo para abrir sus mentes a nuevas formas de pensar (deberían «encenderlo, sintonizarlo y dejarlo»). Mucha gente lo probó y tuvo experiencias positivas, pero otros a los que no se advirtió de los peligros de un uso o un ambiente incorrectos experimentaron «malos viajes», aterradoras experiencias que les provocaron ansiedad y angustia extremas. A medida que se fueron conociendo los inconvenientes de las experiencias psicodélicas «buenas» y «malas», el LSD empezó a considerarse muy peligroso, sobre todo porque algunas de las personas que, gracias a la experiencia con la droga, habían transformado su visión del mundo comenzaron a volverse políticamente activas.

No es casualidad que, mientras el LSD desplazaba al psicoanálisis como paradigma para entender el cerebro en psiquiatría, también desplazara al modelo psicoanalítico de la neurosis y la «inadaptación». El psicoanálisis hacía recaer toda la responsabilidad en el individuo para que se ajustara a la sociedad en la que vivía, en lugar de intentar cambiar esa sociedad para que aceptara mejor la diversidad de puntos de vista y formas de vida. En lugar de limitarse a aceptar el racismo, el sexismo y la homofobia, algunas personas que tomaron LSD empezaron a cuestionarse si era bueno mantener estos valores culturales.

Por supuesto, el LSD no fue el único responsable de todos los diferentes cambios culturales que se produjeron en la década de los sesenta, pero era la droga arquetípica del *flower power* y, como tal, se convirtió en el foco de la preocupación de los conservadores sociales que querían preservar el *statu quo*. Los conservadores culparon al LSD de promover muchos movimientos activistas diferentes, desde manifestantes a favor de los derechos civiles y feministas y ecologistas, hasta los que se oponían a las guerras de Corea y Vietnam. El LSD ha sido descrito como el «antídoto espiritual de la bomba atómica», e incluso en los experimentos llevados a cabo por la CIA se pusieron de manifiesto sus cualidades pacíficas. Aunque los militares querían utilizar el LSD como arma de guerra, muchos de los soldados a los que se lo administraban respondían a la experiencia diciendo que ya no creían en la violencia y que querían abandonar el ejército.

La Figura 16.2 muestra el crecimiento (y posterior declive) de los resultados de la investigación sobre el LSD y la psilocibina desde 1950. Una vez que Sandoz puso el LSD a disposición de los investigadores a principios de la década de los cincuenta, catalizó una notable explosión de investigaciones publicadas. Esta investigación fue financiada en gran parte por los Institutos Nacionales de la Salud de Estados Unidos, que concedieron más de 130 subvenciones;[9] 40 000 pacientes fueron sometidos a pruebas y se publicaron más de mil artículos. Los resultados fueron impresionantes. Sin embargo, se produjo una gran reacción contra los psicodélicos y, en 1966, el LSD pasó a ser una droga de la Lista 1 en Estados Unidos y el Reino Unido no tardó en hacer lo mismo, a pesar de las advertencias de la comunidad científica de que esto perjudicaría gravemente la investigación sobre un conjunto de drogas con propiedades únicas para el tratamiento de enfermedades mentales.

Como se predijo, la pérdida de financiación (desde la prohibición, el Gobierno estadounidense no ha financiado ningún estudio de investigación en absoluto sobre el LSD) y el estatus de Lista 1 prácticamente destruyeron la investigación con psicodélicos, como se muestra en la parte derecha de la Figura 16.2:[10] para el año 2000, la investigación psicodélica estaba prácticamente extinguida. Leary había popularizado la droga para que todo el mundo pudiera obtenerla en la calle, pero, de manera involuntaria, propició su prohibición para que ya no pudiera utilizarse en la investigación legítima. Aunque las Convenciones de

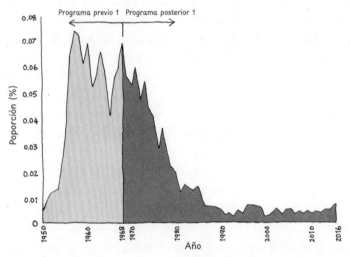

Figura 16.2. El efecto de la Lista 1 en la investigación sobre drogas psicodélicas. (Número de publicaciones PubMed en las que una droga psicodélica clásica se encuentra en el título, expresado como proporción de todas las publicaciones de PubMed, por año, de 1950 a 2016). Cuanto más alto es el valor, mayor es la cantidad de investigación.

la ONU y las leyes nacionales permiten en teoría la investigación con estas drogas, las normativas establecidas para impedir el uso recreativo son tan enrevesadas y opacas que prácticamente ningún investigador ha conseguido negociarlas y, en la práctica, no se ha realizado ninguna investigación en los últimos cincuenta años. Recientemente, sin embargo, nuestro grupo y otros como Franz Vollenweider en Suiza,[11] han empezado a cuestionar esta situación.

¿Cuáles son los efectos nocivos del LSD y de los psicodélicos?

Aunque un mal viaje con LSD puede ser extremadamente aterrador y angustioso, los psicodélicos en general se encuentran entre las drogas más seguras que conocemos. Cuando el panel de expertos de DrugScience calificó el LSD y las setas (que contienen psilocibina) según nuestros 16 criterios, ambas obtuvieron una puntuación de 0 o 1 en todo, excepto en el deterioro específico relacionado del funcionamiento mental. Es prácticamente imposible morir por una sobredosis; no causan ningún daño físico y, en todo caso, son antiadictivas, ya que provocan una tolerancia repentina, lo que significa que, si se toma otra dosis inmediatamente, probablemente tendrá muy poco efecto, por lo que no hay ningún incentivo para tomar más.

Sin embargo, los psicodélicos son impredecibles y su consumo requiere las circunstancias adecuadas y una preparación psicológica apropiada: si los tomas sin saberlo, pensarás que te estás volviendo loco. Las personas con problemas de salud mental, como la esquizofrenia, pueden sufrir un empeoramiento de sus síntomas, por lo que probablemente deberían evitarlos a menos que estén bajo supervisión médica. Al principio, se pensó que los efectos del LSD eran un modelo de esquizofrenia, y es cierto que tomar LSD permite a las personas sanas hacerse una idea de lo que es padecer ese tipo de trastorno mental. Sin embargo, aunque existe una sensación similar de fragmentación del ego, las drogas psicodélicas producen sobre todo cambios visuales, mientras que en la esquizofrenia las alucinaciones son principalmente auditivas (por ejemplo, «oír voces»).[12] Las personas con altos niveles de ansiedad también deberían evitar los psicodélicos, ya que la falta de control les resultará inquietante. De todos modos, es poco probable que estas personas se sientan tentadas a tomarlos; algunos de mis pacientes son tan ansiosos que tienen miedo incluso de tomar una bebida alcohólica (y mucho menos de tomar LSD) por si eso debilita su sensación de autocontrol.

Obviamente, hay más posibilidades de sufrir un accidente si muchas de las funciones «domésticas» normales del cerebro no funcionan, aunque a menudo se exagera el riesgo de que esto ocurra. Por ejemplo, existe la idea errónea de que las personas que toman LSD pueden creer que saben volar y saltar por la ventana. No hay pruebas de que esto haya ocurrido nunca, y es posible que esta historia ficticia tenga su origen en un tebeo de Spiderman de 1971,[13] en el que un joven toma LSD y se lanza desde un edificio solo para ser salvado por el superhéroe. (Merece la pena señalar que cada año decenas de personas bajo los efectos del alcohol, en Estados Unidos y en el Reino Unido, se lesionan gravemente o se matan al caerse por la ventana o desde balcones y azoteas).

Emprender actividades normales como conducir es muy mala idea si has tomado LSD. Hace muchos años conocí en Estados Unidos a una pareja de veinteañeros que me contaron una historia sobre los efectos de un viaje con LSD. Conducían de Nueva York a Nueva Jersey. Antes de coger el coche, eran conscientes de que aún estaban colocados y sabían que debían tener cuidado en la carretera. Al poco tiempo, la policía les paró y, cuando objetaron que habían conducido con cuidado, el agente les dijo que iban a tres kilómetros por hora. Esto ocurrió porque la droga cambia la percepción de la velocidad, así como la del tiempo; en el primer experimento de Hofmann, este registró la sensación de que apenas avanzaba en su viaje en bicicleta de vuelta a casa, aunque su ayudante le dijo que había pedaleado a un ritmo normal.

¿Cuáles son los beneficios de los psicodélicos?

Los psicodélicos no solo son antiadictivos en sí mismos, sino que pueden ser útiles para tratar la adicción a otras drogas. En algunos de los primeros ensayos realizados en Saskatchewan se administró LSD a alcohólicos, inicialmente con la idea de que, si les provocaba una mala experiencia, les sacaría de su comportamiento. Lo que ocurrió, en cambio, fue que el psicodélico dio a algunos de ellos una nueva perspectiva de sus vidas, ayudándolos a enfrentarse al daño que estaban haciendo a sus familias y amigos, y esta nueva empatía les motivó a cambiar su comportamiento. Los alcohólicos que completan con éxito el programa de doce pasos de Alcohólicos Anónimos informan a menudo de cambios similares en su forma de pensar. Desde entonces, al menos otros cinco estudios han descubierto que el LSD ayuda a superar el alcoholismo.[14]

Muchas personas describen las experiencias psicodélicas como profundamente significativas, lo que puede ayudarlas a desarrollar un propósito en su vida o a prever una alternativa al estancamiento en el alcohol. Esto también puede extenderse al tratamiento de los estados de ánimo bajos en general, ya que muchas personas deprimidas están atrapadas en un círculo vicioso en el que su depresión les impide hacer nada para aliviar su estado. El LSD, la psilocibina y otras drogas similares podrían abrir una forma diferente de pensar, permitiendo a las personas mejorar su situación.

En 2012 tuvimos el placer de recibir una subvención del Consejo de Investigación Médica del Reino Unido para ver si podíamos utilizar un único tratamiento con psilocibina para ayudar a las personas a recuperarse de la depresión. Nuestro trabajo previo con psilocibina en imágenes cerebrales había demostrado que amortiguaba la parte del cerebro (corteza cingulada subgenual) que parece impulsar la depresión, por lo que investigamos si desactivarla en personas deprimidas podría ayudar a levantar su estado de ánimo. Llevamos a cabo un ensayo, inicialmente con 12 personas y posteriormente ampliado a 20;[15] todas sufrían depresión que no había respondido a la terapia cognitivo-conductual y tampoco a al menos dos medicamentos antidepresivos (algunas habían fracasado con más de diez). Les dimos una dosis baja de prueba de 10 mg de psilocibina para comprobar la seguridad, y una semana después una dosis de 25 mg que produce un viaje de varias horas de duración. Durante el viaje, los participantes son atendidos por dos guías con formación clínica. Al día siguiente trabajan con estos guías para dar sentido a sus experiencias. Aunque para la mayoría, el viaje supuso un reto y, a menudo, sintieron miedo, a todos les resultó útil y todos mejoraron su estado de ánimo después. Este profundo efecto antidepresivo apareció rápidamente, se hizo presente apenas un día después del tratamiento y alcanzó un máximo a las dos semanas. Aproximadamente la mitad se recuperó totalmente de la depresión y algunos han seguido bien desde entonces.

Lamentablemente, en la mayoría de los casos, la depresión volvió a hacer mella en su cerebro y, con el paso de los meses, su estado de ánimo empeoró. Varios nos pidieron que les diéramos otro tratamiento, pero, como la psilocibina es ilegal (excepto cuando se utiliza en un ensayo aprobado), no pudimos hacerlo, así que siguen muy enfermos.

Las experiencias significativas inducidas por el LSD y otros psicodélicos pueden ayudar a las personas a afrontar otros problemas importantes, como enfrentarse a su propia muerte. Experimentos con pacientes terminales, incluidos dos ensayos controlados a doble ciego en Estados Unidos,[16] han demostrado que, tras una experiencia psicodélica, su sensación de pánico es menor, a menudo porque, mientras están bajo los efectos de la droga, sienten que forman parte del universo y que, de alguna manera, una parte de ellos sobrevivirá a la muerte.

Lo sorprendente es que, por lo general, solo una o dos dosis pueden tener efectos profundos y duraderos, sin crear ansias de repetir la experiencia. La gente tiende a recordar sus viajes con todo lujo de detalles y a conservar durante mucho tiempo los conocimientos adquiridos, en lugar de tener que consumir la droga repetidamente para recrearlos.

En el aspecto más fisiológico, muchas personas que sufren cefaleas en racimo se automedican con psicodélicos,[17] que parecen ser la única terapia eficaz para este trastorno. Estas cefaleas son tan intensas que pueden llevar a las personas al borde del suicidio. Las propiedades vasoconstrictoras (constricción de los vasos sanguíneos de la cabeza) del LSD y las setas mágicas interrumpen de algún modo este dolor como ninguna otra droga. Al igual que ocurre con los enfermos de esclerosis múltiple a los que se les niega el cannabis, y con los enfermos terminales de cáncer a los que se les niega la morfina, es totalmente inhumano que las restricciones legales sobre estas drogas signifiquen que la única forma que tienen estas personas de obtener la medicina sea a través del mercado negro. Esperemos que los ensayos sobre la depresión con psilocibina logren que este psicodélico se convierta en un medicamento y entonces pueda ser recetado para ayudar a las personas con cefaleas en racimo.

EL RENACIMIENTO DE LA INVESTIGACIÓN PSICODÉLICA

Desde la primera edición de este libro se ha producido una verdadera explosión de la investigación sobre psicodélicos, con estudios de imagen cerebral sobre la psilocibina, la ayahuasca e incluso el LSD, y varios ensayos clínicos de referencia. Muchos de ellos proceden del equipo dirigido por Robin Carhart-Harris en mi unidad. En colaboración con la Fundación Beckley, hemos realizado tres estudios de imagen con psilocibina, dos con IRMf, uno con MEG (magnetoencefalografía) y el primer estudio de imagen con LSD. Otros grupos han realizado estudios similares en Barcelona (con ayahuasca) y en Zúrich (con psilocibina y LSD). Estos estudios han confirmado los primeros hallazgos con psilocibina descritos anteriormente en este capítulo. Los psicodélicos producen un estado de conciencia profundamente alterado que puede explicarse por una marcada relajación de las restricciones normales del funcionamiento cerebral. En el estado psicodélico, el cerebro está menos limitado, es más flexible y está más interconectado. Esto explica la aparición de alucinaciones complejas y sentimientos alterados, como la sensación de ser uno con el universo. Parafraseando las palabras de William Blake, que utilizó Aldous Huxley para explicar sus experiencias psicodélicas: «Las puertas de la percepción se abren para que el hombre pueda verlo todo tal y como es: infinito».

Junto con estos nuevos conocimientos sobre la neurociencia de los psicodélicos ha surgido el uso de la psilocibina para ayudar a los moribundos a reconciliarse con su muerte inminente, o a pacientes con problemas psiquiátricos graves (como la depresión resistente) a aceptar su estado.

También se han realizado estudios piloto sobre el uso de la psilocibina para tratar el tabaquismo y la dependencia del alcohol,[18] y, anteriormente, ya nos hemos referido al ensayo controlado de 2016 de nuestro equipo sobre la psilocibina para la depresión resistente. Ahora estamos repitiendo este estudio, pero esta vez comparando el efecto de la psilocibina con el del escitalopram (un potente ISRS). Este estudio financiado por el Alexander Mosley Charitable Trust nos permitirá comparar si los dos tratamientos son idénticos en cuanto a sus mecanismos cerebrales o, como sospechamos, bastante diferentes.

También a finales de 2016, Roland Griffiths, de Johns Hopkins, y Stephen Ross, de la Universidad de Nueva York, ambos en Estados Unidos, informaron de los dos mayores ensayos clínicos con psilocibina controlados con placebo jamás realizados. Los diseños eran similares, por lo que cada uno proporcionó una forma de validación del otro. Ambos demostraron un beneficio significativo de la psilocibina (de nuevo con una dosis única de 25 mg) para reducir la ansiedad y la depresión que suelen experimentar las personas que se enfrentan a la muerte por enfermedades intratables. Estos resultados fueron bien recibidos, y varios expresidentes de la Asociación Americana de Psiquiatría escribieron a favor de una mayor investigación con psicodélicos. Sobre la base de este entusiasmo y de la eficacia demostrada en dos estudios independientes de gran envergadura, ahora existe un plan para impulsar la autorización de la psilocibina para tratar la depresión, y este enfoque ha sido aprobado como viable por la FDA (Administración de Alimentos y Medicamentos) de Estados Unidos. COMPASS Pathways está llevando a cabo un gran estudio multicéntrico con la misma dosis oral de 25 mg que utilizamos nosotros.[19] Los resultados deberían estar disponibles en 2021 y, si son positivos, la psilocibina podría autorizarse como medicamento un par de años después.

¿DEBERÍAN LOS CIENTÍFICOS TOMAR LSD?

Una línea de investigación que se estaba estudiando antes de que se ilegalizara el LSD era su uso en la resolución de problemas.[20] Esto puede parecer sorprendente porque a la mayoría de la gente le cuesta concentrarse cuando está drogada, y es cierto que las personas que toman LSD no obtienen buenos resultados en las pruebas psicológicas estándar. Como explicó el psicólogo Arthur Kleps en 1966: «Si te hiciera un test de inteligencia y, durante su resolución, una de las paredes de la habitación se abriera para ofrecerte una visión de las resplandecientes glorias de los soles galácticos centrales y, al mismo tiempo, tu infancia empezara a transmitirse ante tu ojo interior como una película tridimensional en color, no alcanzarías una buena puntuación en el test». Sin embargo, los psicodélicos pueden inducir a la creatividad, bajando las defensas psicológicas en torno a «equivocarse en algo» y ayudando a ver los problemas desde nuevos ángulos. Con la configuración y el entorno adecuados, esto puede dirigirse hacia problemas conocidos, a veces con resultados espectaculares. Este enfoque parece funcionar mejor cuando el problema se ha considerado muchas veces estando sobrio, y el entorno incluye notas, mucho papel y bolígrafos para anotar los pensamientos, y un guía que te ayude a superar la desorientación inicial y te recuerde cuál es tu objetivo. Aunque a la mayoría de las personas que han probado psicodélicos les cueste creer que sea posible concentrarse en una tarea durante un viaje, probablemente sea porque los han tomado en circunstancias en las que se distraían fácilmente y probablemente también hayan estado rodeados de otras personas drogándose al mismo tiempo. En un entorno tranquilo es mucho más fácil concentrarse y, de hecho, las personas que toman LSD son tan sugestionables que, si tienen un guía que les dice que no tendrán dificultades para concentrarse, probablemente será así.

Se sabe que tomar LSD de esta forma ha proporcionado momentos de inspiración a diseñadores, arquitectos e ingenieros. Existen muchas historias sobre diseños técnicos casi perfectos que se han hecho evidentes de repente al contemplar el problema bajo los efectos de la droga. En *LSD the Problem Solving Psychedelic*,[21] escrito en 1967, los autores relatan varios ejemplos. Uno de ellos fue el de un diseñador de muebles que completó el diseño de una silla mientras estaba bajo los efectos del LSD y que consiguió convertirla en una silla de comedor funcional sin cambios sustanciales respecto al concepto original. (Estos muebles son extremadamente difíciles de crear y el diseñador estaba acostumbrado a que las sillas nuevas tardaran dos meses y diez modelos de prueba en completarse). Otro ejemplo fue el de un ingeniero que trabajaba en investigación naval y llevaba cinco años intentando diseñar sin éxito un dispositivo de detección especial. A los pocos minutos de contemplar el problema con LSD había encontrado la solución y el dispositivo fue patentado y utilizado por la Marina estadounidense. Un tercer ejemplo fue el de un arquitecto que tomó la droga para que lo ayudara a diseñar un centro comercial y pudo visualizarlo en su totalidad: «De repente vi el proyecto terminado. Hice algunos cálculos rápidos... las dimensiones eran correctas y no sólo eso cumpliría los requisitos de coste e ingresos... Empecé a dibujar... mis manos no podían seguir el ritmo de mis imágenes mentales». La imagen permaneció con él con la misma intensidad después de que la experiencia con las drogas hubiera terminado, y su diseño fuera aceptado y construido.

Incluso en los campos menos creativos de las ciencias duras, el LSD puede ser profundamente beneficioso. De hecho, desempeñó un papel en los dos mayores descubrimientos en biología del siglo XX. Francis Crick,[22] que descubrió la estructura de doble hélice del ADN con James Watson, y Kary Mullis,[23] que descubrió la reacción en cadena de la polimerasa (PCR),[24] habían tomado la droga y le atribuyeron parte de sus conocimientos y percepciones. Mullis ha llegado a decir: «¿Habría inventado la PCR si no hubiera tomado LSD? Lo dudo mucho... [habiendo tomado LSD] podía sentarme sobre una molécula de ADN y ver pasar los polímeros. Lo aprendí en parte con drogas psicodélicas».

Tanto Crick como Mullis recibieron un Premio Nobel por su trabajo. Ahora que el LSD es ilegal, pocos científicos se atreverían a utilizarlo, y aún menos confesarían haberlo tomado. Tal vez el progreso científico en muchas áreas se haya visto obstaculizado por esta situación.

SETAS MÁGICAS Y OTROS PSICODÉLICOS

Existen muchos otros tipos de drogas psicodélicas que tienen efectos diferentes a los del LSD, pero que en general comparten los mismos riesgos y beneficios.[25] A continuación se describen las más comunes.

La psilocibina se encuentra en las setas psicodélicas «mágicas». Es inerte, pero en el cuerpo se descompone en psilocina, una potente sustancia psicoactiva. La psilocibina se encuentra en las setas de todo el mundo: sabemos más de su historia en las ceremonias religiosas de América del Sur y Central. Los samis de las tribus del norte de Escandinavia y Siberia tienen una larga tradición de uso de *Amanita muscaria* en rituales chamánicos, aunque estas contienen un alucinógeno diferente a la psilocibina, llamado muscimol. Parece probable que las setas mágicas fueran utilizadas por los antiguos griegos en una ceremonia anual conocida como los misterios de Eleusis. Los efectos de la psilocibina son muy similares a los del LSD, pero la psilocibina tiene una acción mucho más corta, de solo tres a cinco horas, por lo que es mucho más práctica que el LSD para su uso en imágenes cerebrales cuando estudiamos los efectos de los psicodélicos.

La DMT (dimetiltriptamina) es el ingrediente psicoactivo de varias especies de plantas originarias de Sudamérica. Existen distintos métodos tradicionales para consumir estas plantas, como inhalar *Anadenanthera peregrina* a través de una pipa o beber «té de ayahuasca» como parte de una elaborada ceremonia. La DMT pura puede inhalarse (su efecto dura de 5 a 15 minutos), esnifarse o inyectarse (dura más), o tomarse oralmente como ayahuasca (dura unas tres horas). Cuando se toma por vía oral tiene que combinarse con un inhibidor de la monoaminooxidasa (IMAO) o se descompondrá demasiado rápido para ser eficaz. El té de ayahuasca tradicional se elabora a partir de una mezcla de hojas que combinan DMT y un IMAO; por ejemplo, el arbusto *Psychotria viridis* proporciona la DMT, y la liana *Banisteriopsis caapi* es la fuente de IMAO. La DMT es una droga de clase A en el Reino Unido, pero los productos naturales que la contienen no están clasificados.

La mescalina es la sustancia psicoactiva del cactus peyote, utilizado desde hace al menos cinco mil años por los pueblos indígenas del actual norte de México y los estados de Oklahoma y Texas. El fruto del cactus se seca y se hierve en forma de té. Suele provocar náuseas extremas antes de producir efectos visuales psicodélicos y estados de introspección y perspicacia, que duran entre diez y doce horas. En 1954,

Aldous Huxley se inspiró para escribir *Las puertas de la percepción* tras un viaje con mescalina; el libro desempeñó un papel fundamental en la popularización de los psicodélicos en la década de los sesenta. Aunque tanto el peyote como la mescalina son ilegales en Estados Unidos, en 1996, la Iglesia Nativa Americana obtuvo el derecho a utilizar el cactus en «ceremonias religiosas de buena fe». En el resto de Estados Unidos y en el Reino Unido, la mescalina es una droga de la Lista 1/Clase A.

La ibogaína es el principio activo de las plantas de la familia de la iboga, originarias de África Occidental. Se utiliza en ceremonias médicas y rituales del culto bwiti, principalmente en Gabón y Camerún. Es uno de los psicodélicos más duraderos, con viajes que a veces duran días. La ibogaína parece ser capaz de prevenir o minimizar los síntomas de abstinencia de los opioides y el alcohol, lo que, combinado con la nueva perspectiva que da a las personas sobre su comportamiento, puede convertirla en un tratamiento muy eficaz contra la adicción. Varios centros de todo el mundo utilizan ya este enfoque, y es un medicamento aprobado en Nueva Zelanda. Sin embargo, aún no se han llevado a cabo ensayos clínicos detallados, por lo que no sabemos hasta qué punto es segura o eficaz, y puede tener un impacto negativo en el corazón, por lo que es mejor utilizarla con monitorización del ECG. La ibogaína es legal en el Reino Unido, pero no en Estados Unidos.

Los psicodélicos también pueden presentarse en forma dulce: ¡en la miel! Desde hace milenios se sabe que la miel de flores de rododendro es psicoactiva, cuyo ingrediente activo son las grayanotoxinas. Entre los gerung de Nepal es un manjar sacramental venerado, mientras que en Occidente se la suele llamar «miel loca» por las alucinaciones que produce en quienes la consumen. Esta miel alucinógena podría haber sido la primera arma química. Los turcos la utilizaron para desarmar a las legiones romanas invasoras de Pompeya en el año 67 a. C.: dejaron tarros de esta miel en el camino de los romanos, que por inocencia y avaricia la devoraron. Al día siguiente seguían intoxicados y los turcos los arrollaron fácilmente.

¿POR QUÉ SE PROHIBIERON LAS SETAS MÁGICAS EN EL REINO UNIDO?

La psilocibina se encuentra de forma natural en más de 200 especies de hongos que crecen en estado silvestre en muchas partes del mundo, incluido el Reino Unido. La especie autóctona de Gran Bretaña es la

Psilocybe semilanceata, conocida como «gorros de la libertad», que crece en zonas sombreadas y boscosas en otoño. No está claro desde cuándo se utilizan deliberadamente por sus efectos psicoactivos: en los pocos incidentes registrados de personas que las tomaron accidentalmente,[26] las inesperadas distorsiones sensoriales se experimentaron como envenenamiento. Aunque existen algunas teorías de que se utilizaron en rituales paganos en Gran Bretaña en el pasado, hay muy pocas pruebas de ello, y es posible que sus efectos se desconocieran o no se apreciaran hasta la década de los sesenta.

Las setas mágicas llamaron por primera vez la atención en Occidente en 1957, después de que un micólogo aficionado y su mujer participaran en una ceremonia de hongos Valeda en México.[27] Dejaron constancia de su experiencia en un artículo de revista, lo que impulsó a los científicos a empezar a cultivar e investigar distintas especies y, por supuesto, Timothy Leary también contribuyó a popularizar las setas mágicas entre los hippies. Los británicos recogían y comían gorros de la libertad en otoño, y vivían experiencias psicodélicas en el campo, en gran medida agradables y seguras, era un pasatiempo común, popular y legal hasta 2005.

A principios de la década de 2000, el Gobierno británico empezó a preocuparse por las setas mágicas. Algunas empresas habían empezado a importarlas liofilizadas de los Países Bajos y a venderlas en tiendas del barrio londinense de Camden, lo que generaba mala prensa en los tabloides. En lugar de prohibir simplemente su venta, el Gobierno decidió actuar con «mano dura contra las drogas» y prohibió totalmente su posesión. Tomaron la precipitada decisión de clasificarlas en la Clase A, a pesar de que eran claramente mucho menos nocivas que otras drogas de Clase A como el crack y la heroína. (El argumento del Gobierno para clasificarlas de esta forma fue que la psilocibina pura era de Clase A, por lo que la fuente de la sustancia química también debería serlo, aunque, en primer lugar, había poca justificación para que la psilocibina estuviera en esta clase). Si hubieran consultado al Consejo Asesor sobre el Uso Indebido de Drogas (ACMD), podríamos haberles dicho que esta clasificación era inapropiada, pero, en su prisa por actuar, produjeron una legislación mal pensada sin pedir nuestro consejo en absoluto. (Podría argumentarse que actuaron de manera ilegal, ya que la consulta con la ACMD es obligatoria por ley). Este fue el principio de que el Gobierno laborista empezara a ignorar a la ACMD a la hora de aprobar legislación sobre drogas, y el principio del fin para mí.

Ahora nos encontramos con la ridícula situación de que, si encuentras setas mágicas en el campo, puedes sentarte y masticarlas a gusto, pero, si te las llevas a casa, puedes terminar con una condena de cárcel de hasta siete años, y, si se las das a un amigo, estarás suministrando una droga de Clase A y te pueden condenar a cadena perpetua. Esta estupidez debilita el respeto por la ley y hace que la gente desconfíe del sistema de clasificación como indicador objetivo del daño relativo de las distintas drogas.

CONCLUSIÓN

La historia del LSD y otros psicodélicos muestra cómo el contexto cultural de una droga puede afectar a nuestra valoración de su peligrosidad. Aunque los psicodélicos se encuentran entre las sustancias psicoactivas menos nocivas, especialmente cuando se toman con la actitud y el entorno adecuados, han desarrollado una mala reputación, como una sustancia temible o peligrosa. Por este motivo, el LSD se encuentra entre las pocas drogas en las que se ha producido un marcado descenso de su consumo en los últimos treinta años. En muchos sentidos, esto es bueno, ya que los malos viajes pueden ser extremadamente desagradables. Sin embargo, este tipo de drogas también pueden estar entre las más beneficiosas del mundo para el tratamiento de la adicción, la depresión y otros tipos de enfermedades mentales, así como para el avance de la ciencia y las artes. En los últimos años, se han reanudado los ensayos con LSD en Suiza, Estados Unidos y el Reino Unido. Esperemos que, a medida que se reconozcan oficialmente los usos medicinales de los psicodélicos, sea mucho más fácil conseguir financiación y apoyo para seguir investigando.

Una organización pionera en la restauración de la investigación psicodélica (de otras drogas psicoactivas «ilegales», como la MDMA y el cannabis) es la Fundación Beckley, una organización benéfica con sede en el Reino Unido dirigida por la notable Amanda Feilding. Ella fue una de las pioneras de la primera oleada de consumo de psicodélicos en la década de los sesenta y desarrolló una visión clara del potencial de los psicodélicos para mejorar la cognición y la creatividad a partir de sus propias experiencias y las de sus amigos cercanos. Desde que se prohibieron estas drogas, ha luchado incansablemente por devolverlas al ámbito clínico y de la experimentación, publicando influyentes documentos políticos y promoviendo la investigación. Gran parte de mi propia investigación psicodélica parte de la colaboración entre Beckley y el Imperial College, en el que Amanda es a la vez científica y socia financiadora. Beckley también ha apoyado algunos de los ensayos clínicos más recientes, como los realizados en Estados Unidos con psilocibina para el tratamiento del alcoholismo y la dependencia del tabaco.

Otra organización que lleva muchos años haciendo campaña a favor del potencial clínico de estas drogas es la Asociación Multidisciplinar de Estudios Psicodélicos (MAPS). Aunque MAPS se centra principalmente en la investigación del tratamiento de afecciones como el trastorno de estrés postraumático con MDMA, reconoce el valor de los psicodélicos fuera del ámbito médico. Uno de sus fundadores, Rick Doblin, ha sugerido que tal vez la forma de hacer que este tipo de drogas estén disponibles en el futuro sería expedir una licencia una vez que alguien haya participado en un taller, o superado un examen, para garantizar que sabe cómo utilizarlas de forma segura.[28] Los usuarios con licencia comprenderían la importancia de mantener la actitud y estar en el entorno adecuados, así como los peligros y riesgos de un mal viaje. Ideas como esta son, sin duda, algo que debemos considerar, dado el enorme potencial de los psicodélicos para mejorar la vida de las personas.

CAPÍTULO 17
LA GUERRA CONTRA LAS DROGAS,
Y LAS DROGAS EN LA GUERRA

«El enemigo público número uno en Estados Unidos es el consumo de drogas. Para combatir y derrotar a este enemigo, es necesario librar una nueva ofensiva total».

Richard Nixon, 1971.[1]

En 1971, el presidente Nixon pronunció un discurso en el que declaró que Estados Unidos se enfrentaba a una «emergencia nacional» y que las drogas eran el «enemigo público número uno». Este fue el comienzo de la «guerra contra las drogas», un concepto acuñado de forma análoga a la «guerra contra la pobreza» del presidente Lyndon Johnson (que ha sido tan infructuosa como la «guerra contra las drogas» y la «guerra contra el terror»). La palabra *guerra* en este caso era extrañamente apropiada, ya que la «emergencia de abuso de drogas» a la que se refería Nixon se estaba produciendo en gran medida entre el ejército estadounidense en Vietnam, donde el consumo de drogas estaba muy extendido. Para entender el origen de las políticas de Nixon, primero tenemos que echar un vistazo a esta otra historia de las «drogas en la guerra», es decir, al uso de las drogas en los conflictos armados durante los últimos siglos.

Las drogas en la guerra

Las drogas de alta potencia han sido una herramienta común en las batallas, empezando por el uso de la ginebra por parte de los soldados de Guillermo de Orange (de ahí la frase «coraje holandés»). En las guerras civiles franco-prusiana y estadounidense se pusieron a disposición de los soldados grandes cantidades de morfina, especialmente popular tras la invención de la jeringuilla hipodérmica. Los cigarrillos fueron popularizados por las tropas turcas en la guerra de Crimea y la expansión del tabaco se vio favorecida por la inclusión de cigarrillos en los paquetes de racionamiento en las dos guerras mundiales. Una consecuencia común de luchar en una guerra es el trastorno de estrés postraumático (TEPT), conocido como «neurosis de guerra» en la Primera Guerra Mundial y «fatiga de batalla» en la Segunda Guerra Mundial. En el pasado, el TEPT se trataba con bromuros y barbitúricos, y actualmente se están realizando ensayos sobre el uso de psicodélicos y éxtasis para tratar el trastorno en los soldados. Sin embargo, para muchos veteranos del pasado y del presente, la droga más fiable y accesible para tratar el trauma de la guerra ha sido el alcohol. En el siglo XX también se generalizó el uso de estimulantes para mejorar el rendimiento en el campo de batalla, aunque está en discusión si fueron más un obstáculo que una ayuda (véase el recuadro *Anfetaminas y guerra*).

Lo que nos sorprende hoy no es tanto que estas drogas se utilizaran en el contexto de la guerra, sino lo ampliamente conocida y aceptada que era esta práctica. Durante la Primera Guerra Mundial, Harrods comercializaba paquetes de regalo que contenían cocaína y heroína con el eslogan:[2] «un regalo de bienvenida para nuestros amigos en el frente», y durante la Segunda Guerra Mundial había anuncios que animaban a la gente a «enviar a sus chicos Benzedrina» (la Benzedrina es una anfetamina.) Pero, mientras que estas drogas eran dispensadas o aprobadas por médicos militares para mejorar el rendimiento y aliviar el dolor, el consumo de drogas por parte de las tropas estadounidenses en Vietnam no estaba sancionado, y en su mayoría se trataba de cannabis y opiáceos. Alrededor del 50 % de las tropas probaron el opio y la heroína,[3] la mitad de las cuales empezaron a mostrar signos de adicción; dos tercios de las tropas consumían cannabis con regularidad. Lo que asustó a la Administración Nixon fue la perspectiva de que un gran número de adictos volvieran a la vida civil cuando se negociara el acuerdo de guerra y se desmovilizara el ejército. Esto, unido al consumo público de cannabis y psicodélicos por parte de la contracultura *flower power* y los afroamericanos, generó el trasfondo cultural de la guerra contra las drogas. De hecho, la mayoría de los soldados estadounidenses que consumían opiáceos en Vietnam dejaron de hacerlo fácilmente cuando regresaron a la seguridad de Estados Unidos.

Anfetaminas y guerra

El consumo de drogas ha sido históricamente habitual en el ejército, donde los soldados intentan sobrevivir al peligro físico y a la falta de sueño, y hacer frente al trauma psicológico de experimentar e infligir violencia.

Hoy en día, los ejércitos occidentales tienen estrictos regímenes de control de drogas debido a la preocupación de que estas afecten a la salud de los soldados y a su rendimiento en el escenario de la guerra. Pero hubo un tiempo en que se pensaba que el consumo generalizado de ciertas sustancias, en particular estimulantes como la anfetamina, era la clave de la superioridad militar. Esta teoría se puso a prueba hasta el límite durante la Segunda Guerra Mundial.

Estimulantes es el término general para una clase de drogas que incluye la anfetamina, la metanfetamina y derivados como el modafinilo y el Ritalin. La anfetamina es un derivado sintético de la efedrina, un compuesto estimulante obtenido de diversas variedades de la efedra, una planta presente en la medicina china desde hace miles de años. La efedrina se aisló en 1885 y la anfetamina se sintetizó dos años más tarde, pero no fue hasta los años treinta cuando encontró un uso medicinal, como inhalador para asmáticos. Primero se vendió como preparado líquido con el nombre de Benzedrina, y más tarde se fabricó en forma de pastillas.

La anfetamina era la droga preferida por los aliados británicos y estadounidenses —solo los británicos consumieron 70 millones de comprimidos de anfetamina en el transcurso de la Segunda Guerra Mundial—,[4] pues ayudaba a los soldados a mantenerse despiertos y alerta durante largas horas. Los alemanes y los japoneses, por su parte, consumían una forma en pastillas de metanfetamina. El organismo tarda más en procesar la metanfetamina, por lo que sus efectos secundarios son más duraderos, además de más graves, y produce un peor síndrome de abstinencia cuando se deja de consumir. (Es posible que la elección de la droga afectara a los resultados de batallas como la campaña del norte de África, porque los aliados que tomaban anfetamina tenían más posibilidades de poder dormir durante el día, mientras que los alemanes que consumían metanfetamina no podían descansar y no podían pensar con tanta flexibilidad).

A medida que avanzaba la guerra, se hizo evidente que estas drogas eran adictivas y que cualquier mejora en el rendimiento que generaban era, en el mejor de los casos, de corta duración; la ventaja de aumentar la energía pronto se veía superada por los efectos secundarios, como la irritabilidad, la inquietud, la incapacidad para concentrarse y la psicosis. Otro efecto secundario clásico era el desarrollo de *estereotipias*: movimientos o patrones de comportamiento involuntarios y repetitivos que merman la flexibilidad cognitiva y el juicio de la persona. Esto podía ser extremadamente peligroso a la hora de pilotar aviones o manejar pistolas y armas. Después de 1941, la metanfetamina Pervitin fue dispensada con mucha más discreción entre los militares alemanes.[5]

Hoy en día, la forma de metanfetamina más consumida es la base libre que se puede fumar, comúnmente conocida como «metanfetamina cristalina» porque tiene el aspecto de una roca cristalina. (La metanfetamina cristalina tiene una relación con la anfetamina similar a la del crack con la cocaína en polvo). Cuando la metanfetamina se fuma, es más potente y adictiva que la anfetamina, en parte porque llega más rápidamente al cerebro. Sin embargo, incluso cuando ambas drogas se tomaban por vía oral en forma de pastillas en la Segunda Guerra Mundial, la metanfetamina (Pervitin) actuaba más rápido que la anfetamina de la Benzedrina, proporcionando mayores subidones, más energía y ayudando a los soldados a permanecer despiertos durante más tiempo, al menos al principio.

Hoy en día, en la guerra convencional, la mayoría de los ejércitos occidentales son muy estrictos en cuanto al uso de drogas, incluso cuando los soldados están fuera de servicio. Sin embargo, el ejército estadounidense utiliza en Oriente Próximo el modafinilo, un agente que favorece la vigilia; se trata de un auténtico potenciador del rendimiento, ya que sus efectos secundarios no superan sus beneficios a largo plazo y tiene pocos efectos de abstinencia. El ejército británico sigue mostrándose escéptico al respecto, y es posible que los soldados británicos se hayan visto perjudicados porque no han podido mantenerse despiertos en condiciones en las que el fármaco habría sido beneficioso.

Las anfetaminas también se administran a soldados de ejércitos no gubernamentales en condiciones en las que se considera ventajoso un comportamiento imprevisible en lugar de una disciplina estricta, como en zonas de guerra no convencionales. A los niños soldados, por ejemplo, se les suele administrar anfetaminas antes de combatir[6] para hacerlos más violentos y menos temerosos (las milicias que los reclutan probablemente piensan que los niños que desarrollan psicosis anfetamínica son mejores soldados). Desarmar y rehabilitar a estos niños es especialmente difícil, ya que muchos también se enfrentan a la drogadicción cuando intentan reincorporarse a la vida civil. En Oriente Medio, durante las guerras civiles de Siria e Irak,[7] se informó de que a los soldados del ISIS se les administraba una variante de la anfetamina llamada Captagon (flakka) para hacerlos más agresivos y combativos. Aunque parece probable que para los combatientes se tratara más de una exageración que de una realidad, los beneficios obtenidos con la venta de la droga podrían haber ayudado a financiar el esfuerzo bélico.

LOS OBJETIVOS DE LA GUERRA CONTRA LAS DROGAS

El discurso de Nixon se produjo casi diez años después de la Convención Única de las Naciones Unidas sobre Estupefacientes de 1961.[8] Esta ya había establecido el tono del debate como una batalla moral en la que el consumo de ciertos tipos de drogas por placer era un mal que había que erradicar, en lugar de una cuestión de salud pública que había que gestionar. Citando el documento de la Convención, quienes elaboraron la legislación estaban:

- Preocupados por la salud y el bienestar de la humanidad.
- Reconociendo que la adicción a los estupefacientes constituye un grave mal para el individuo y está plagada de peligros sociales y económicos para la humanidad.
- Conscientes de su deber de prevenir y combatir este mal.

Lo que hizo Nixon fue adoptar este enfoque moralizador y políticamente conveniente con respecto a las drogas recreativas. La guerra contra las drogas siempre fue un asunto político más que un intento real de mejorar la salud. Como John Erlichman, el principal asesor de Nixon durante su campaña de reelección de 1968, admitió más tarde: «La campaña de Nixon de 1968 tenía dos enemigos: la izquierda antibélica y los negros. Sabíamos que no podíamos ilegalizar el hecho de estar en contra de la guerra ni el ser negro, pero si conseguíamos que el público asociara a los hippies con la marihuana y a los negros con la heroína, y luego criminalizábamos fuertemente a ambos, podríamos desorganizar a esas comunidades. Podíamos arrestar a sus líderes, allanar sus casas, disolver sus reuniones y vilipendiarlos noche tras noche en el telediario nocturno. ¿Sabíamos que estábamos mintiendo sobre las drogas? Por supuesto que sí».[9] (Tanto en Estados Unidos como en el Reino Unido, las drogas siempre han sido herramientas políticas útiles para dar a los votantes la impresión de que el Gobierno está trabajando por su seguridad cuando en realidad está haciendo exactamente lo contrario). Las drogas eran intrínsecamente malas, y nuestro objetivo debía ser un «mundo libre de drogas» y para lograrlo se instigó un conjunto de políticas altamente combativas. La guerra se libraría en dos frentes: *(a)* cortar el suministro de drogas destruyendo los cultivos e incautando los productos manufacturados, y *(b)* reducir la demanda mediante la educación y la amenaza de sanciones penales. Se esperaba que las medidas del lado de la oferta hicieran subir los precios, reduciendo la cantidad que se consumía en la calle, y que las medidas del lado de la demanda redujeran el mercado y los beneficios que se podían obtener.

Hace cincuenta años, sabíamos mucho menos sobre los daños causados por las sustancias psicoactivas, sobre cómo funcionaba la adicción o sobre cuál era la dinámica del comercio de drogas. Aunque la guerra no se planteó en términos de reducción de daños, se pensó que la combinación de una menor oferta y demanda minimizaría automáticamente los daños. Hoy en día, una opinión común es que la reducción de daños y la «mano dura contra las drogas» son mutuamente excluyentes. Sin embargo, cuando se impulsó la guerra contra las drogas, se veía como un conjunto de políticas «preocupadas por la salud y el bienestar de la humanidad» que buscaban mejorar ambos aspectos.

La guerra contra las drogas ha sido muy cara, se ha gastado más de un billón de dólares, y parece lógico intentar averiguar si ha logrado sus objetivos declarados. A la hora de evaluar el éxito de estas políticas, debemos plantearnos tres preguntas:

1. ¿Ha reducido la oferta la guerra contra las drogas?
2. ¿Ha reducido la demanda?
3. ¿Ha minimizado los daños?

1. ¿LA GUERRA CONTRA LAS DROGAS HA REDUCIDO LA OFERTA?

En 2003, la Unidad de Estrategia del número 10 de Downing Street elaboró un análisis de los daños causados por el consumo de heroína y crack en el Reino Unido,[10] y ofreció una visión global de las estrategias relacionadas con la oferta empleadas en la guerra contra las drogas. Estas intervenciones han ido desde el intento de reducir la producción de materias primas en los países de origen hasta la persecución de los traficantes callejeros en el Reino Unido. El objetivo ha sido restringir la oferta de drogas a los consumidores, de modo que los precios suban y los usuarios consuman menos. El informe evalúa la eficacia de cada una de estas estrategias.

La primera intervención que examina el informe, en la parte superior de la cadena de suministro, consiste en intentar reducir el cultivo de hoja de coca y opio. Esto puede hacerse de tres maneras: destruyendo los cultivos e indemnizando a los agricultores, destruyendo los cultivos y no indemnizando a los agricultores, y fomentando alternativas viables. La destrucción sin compensación es la opción más barata, pero crea tensiones sociales y condena a los campesinos a una pobreza extrema y, por tanto, a los brazos de los grupos revolucionarios anticapitalistas. La destrucción compensada es cara y puede acabar incentivando a los agricultores a cultivar más plantas ilícitas en lugar de cambiar sus fuentes de ingresos. La tercera opción es la que ha tenido más éxito, concluye el análisis, y ha marcado una diferencia significativa en países como Tailandia y Pakistán, pero es cara y requiere el desarrollo de una buena gobernanza. Dado que la llegada del dinero de la droga suele corromper a los Gobiernos y convertirlos en *narcostatos*, resulta extremadamente difícil crear fuentes de ingresos alternativas viables en países donde el tráfico de drogas está bien asentado.

Sea cual sea el enfoque, el informe señala que los altos cargos del narcotráfico rara vez sufren cuando las intervenciones sobre la oferta se centran en los agricultores. Por el contrario, se trasladan a regiones remotas o a otros países cuando los intentos de controlar la producción empiezan a surtir efecto. Dadas las desiguales condiciones comerciales de la mayoría de los productos de exportación que cultivan los pequeños agricultores (como el café y el azúcar), a las organizaciones con dinero nunca les resulta difícil persuadirlos o coaccionarlos para que cambien a cultivos ilícitos. El informe concluye que, mientras exista un mercado lucrativo para las drogas en los países ricos y un gran número de agricultores fácilmente explotables en los países pobres, será casi imposible reducir sustancialmente la cantidad de drogas cultivadas.

El siguiente paso es tratar de incautar los envíos de camino a Estados Unidos o el Reino Unido, que es una mejor forma de apuntar a las propias organizaciones delictivas. Sin embargo, el informe calcula que los márgenes de beneficio de este comercio son tan elevados (entre el 26 y el 58 %, comparable al margen de beneficio de Gucci, del 30 %) que tendríamos que realizar incautaciones sostenidas de alrededor de dos tercios del producto de una organización para tener posibilidades de hacerla quebrar. Incluso cuando las incautaciones se realizan a una escala que repercute en el coste de producción, esto suele tener poco efecto en el precio de venta en la calle. Los traficantes suelen reducir sus beneficios en lugar de repercutir los costes adicionales a los mayoristas y distribuidores, e incluso cuando repercuten los costes, el precio en la calle no suele aumentar porque los distribuidores tienden a mantener el precio constante para sus clientes reduciendo la pureza (en el caso de la cocaína) o vendiendo la droga en unidades más pequeñas (en el caso de la heroína).

El informe también cuestiona que un precio volátil de las drogas en la calle sea eficaz para reducir los daños. La subida de precios puede reducir los daños, ya que los consumidores consumen menos por dosis, pero aumenta los riesgos de adulterantes y puede provocar un aumento de las sobredosis cuando la pureza vuelve a subir (lo que resulta especialmente problemático en el caso de la heroína, cuya sobredosis suele provocar la muerte). Sin embargo, la tendencia general en todo el mundo durante las dos últimas décadas ha sido un descenso constante de los precios. La destrucción de cultivos en Colombia, o la incautación de cantidades incluso bastante considerables de drogas ilícitas cuando viajan a Estados Unidos o al Reino Unido, no ha impedido que los consumidores puedan obtenerlas en las cantidades que deseen. Peor aún, estas medidas antidroga a veces pueden conducir al desarrollo de alternativas aún más peligrosas, como el fentanilo para la heroína (página 244).

Una vez que las drogas llegan al país, son compradas por mayoristas y distribuidores, y aunque la policía y las aduanas intentan desbaratar esta actividad, se trata de una tarea que requiere muchos recursos y es difícil conseguir resultados, porque sabemos relativamente poco sobre esta parte de la cadena de suministro. Un objetivo mucho más fácil son los miles de traficantes callejeros. Una actuación policial de gran visibilidad puede reducir su presencia y apaciguar las demandas de la ciudadanía y de los medios de comunicación de que el Gobierno actúe contra las drogas. Pero los traficantes son fácilmente sustituibles y, en cualquier caso, la eliminación de un traficante solo resta pequeñas cantidades de droga del sistema. Desarticular la actividad de los traficantes ocupa mucho tiempo a la policía y a los tribunales, pero no impide que la gente consiga las drogas que desea: pocas horas después de que una red de traficantes sea detenida y retirada de las calles se corre la voz y aparecen nuevos traficantes. A menudo se produce entonces una batalla por el control del mercado, con una escalada de la violencia hasta que uno de los bandos resulta vencedor.

El último tipo de intervenciones por el lado de la oferta se centra en el blanqueo de dinero, pero este es aún más difícil de desbaratar, ya que está envuelto en el secreto del sistema bancario extraterritorial de muchos países.

El informe concluía: «A pesar de las intervenciones en todos los puntos de la cadena de suministro, el consumo de cocaína y heroína ha ido en aumento, los precios han bajado y las drogas han seguido llegando a los consumidores». El tráfico de drogas no se está viendo perjudicado de forma sustancial, y el narcotráfico considera las intervenciones gubernamentales simplemente como un coste del negocio y no como una amenaza para su viabilidad. En el mejor de los casos, estas intervenciones han ralentizado ligeramente el descenso de los precios. Pero, desde luego, no han conseguido restringir la disponibilidad de drogas para quienes las desean.

2. ¿LA GUERRA CONTRA LAS DROGAS HA REDUCIDO LA DEMANDA?

Tanto si hablamos de consumidores problemáticos de drogas adictos a la heroína y el crack, como de consumidores recreativos que fuman cannabis ocasionalmente, un rápido vistazo a las estadísticas oficiales (Cuadro 17.1)[11] demuestra que la guerra contra las drogas no ha conseguido reducir la demanda. Aunque es difícil obtener cifras precisas, las estimaciones de la ONU sobre el consumo anual de drogas en todo el mundo entre 1998 y 2016 muestran un aumento sustancial de los opioides, la cocaína y el cannabis, y no hay razón para creer que no se hayan producido incrementos similares en el caso de las anfetaminas, el éxtasis y las nuevas drogas de diseño. La orgullosa exhortación de la ONU en 2001 de que tendríamos un mundo libre de drogas en 2010 ha quedado al descubierto como una retórica ridícula más que como un plan meditado.

	Opioides	Cocaína	Cannabis
1998	12,9 millones de euros	13,4 millones de euros	147 millones de euros
2016	19,4 millones de euros	18 millones	192 millones de euros
Aumento	50%	34%	31%

Cuadro 17.1. El consumo de todas las drogas ilícitas ha aumentado en las dos últimas décadas. Últimos datos de 2016 del informe de la ONUDD de 2018.

Aunque la guerra contra las drogas se presenta como una guerra contra los productores y los traficantes, en la práctica siempre se ha centrado en un objetivo mucho más fácil: los consumidores. (Muchos de estos son a su vez pequeños traficantes que venden a un puñado de personas para financiar sus propios hábitos). Los adictos tienen una enfermedad y no controlan sus actos, por lo que encarcelarlos no solo es inhumano y extremadamente caro, sino que es completamente inútil para ayudarlos a controlar su adicción. (Solo una quinta parte de los 50 000 consumidores problemáticos de drogas que acaban en la cárcel en el Reino Unido cada año reciben tratamiento).[12] Tener antecedentes penales o ir a la cárcel reduce las posibilidades de los adictos de rehacer sus vidas, incluso si dejan de consumir drogas. Además, el estrés, el aburrimiento y la cultura de la cárcel crean más adictos, en lugar de incentivarlos a abandonar.

Alrededor del 20% de los presos son adictos a los opioides, y el 7% prueba la heroína por primera vez en la cárcel.[13]

En general, perseguir y encarcelar a los consumidores de drogas no reduce la demanda. En general, las sanciones penales influyen muy poco en la prevalencia del consumo de drogas en una población, que parece verse más afectada por las tendencias culturales, la moda y las normas sociales que por el marco jurídico.

Un estudio comparativo de los estados australianos concluyó que no existía ninguna relación entre el grado de punición aplicado por el sistema de justicia penal y los niveles de consumo de cannabis,[14] y esta falta de correlación se repite en todo el mundo. En algunos casos, se ha observado que los programas educativos dirigidos por el Gobierno, como el programa estadounidense DARE (Drug Abuse Resistance Education)[15] (que también funciona en el Reino Unido), aumentan el consumo de drogas entre los participantes a corto plazo, probablemente porque los jóvenes que reciben estos programas han desarrollado un interés mayor por las sustancias a las que se les pide que «simplemente digan no». A largo plazo, las investigaciones no han encontrado diferencias entre los participantes y los no participantes, y, en 2001, el cirujano general de Estados Unidos clasificó el programa DARE en la categoría «No funciona».[16]

¿La criminalización reduce la oferta de drogas?

Encerrar a un gran número de personas podría considerarse útil si redujera el suministro de drogas a otras personas. ¿Hay alguna prueba de que sea así? El problema es que las personas que van a la cárcel son las personas equivocadas. En todo el mundo, dos millones de delincuentes relacionados con las drogas están actualmente en la cárcel, aproximadamente una cuarta parte de la población reclusa total.[17] La mayoría están encarcelados por delitos no violentos, y la mayoría se encuentran en la parte más baja del tráfico de drogas: pequeños traficantes, consumidores-distribuidores, mulas que transportan pequeñas cantidades a través de las fronteras y condenados por posesión.

En las raras ocasiones en que se detiene a personas de alto rango dentro de las organizaciones delictivas, los sobornos y los abogados caros suelen garantizar su liberación. E incluso cuando los cárteles de la droga son desarticulados con éxito por las fuerzas del orden, esto no reduce el daño, e incluso puede aumentarlo a medida que los grupos competidores se disputan los nuevos mercados. Mientras siga habiendo demanda, alguien producirá las drogas para satisfacerla.

Las incautaciones a pequeña escala y el encarcelamiento de quienes se encuentran en la parte más baja de la cadena de suministro no tienen ningún efecto disuasorio sobre el negocio.[18]

3. ¿LA GUERRA CONTRA LAS DROGAS HA MINIMIZADO LOS DAÑOS?

La respuesta corta es no. De hecho, ha hecho lo contrario: ha aumentado los daños para casi todo el mundo. Esto es bien sabido por los responsables políticos, aunque rara vez se reconoce abiertamente. El aspecto más controvertido del informe del Gobierno británico de 2003 fue su intento de evaluar si las intervenciones por el lado de la oferta reducían los daños, señalando que «las políticas actuales se basan en el supuesto de que reducir la disponibilidad de las drogas y aumentar su precio reduce los daños». El informe insinuaba en gran medida que esta suposición era falsa, ya que hay pocas pruebas de que *(a)* las incautaciones por el lado de la oferta sean capaces de reducir la disponibilidad y aumentar el precio o *(b)* que los niveles generales de daño respondan de forma directa a los cambios en el precio o la disponibilidad cuando se producen. El informe, como era de esperar, fue suprimido por el Gobierno, pero se publicó en virtud de la Ley de Libertad de Información y se filtró a los medios de comunicación, por lo que ya está disponible en Internet.[19] Se trata de un patrón común: cualquier cosa que intente medir o evaluar el éxito de la guerra contra las drogas inevitablemente concluye que ha sido un fracaso, por lo que la evaluación y la medición se suprimen o simplemente no se llevan a cabo.

En cuanto a las intervenciones sobre la demanda, parte de este aumento de los daños ha sido intencionado (principalmente, el daño causado por la criminalización de millones de personas en todo el mundo). Pero muchos otros tipos de daños han sido efectos perversos más o menos accidentales, y, aunque predecibles, no formaban parte de la intención de quienes instigaron esta guerra. Estos «efectos perversos» incluyen:

1. Aumento de la propagación de enfermedades infecciosas.
2. Provocar la agonía de los enfermos terminales.
3. Hacer que los sistemas financieros mundiales sean inestables y no rindan cuentas.
4. Retraso en la investigación de nuevos medicamentos.
5. Aumento de los niveles de violencia y delincuencia relacionados con las drogas.
6. Aumento del número de consumidores que se ven obligados a convertirse en distribuidores.

7. Desprestigio de la ley: permitir una actuación policial discriminatoria.
8. Desviar la atención de los peligros del alcohol y el tabaco.

1. Aumento de la propagación de enfermedades infecciosas

Los consumidores de drogas inyectables son un grupo especialmente vulnerable a los problemas de salud derivados de virus de transmisión sanguínea como la hepatitis y el VIH. En todo el mundo, tres millones de consumidores de drogas inyectables conviven con el VIH, y otros trece millones corren el riesgo de contraerlo.[20] Esto supone un riesgo para la salud pública, no solo para los propios consumidores, sino también para sus familias, parejas sexuales y otros miembros de la sociedad. Se ha demostrado que las medidas de reducción de daños, como el intercambio de agujas, reducen drásticamente la prevalencia de los virus transmitidos por la sangre entre los consumidores de drogas. Sin embargo, algunos países han adoptado la actitud de que, puesto que este grupo consume sustancias controladas en virtud de los convenios internacionales de la guerra contra las drogas, no deberían tener acceso a agujas esterilizadas para reducir sus posibilidades de infectarse, ni a tratamiento si enferman. La situación es especialmente grave en Rusia: cuando apareció el VIH, la falta de aplicación de programas de intercambio de agujas u otros enfoques de reducción de daños ha dado lugar a una de las tasas de nuevas infecciones más altas del mundo en la actualidad: unos cien mil nuevos casos en 2018, según el programa de la ONU contra el sida.[21] Dos tercios de estos casos están relacionados con el consumo de drogas intravenosas,[22] y muchos de los restantes son el resultado de relaciones sexuales con consumidores de drogas. En algunas ciudades, los medicamentos antirretrovirales para tratar el VIH se niegan a los consumidores de drogas, lo que acelera su progresión del VIH al sida. Hoy en día hay más de un millón de casos de sida en Rusia.[23]

Existen otros problemas sanitarios indirectos derivados de esta negación de asistencia sanitaria a los consumidores de drogas inyectables. Vivir en la pobreza durante muchos años con baja inmunidad y un acceso irregular o inadecuado a la medicación significa que muchas de estas personas desarrollan «TurBo-VIH»,[24] contrayendo TB además del virus de la inmunodeficiencia. Muchos programas de tratamiento solo tratan uno de sus problemas de salud, obligándolos a elegir entre ser tratados de su adicción o de su TB. Dado que las vidas de los drogodependientes suelen ser caóticas, la imposibilidad de recibir una atención integral hace que a menudo pasen de un programa de tratamiento a otro, interrumpiendo y comenzando tratamientos con distintos tipos de medicación, exactamente las circunstancias que provocan la mutación de los virus. El resultado es una de las tasas de tuberculosis multirresistente más altas del mundo, un peligro para la salud que va más allá de los propios consumidores y afecta a la sociedad rusa en general. Esta situación podría haberse evitado en gran medida si se hubiera considerado a los consumidores de drogas inyectables como pacientes enfermos que requieren ayuda médica; en lugar de ello, la actitud fomentada por la guerra contra las drogas fue que eran personas inmorales que merecían ser castigadas.

2. Provocar la agonía de los enfermos terminales

La guerra contra las drogas ha provocado una escasez crónica de analgésicos, sobre todo morfina, en casi la mitad de los países del mundo. Los estrictos controles en la India, por ejemplo, significan que los médicos pueden ir a la cárcel si se pierde tan solo 1 mg de morfina, y en Ucrania la dosis aprobada por el Gobierno es de solo 7 mg al día, una fracción de lo que se prescribiría en el Reino Unido para afecciones graves. Estos controles, por supuesto, se aplican debido a la gran similitud de la morfina con la heroína, que es uno de los principales objetivos de la Guerra contra las Drogas. La morfina, como otros opiáceos, provoca dependencia física y puede llevar a la adicción, aunque es raro que las personas a las que se les ha administrado para controlar el dolor en un entorno médico tengan ansias psicológicas cuando dejan de tomarla.

Aunque la heroína es una droga nociva, intentar reducir su uso médico es perverso porque obliga a muchas personas con cánceres terminales a vivir los últimos meses o años de su vida en agonía,[25] cuando un suministro adecuado de comprimidos baratos de morfina los haría soportables. El movimiento de cuidados paliativos del estado indio de Kerala[26] ha conseguido relajar las normas sobre la prescripción de opioides, pero en otros 27 estados indios sigue siendo casi imposible suministrar morfina a quienes más la necesitan. (Esto resulta especialmente irritante, ya que la India es uno de los mayores proveedores de opio del mundo, y la producción de comprimidos de morfina solo cuesta unos céntimos). Grupos de activistas como Human Rights Watch han defendido que la ausencia de dolor debe considerarse un derecho humano, y han comparado los testimonios de enfermos terminales de cáncer sin acceso a analgésicos con los testimonios de quienes han sufrido torturas. Siguen haciendo campaña para eliminar la morfina de la guerra contra las drogas.

3. Hacer que los sistemas financieros mundiales sean inestables e irresponsables

El tráfico ilícito de drogas es el segundo del mundo, solo superado por el del petróleo. El dinero que mueve (unos 300 000 millones de libras al año)[27] representa alrededor del 1 % de la economía mundial, y opera casi por completo bajo cuerda, sin impuestos ni regulación.

El dinero de la droga se blanquea a través de empresas pantalla y paraísos fiscales, y luego se vuelve a integrar en el sistema bancario convencional para que las organizaciones delictivas puedan acceder a «fondos legítimos». Se utilizan diversas técnicas, como las transferencias electrónicas a pequeña escala y la facturación falsa: se calcula que en Panamá hay un desfase de mil millones de libras esterlinas al año entre el dinero que entra y los bienes que se exportan,[28] y la diferencia se cubre con el producto de diversos tipos de delitos, principalmente el narcotráfico.

Los bancos, a su vez, son cómplices de este proceso, al no informar ni registrar las actividades sospechosas, porque algunos están controlados por organizaciones delictivas, y quizá también porque los servicios bancarios extraterritoriales dependen del secreto para evadir y eludir impuestos. Exponer las actividades de los narcotraficantes expondría las actividades de otros clientes. Facilitar que grandes volúmenes de dinero viajen por el mundo sin ningún tipo de rendición de cuentas debilita a los Gobiernos y es peligroso para el sistema financiero en su conjunto. La crisis financiera de 2008 tuvo diversas causas, pero una de las principales razones por las que la burbuja de activos en viviendas de alto riesgo pudo crecer tanto fue que los responsables de los bancos desconocían la procedencia del dinero ni en qué se invertía. En 2010, un único banco, Wachovia, pagó 160 millones de dólares para zanjar una investigación federal estadounidense sobre blanqueo de dinero ilegal procedente del narcotráfico a través de casas de cambio mexicanas.[29]

Esto incluía una multa de cincuenta millones de dólares por no controlar el dinero utilizado para el envío de 22 toneladas de cocaína. Wachovia fue incapaz de comprobar transacciones por valor de 400 000 millones de dólares para ver si se estaba blanqueando dinero.[30] El hecho de que sumas tan elevadas pasen por el sistema de un banco sin suscitar comentarios demuestra una falta de respeto por la ley y de transparencia en las transacciones financieras muy preocupante.

4. Retraso en la investigación de nuevos medicamentos

Cuando una droga pasa a ser ilegal, realizar investigaciones experimentales con ella es mucho más difícil. Los investigadores tienen que solicitar licencias especiales para sintetizar u obtener muestras, y pasar por procesos excesivamente arduos sobre la reducción de los posibles riesgos para quienes participan en los ensayos. Como las empresas farmacéuticas saben que cualquier fármaco con una similitud química con una sustancia psicoactiva ilegal tiene pocas probabilidades de ser aprobado, tienden a evitar por completo estas áreas de investigación. La situación es especialmente grave en Estados Unidos, donde los análogos son automáticamente ilegales, pero también es problemática en el Reino Unido. Esto ha frenado la investigación sobre el uso del éxtasis para ayudar a los enfermos de estrés postraumático, sobre los psicodélicos para combatir la adicción, sobre el cannabis para aliviar el dolor, etc.[31]

5. Aumento de los niveles de violencia y delincuencia relacionados con las drogas

Como hemos visto en el capítulo 11, el tráfico de drogas es responsable de altos niveles de violencia y delincuencia, tanto a escala internacional como nacional. Los intentos de combatirlo tienden a agravar el problema: a menudo, cuando un Gobierno declara que va a «tomar medidas enérgicas» contra el tráfico ilícito, la violencia empeora, como hemos visto en el caso de México.[32]

Las organizaciones delictivas que suministran drogas suelen estar implicadas en el tráfico de personas y la esclavitud moderna, y trabajan activamente para corromper y desestabilizar Gobiernos. Al Qaeda se financia principalmente con la producción de opio y cannabis,[33] y los cárteles mexicanos de la droga están implicados en secuestros, falsificaciones, contrabando de personas y extorsión empresarial, además de ser responsables de decenas de miles de asesinatos.[34]

Los efectos corruptores del dinero de la droga se han dejado sentir más recientemente en los países de África Occidental que se han convertido en rutas de tránsito de la cocaína que viaja de Sudamérica a Europa. En un discurso pronunciado en diciembre de 2007, el director ejecutivo de la Oficina de las Naciones Unidas contra la Droga y el Delito (ONUDD), Antonio Maria Costa, describió Guinea-Bisáu como «en estado de sitio. La amenaza que suponen los narcotraficantes es tan grande que el Estado está al borde del colapso... Tanto dinero de la droga fluyendo con tanta facilidad es una verdadera maldición: está pervirtiendo la economía y pudriendo la sociedad». En 2010, los jefes del ejército y de la marina fueron sancionados por tráfico de cocaína, lo que demuestra que esta corrupción ha llegado a los niveles más altos.

Los consumidores de drogas cometen una proporción muy elevada de delitos contra la propiedad. En el Reino Unido, se calcula que el 85 % de los hurtos en comercios y el 80 % de los robos en domicilios son cometidos por consumidores problemáticos de drogas,[35] lo que no es de extrañar si se tiene en cuenta que una adicción fuerte a la heroína cuesta 300 libras a la semana, y una adicción grave al crack puede costar más de 500 libras a la semana. En el Reino Unido hay más de 413 000 consumidores problemáticos de drogas,[36] pero, sorprendentemente, es un núcleo duro de 30 000 el que comete más de la mitad de los delitos relacionados con las drogas, que, en su conjunto, cuestan al país 11 000 millones de libras al año (o 360 000 libras por separado).[37] Proporcionar una receta de metadona o heroína a estas personas costaría una mínima parte de las 360 000 libras, pero muchos consumidores temen iniciar programas de tratamiento ante la posibilidad de ser perseguidos y encarcelados si las autoridades saben que son consumidores de drogas.

6. Aumento del número de consumidores que se ven obligados a convertirse en distribuidores

En 1955, había 57 heroinómanos registrados en el Reino Unido.[38] La mayoría estaba bajo la supervisión de su médico de cabecera, que los ayudaba a tratar o controlar su adicción. Esta opción se prohibió entonces, ya que la opinión «pública» consideraba que el Estado aprobaba un estilo de vida basado en el consumo de drogas. (El Gobierno de coalición del Reino Unido de 2010-2015 resucitó esta vieja retórica como parte de sus medidas de austeridad, apaciguando a los votantes mediante la supresión de la prescripción sustitutiva; véase la página 196). En la actualidad, se calcula que hay al menos 300 000 heroinómanos en el Reino Unido, y menos de la mitad recibe tratamiento a lo largo de cada año. Aunque hubo muchos cambios sociales, demográficos y tecnológicos que impulsaron este enorme aumento del número de adictos, uno de ellos fue, sin duda, el hecho de que la creación de un mercado negro de drogas creara simultáneamente «camellos»: personas con un incentivo económico para enganchar a otros a drogas adictivas. Muchos de los camellos eran adictos que tenían que comprar heroína ilegalmente, ahora que ya no recibían heroína con receta. Descubrieron que el tráfico a pequeña escala era la fuente de ingresos más fácil, creando una especie de esquema piramidal en el que cada adicto creaba diez nuevos adictos o más. De hecho, en 1955, en un artículo publicado en *The Times* titulado *The Case for Heroin (El caso de la heroína)*, se advirtió al Gobierno de que este sería uno de los efectos de la prohibición de la droga.[39] Más de cinco décadas después, el artículo ha demostrado tener razón, y por fin se han puesto en marcha nuevos ensayos de prescripción de heroína con resultados prometedores.[40]

7. *Desprestigio de la ley: permitir actuaciones policiales discriminatorias*

En el año 2000, una investigación dirigida por la vizcondesa Runciman elaboró un informe sobre el control policial de las drogas en el Reino Unido, con especial atención al cannabis.[41]

Según las conclusiones del informe:

> No cabe duda de que, en la aplicación de la ley, la principal actuación sobre el cannabis debilita el respeto por la ley… Otorga antecedentes penales a un gran número de personas que, por lo demás, respetan la ley. Penaliza y margina desmesuradamente a los jóvenes por lo que podría ser poco más que experimentación juvenil. Afecta sobre todo a los jóvenes que viven en las calles de las ciudades, que tienen más probabilidades de ser pobres y miembros de comunidades étnicas minoritarias. Las pruebas indican claramente que la ley actual y su funcionamiento crean más daños que la propia droga.

El informe Runciman también encontró pruebas de actuación policial política o discriminatoria. Los agentes de policía disponían de un amplio margen de discrecionalidad personal a la hora de aplicar estrictamente las leyes sobre el cannabis. Esto permitía a algunos agentes de policía perseguir otros objetivos, como el control de los jóvenes pertenecientes a minorías étnicas persiguiéndolos de forma desproporcionada por posesión, como ilustran claramente las estadísticas oficiales sobre identificaciones y registros y los procedimientos judiciales. El informe Runciman fue fundamental para que el cannabis pasara de la clase B a la clase C en 2004, pero la droga volvió a ser clasificada poco después, y más de diez años después continúa la actuación policial discriminatoria. Las personas de comunidades negras tienen entre 6 y 7 veces más probabilidades de ser detenidas si se las encuentra con drogas que las personas de otros grupos étnicos, y 11 veces más probabilidades de ser encarceladas.[42] Esto ensombrece la relación entre estas comunidades y la policía, normaliza la criminalidad y fue un factor importante en el estallido de los disturbios de 2011 en Londres.

8. Desviar la atención de los peligros del alcohol y del tabaco

Cada año, el tabaco mata a ocho millones de personas en todo el mundo,[43] mientras que el alcohol mata a 3,5 millones.[44] En comparación, las drogas ilícitas matan a unas 200 000 personas.[45] Incluso teniendo en cuenta que la población que consume estas drogas es mucho menor, en muchos casos son considerablemente menos mortíferas. Sin embargo, los niveles de dinero y voluntad política dedicados a intentar erradicar su consumo superan con creces los niveles gastados en medidas de salud pública para reducir los daños del alcohol y del tabaco. Además, el escaso gasto destinado a reducir el consumo de alcohol y tabaco se ve contrarrestado por la publicidad de las industrias de bebidas y tabaco, que asocian estas drogas con la salud y la belleza. Los políticos suelen afirmar que la penalización pretende «enviar el mensaje» de que el consumo de ciertas drogas es inaceptable por el daño que causan a las personas y a la sociedad. Por desgracia, el mensaje resultante que perciben muchos millones de personas en todo el mundo es que el alcohol y el tabaco son aceptables, y todos pagamos el precio por ello.

¿Por qué seguimos en guerra?

Después de cuarenta años, cientos de miles de muertos, millones de encarcelados y un billón de dólares desperdiciados[46] (o 2,5 billones, según a quién se pregunte),[47] no estamos más cerca de controlar ni la oferta ni la demanda del tráfico ilícito de drogas. Las intervenciones gubernamentales en el lado de la oferta se consideran un coste más para el negocio más que una amenaza seria; y los miles de millones gastados en programas DARE y en encerrar a los consumidores no han detenido el inexorable aumento del consumo de drogas en la mayor parte del mundo. Incluso en sus propios términos, la Guerra contra las Drogas ha fracasado, y las pruebas demuestran que también fue la estrategia equivocada para la reducción de daños. Los efectos intencionados y perversos de la guerra han propagado enfermedades, frenado la investigación médica, desacreditado la ley y arruinado la vida de millones de personas. Ha sido condenada como un fracaso por un detallado e influyente informe de 2016 de la London School of Economics, firmado por seis premios nobel de Economía.[48]

Pero nuestros políticos siguen luchando, al menos mientras ostentan el poder. En el Reino Unido, Mo Mowlam[49] (que había sido responsable de las políticas antidroga de Tony Blair, el entonces primer ministro) abogó por la plena legalización de las drogas tras abandonar la política en 2002. El subsecretario responsable de Drogas y Crimen Organizado Bob Ainsworth se pronunció a favor de la despenalización cuando estaba fuera del Gabinete y en la oposición.[50] En Estados Unidos, en 2011, los expresidentes Bill Clinton y Jimmy Carter criticaron la guerra contra las drogas en un documental;[51] Jimmy Carter escribió un artículo titulado «Call Off the Global Drug War» en *The New York Times* y, junto con muchos ganadores del Premio Nobel, estadistas internacionales[52] y otras figuras públicas, escribió una declaración pública titulada *The Global War on Drugs Has Failed: It Is Time for a New Approach (La guerra global contra las drogas ha fracasado: es hora de un nuevo enfoque).*[53] En 2002, un ambicioso diputado británico llamado David Cameron afirmó en un debate en la Cámara de los Comunes que «la política de drogas lleva décadas fracasando».[54] Sin embargo, cuando era primer ministro, Cameron hablaba con la misma «dureza contra las drogas» que cualquier otro político, y Obama, aunque apoyaba la celebración de un debate más abierto sobre la política de drogas, siempre se esforzó por dejar claro que él mismo estaba absolutamente comprometido con la prohibición, aunque entendía que también eran necesarios enfoques de salud pública.

Parece imposible que los políticos actuales hablen de otra cosa que no sea la prohibición total, y como sus políticas no tienen éxito en casi ninguna medida significativa, no dejan de cambiar lo que miden, haciendo hincapié en la cantidad de dinero gastado en la aplicación de la ley, el número de incautaciones realizadas o el número de personas detenidas. Pero esto se burla de la idea de establecer medidas políticas basadas en pruebas. Las pruebas demuestran claramente que se trata de medidas erróneas: si han tenido algún éxito, los políticos deberían estar hablando de la disminución del número de consumidores, de la reducción de la oferta en las calles o de la reducción de los daños.

Nuestros políticos se han arrinconado a sí mismos. Al convertir la postura de «mano dura contra las drogas» en la única política electoralmente viable, y atacar a cualquiera que proponga una alternativa, se ven obligados a ignorar tanto las pruebas como las soluciones que se derivan de ver el mundo tal y como es (no como pretendemos que es), con el fin de encajar en un determinado punto de vista político. Puede que sea fácil ganar votos en época de elecciones, pero a largo plazo es malo para la democracia, malo para la ciencia y malo para los millones de víctimas de todo el mundo afectadas directa e indirectamente por esta guerra imposible de ganar.

¿CUÁLES SON LAS ALTERNATIVAS?

Si uno critica la guerra contra las drogas, la respuesta habitual de los medios de comunicación es acusarlo de querer que haya «heroína en los estantes de los supermercados». Se trata de una respuesta ridículamente reduccionista a la amplia gama de opciones disponibles para hacer frente a las drogas. Para empezar hay una gran diferencia entre la legalización y la despenalización de la posesión. En Portugal, la heroína, la cocaína y el cannabis siguen siendo ilegales, pero la posesión de pequeñas cantidades no conlleva ninguna sanción penal, como las infracciones de tráfico leves en el Reino Unido. La despenalización permite a los países centrarse en estrategias de reducción de daños sin salirse de los términos de las Convenciones Únicas de la ONU, pero deja intactos todos los problemas relacionados con la oferta. Si quisiéramos ir más allá y legalizar determinadas drogas, existen muchas alternativas a la venta no regulada:[55]

- Disponer de medicamentos con receta para que el médico pueda controlar el consumo de su paciente y ayudarle a superar el síndrome de abstinencia si desea dejarlo.
- Venderlas en farmacias para que el farmacéutico pueda aconsejar sobre la dosis y los posibles efectos secundarios. Esta idea podría desarrollarse para crear una nueva profesión especializada en drogas recreativas, capaz de asesorar e intervenir si se considera que alguien corre peligro de adicción.
- Venta bajo licencia, de modo que solo determinadas tiendas puedan vender estas sustancias, en determinadas condiciones y a determinadas horas.
- Locales con licencia para el consumo *in situ*, como los bares o los *coffee shops* holandeses. Estas licencias podrían ser exclusivas, de modo que un local autorizado a vender éxtasis no pueda vender alcohol, por ejemplo, y los titulares de las licencias podrían ser parcialmente responsables del comportamiento de sus clientes. Los *coffee shops* holandeses que venden cannabis no solo tienen prohibida la venta de alcohol, sino que tampoco permiten fumar tabaco en el local.
- Locales con licencia basados en la afiliación, en los que los usuarios tienen que estar registrados y el consumo puede supervisarse y controlarse. Aunque actualmente no se utilizan en el caso de las drogas, estos locales o clubs funcionarían de modo similar al modelo que hemos adoptado para los casinos. Por ejemplo, en España parece funcionar bien un sistema similar para el consumo de cannabis.

La cuestión es que son muchas las alternativas. No tenemos que elegir una única opción y aplicarla a todas las drogas prohibidas en la actualidad. Podemos despenalizar la posesión de pequeñas cantidades para uso personal sin legalizar todas las drogas, ni siquiera ninguna. Podemos tratar a los adictos con dignidad y respeto y ayudarlos a reducir el caos de sus vidas sin permitir que las sustancias peligrosas se publiciten agresivamente como se hace hoy con el alcohol. Podemos apoyar a los campesinos pobres que cultivan coca y opio sin dejar de intentar acabar con el poder de las bandas criminales que explotan sus cultivos. Podríamos aplicar muchas medidas diferentes, sopesar los daños y beneficios de las distintas políticas, aprender de la experiencia de otros países y mantener debates razonados sobre lo que muestran las pruebas y lo que creemos que deberíamos hacer. Pero nada de esto es posible mientras la guerra contra las drogas siga en vigor. Un informe de 2016 de la Comisión Global de Políticas de Drogas lo explica con todo detalle.[56]

Comparar los daños de fumar cannabis con ir a la cárcel

Aunque algunos agentes de policía optan a menudo por no detener o procesar a las personas cuando son sorprendidas con cannabis, sigue siendo la droga ilícita que con más frecuencia llega a los tribunales porque es, con diferencia, la que más se consume. Fumar cannabis y consumir otras drogas es un tipo de delito único, porque es un delito contra uno mismo: el Estado ha decidido que los daños son tan grandes que debes ser penalizado, incluso hasta el punto de ser encarcelado, para protegerte de ellos. Esto solo tiene sentido como medida de reducción de daños si consumir cannabis es considerablemente más perjudicial que ir a la cárcel. Las principales preocupaciones que la gente tiene sobre el cannabis son: causa problemas de salud mental; es una puerta de entrada a otro tipo de drogas más nocivas; puede perjudicar tu carrera profesional; puede conducir a la adicción; e impone costes económicos a la sociedad. Comparemos por un momento estos daños causados por fumar cannabis con los daños ocasionados por ir a la cárcel.

No cabe duda de que el cannabis puede causar problemas de salud mental. Como se comenta en el capítulo 5, cuando formaba parte del grupo asesor sobre drogas del Gobierno británico, calculamos que alrededor de 1 de cada 5000 consumidores de cannabis desarrollará esquizofrenia como consecuencia del consumo de la droga,[57] y algunos más sufrirán síntomas psicóticos a corto plazo y depresión. Existe un riesgo, pero es relativamente bajo. Ir a la cárcel, por otra parte, se asocia a niveles muy altos de estrés y depresión. Los presos tienen unas diez veces más probabilidades de suicidarse que la población general[58] y, entre la población reclusa, aproximadamente el 40 % de los hombres y el 60 % de las mujeres padecen algún tipo de trastorno neurótico.[59] (Aunque estas afecciones pueden haber precedido al ingreso en prisión, lo que dificulta establecer la relación causa-efecto, estos factores de confusión también se dan en el caso del cannabis, por lo que podemos comparar razonablemente los efectos de la prisión y del consumo de cannabis). Está claro que encarcelar a la gente por consumir cannabis no va a proteger su salud mental. Ahora, con el repentino y aterrador aumento del consumo de cannabinoides sintéticos en las prisiones (capítulo 6), el argumento en contra de criminalizar a los consumidores de drogas se ha hecho aún más evidente.

Otra preocupación común es que el cannabis actúe como «puerta de entrada» a otras sustancias más nocivas. Si bien es cierto que la mayoría de las personas que se hacen adictas a la heroína y al crack han consumido cannabis, sus primeras experiencias con las drogas suelen ser el alcohol y el tabaco, por lo que es discutible que los porros sean una puerta de entrada al consumo de drogas duras. (Además, la inmensa mayoría de los consumidores de cannabis nunca consumen heroína ni crack). Por supuesto, como el cannabis es ilegal, su obtención pone a los consumidores en contacto con traficantes que podrían intentar venderles otras sustancias. El modelo holandés de *coffee shop* se creó en gran parte para permitir a sus jóvenes obtener la droga sin entrar en contacto con traficantes, puesto que estos naturalmente quieren que los consumidores tomen drogas más adictivas y rentables. El modelo holandés fue un experimento lógico y audaz en política social de drogas que ha funcionado extremadamente bien. Los Países Bajos tienen uno de los niveles de consumo de heroína más bajos de Europa, lo que demuestra que separar la oferta puede evitar que el consumo de cannabis derive en drogas duras.

En todo caso, la cárcel es la mayor puerta de entrada de todas, ya que está inundada de drogas y tiene muy pocos estímulos o fuentes de placer de otro tipo. El consumo de opioides es especialmente elevado, y el 7 % de los presos afirma haber probado la heroína por primera vez en la cárcel. El hecho de que, en el Reino Unido, los responsables de prisiones hayan hablado de «pabellones libres de droga»[60] en las cárceles es un reconocimiento al hecho de que, incluso en los espacios más estrictamente controlados por el Estado, seguimos sin poder controlar la oferta de drogas. De hecho, los intentos de disuadir del abuso de sustancias mediante análisis de drogas en las prisiones están agravando este efecto de puerta de entrada. Como la heroína se elimina del organismo mucho más rápidamente que el cannabis, los presos han encontrado una forma de reducir la probabilidad de ser descubiertos mediante análisis de orina: consumir heroína en lugar de cannabis. Lejos de protegerles, encarcelar a los consumidores de cannabis aumentará sus probabilidades de empezar a consumir drogas duras.

En la actualidad, es poco probable que la carrera de alguien se vea seriamente perjudicada por admitir que ha consumido droga. Muchos de ministros del Gobierno del Reino Unido consideran que ahora pueden reconocer el consumo de cannabis, y Obama incluso ha admitido haber tomado cocaína, aunque los políticos británicos aún no han sido tan honestos (como han descubierto las revelaciones de 2019 sobre el consumo de cocaína de Michael Gove y Boris Johnson). Aunque el consumo excesivo y la adicción perturban la vida laboral, los niveles bajos de consumo de cannabis parecen bastante compatibles con el trabajo e incluso pueden ser beneficiosos para algunas personas creativas. La cárcel, por el contrario, es definitivamente negativa para cualquier carrera.

Una investigación del Departamento de Trabajo y Pensiones del Reino Unido ha revelado que la tasa de desempleo de los exdelincuentes supera el 50 %, y tener antecedentes penales de cualquier tipo hace probable el rechazo para alrededor del 50 % de las ofertas de empleo.[61]

Decimos que alguien es adicto cuando sigue repitiendo el comportamiento en cuestión a pesar de las consecuencias adversas. Alrededor del 10 % de los consumidores de cannabis se vuelven dependientes, exponiéndose a riesgos para la salud por un consumo excesivo, y retrasándose en los estudios o rindiendo peor en el trabajo por pasar tanto tiempo intoxicados.[62] Aunque es difícil establecer una relación directa entre la adicción a una droga y el comportamiento delictivo, la reincidencia podría considerarse comparable a la adicción porque, aunque la vida de alguien se haya visto perjudicada por cometer un delito, acaba repitiendo la conducta delictiva. En el Reino Unido, las cifras del Ministerio de Justicia muestran que el 50 % de los presos reinciden, en buena medida porque, cuando salen de la cárcel, les resulta muy difícil conseguir un trabajo o una vivienda,[63] que son los dos factores más importantes para ayudar a las personas a mantenerse alejadas de la delincuencia. Encarcelar a una persona por consumo de cannabis puede llevarla a caer en un ciclo delictivo mucho más perjudicial que la adicción a la droga.

Por último, está la cuestión del coste económico. Aunque la carga económica del consumo de cannabis es difícil de calcular, debe ser muy inferior a las 38 000 libras que cuesta mantener a alguien en una prisión del Reino Unido durante un año, y al apoyo adicional que se necesita después cuando se queda sin trabajo o sufre problemas de salud mental.[64] Encarcelar a los consumidores de cannabis supone una enorme carga para la policía y los tribunales, mucho mayor que la propia droga.

Así pues, la cárcel es peor para la salud mental de las personas, es más probable que conduzca al consumo de drogas duras, es más probable que arruine la carrera de alguien, es más probable que inicie un ciclo de comportamiento destructivo, y es mucho más caro para la sociedad que el cannabis: encarcelar a las personas por consumir cannabis aumenta el daño, en lugar de reducirlo. Un modelo alternativo para castigar a quienes son sorprendidos en posesión de cannabis es el «enfoque Cameron». Cuando el ex primer ministro David Cameron fue sorprendido con cannabis en Eton cuando todavía era estudiante, lo castigaron a escribir cientos de líneas de latín.[65] Sin duda las vidas de miles de jóvenes en el Reino Unido mejorarían considerablemente si esto se convirtiera en política pública.

CAPÍTULO 18
NUEVAS SUSTANCIAS PSICOACTIVAS

L as nuevas sustancias psicoactivas (NSP) han saltado a los titulares en los últimos años, creando un pánico moral en los corazones de los editores de los periódicos más reaccionarios. A veces se las denomina «drogas legales» (aunque muchas eran ilegales incluso antes de salir a la calle) y sus nombres en argot, como *spice*, se han convertido en lenguaje común.

Existe un gran número de NSP pertenecientes a distintas clases de drogas. De hecho, muchas no son nuevas, pero eso no ha impedido que los medios de comunicación afirmen que lo son. Van desde el óxido nitroso hasta los cannabinoides sintéticos, pasando por algunas catinonas y, en los últimos tiempos, los *poppers*. La única característica que comparten estas drogas es que mucha gente, sobre todo de grupos ideológicos y partidos políticos autoritarios, querría prohibirlas.

En el Reino Unido consideraron que lo habían conseguido en mayo de 2016 con la aprobación de una nueva ley del Parlamento: la Ley de Sustancias Psicoactivas. Esta ley ilegalizaba todas las «sustancias que actúan estimulando o deprimiendo la función cerebral». El aumento masivo desde entonces de los daños causados por los cannabinoides sintéticos en nuestras prisiones y entre nuestra población sin hogar (capítulo 6) ha demostrado que la ley fue un gesto vacío que, como muchos otros enfoques prohibicionistas anteriores, solo sirvió para empeorar las cosas... un resultado que algunos predijimos cuando se debatía el proyecto de ley.[1]

¿Por qué hay NPS?

Los mercados de algunas NSP, en particular los cannabinoides sintéticos y el óxido nitroso (*nitrox*), se desarrollaron cuando los jóvenes intentaban proveerse de alternativas legales al alcohol, las anfetaminas y el cannabis. Otras, como los *poppers* (productos como los desodorizantes de habitaciones que contienen nitrito de amilo), se utilizaban por su impacto en el cerebro y para potenciar las relaciones sexuales.

La mayoría de las sustancias denominadas NPS por los medios de comunicación no eran ni nuevas ni legales, pero algunos periodistas siguieron azuzando la histeria en torno a estas desde principios de la década de 2010, tras la prohibición de la mefedrona. Para algunos grupos de presión siempre tiene que haber alguna droga con la que asustar al público. Un grupo de expertos de derechas llamado Centro para la Justicia Social[2] (CSJ) se unió a esta campaña publicando comunicados de prensa llenos de desinformación sobre las NSP, en particular, afirmando que las más muertes por euforizantes legales eran muchas más de las que se contaban. A pesar de los esfuerzos de los expertos de DrugScience por decir la verdad[3] —que, de hecho, la mayoría de estas supuestas muertes por euforizantes legales estaban provocadas por drogas actualmente ilegales—, la rueda siguió girando. Los detractores de las NSP dirigieron entonces su munición hacia compuestos legales, como el débil estimulante metiopropamina («burbujas», «chispa»), confundiéndolas con los cannabinoides sintéticos y otros estimulantes ilegales más antiguos. Se hicieron afirmaciones exageradas sobre el número de muertes por sustancias legales y se siguieron repitiendo en los medios de comunicación incluso cuando los expertos de DrugScience habían demostrado que eran falsas.[4]

Esta tergiversación deliberada de los daños de los «euforizantes legales» continuó incluso cuando el propio Gobierno señaló que había menos de diez muertes al año por NSP verdaderamente legales. Está claro que no había una epidemia importante, pero las ventajas políticas de ser «duro con las drogas» llevaron al nuevo Gobierno conservador en 2015 a decretar una ley en el Parlamento que prohibía todas las sustancias psicoactivas. Temerosos de ser tachados de «blandos con las drogas», los otros dos principales partidos políticos del Reino Unido en ese momento (laboristas y liberal-demócratas) dieron su apoyo a la nueva ley.

Debido a la amplia definición adoptada para las sustancias psicoactivas, por primera vez en el Reino Unido se prohibieron las drogas aunque no fueran perjudiciales. De hecho, eran ilegales incluso si eran buenas para ti, te hacían más inteligente, vivir más y ser una persona más agradable. E incluso las sustancias que aún no se han descubierto serán ilegales una vez que se fabriquen: ¡la ley es prospectiva además de retrospectiva!

Óxido nitroso (gas de la risa)

Peor aún que el exagerado ataque a los «euforizantes legales» fue el del óxido nitroso (gas de la risa). Ya hemos visto muchos ejemplos de malas leyes sobre drogas dictadas en respuesta al pánico moral creado por los periódicos. Uno de los tabloides más populares del Reino Unido es *The Sun*, que, debido al éxito de su cruzada contra la mefedrona, decidió aumentar las ventas atacando a la gente que consumía óxido nitroso. (Algunos editores de periódicos parecen pensar que conseguir la prohibición de una droga es un símbolo de estatus). Los editores de *The Sun* advirtieron que generar temor sobre el gas de la risa no sería ni creíble ni interesante para el público, sobre todo porque la mayoría de las madres lo han utilizado en el parto sin sufrir daños. Inventaron un nuevo nombre para el óxido nitroso con el fin de asustar a sus lectores: *hippy crack*. Al asociar el relativamente inocuo gas de la risa con los hippies y el crack, consiguieron que el público se interesara por una aparente nueva amenaza de las drogas, al igual que hizo Erlichman había desatar la guerra contra las drogas de Nixon (capítulo 17, página 305).

The Sun se ofendió en particular con los futbolistas que se divertían con globos de óxido nitroso en las fiestas. Varios de estos jugadores fueron filmados con teléfonos móviles y las imágenes fueron vendidas por los asistentes a la fiesta al periódico, que las utilizó para atacar a estos jugadores. Al afirmar de manera sensacionalista que los futbolistas ponían en peligro su salud y el rendimiento de su equipo al consumir esta «nueva» y potente droga recreativa, conseguían que los aficionados al fútbol compraran su periódico. Algunos futbolistas conocidos fueron vilipendiados e insultados a pesar de que lo que hacían era legal y menos desfavorable para rendimiento que emborracharse con alcohol.

El óxido nitroso se vende en botes pequeños para uso alimentario, para montar nata, y no deja sabor ni olor. Para uso recreativo, se abre un bote y se inhala el gas. Durante uno o dos minutos se produce un estado de conciencia alterada bastante extremo, a menudo con una sensación eufórica de liberación de la tensión mental que lleva a la gente a reírse. Los efectos desaparecen en uno o dos minutos y se recupera la conciencia normal. Es esta naturaleza de acción corta del óxido nitroso lo que hace que sea tan atractivo para los usuarios, especialmente los futbolistas. El subidón del óxido nitroso se disipa en minutos, mientras que un subidón comparable de alcohol dura horas, lo que significa que los consumidores son vulnerables a accidentes o agresiones durante mucho tiempo. El alcohol también suele provocar una resaca que puede perjudicar gravemente el rendimiento laboral o deportivo al día siguiente. Los consumidores de óxido nitroso, sin embargo, controlan perfectamente sus sentidos al cabo de unos minutos y, por tanto, son mucho menos vulnerables; incluso pueden volver a casa conduciendo con seguridad. Otra ventaja del óxido nitroso es que se produce para la preparación de alimentos y, por tanto, es puro. Esto diferencia claramente al óxido nitroso de todas las demás drogas recreativas «ilegales» que se fabrican clandestinamente en el mercado negro, sin que el usuario sepa con certeza el contenido, la dosis o la calidad.

En los festivales de música entraban en juego un par de factores más: el pequeño tamaño de las bombonas hacía que el gran número de bombonas vacías y desechadas resultara antiestético, por lo que algunos empresarios se hacían con grandes bombonas de gas de óxido nitroso que inflaban cientos, si no miles, de globos y ganaban mucho dinero sin pagar impuestos. A la industria del alcohol le preocupaba que su monopolio de venta de sustancias tóxicas se viera amenazado. Así que, a pesar de que el óxido nitroso se había utilizado ampliamente como anestésico durante doscientos años y era extraordinariamente seguro si se inhalaba de un globo inflado, había que prohibirlo para apaciguar a los medios de comunicación.

Una política sin pies ni cabeza

El segundo motor de la Ley de Sustancias Psicoactivas fue la histeria en torno a los *head shops*. Había unas cien tiendas en el Reino Unido, dedicadas a vender toda una gama de parafernalia relacionada con las drogas (como camisetas con hojas de marihuana). Sin embargo, también vendían *legal highs*, estimulantes legales y en su mayoría débiles, como *bubbles* o *sparkle* (a menudo metiopropamina o cafeína), o algunos cannabinoides sintéticos.

Normalmente, estas tiendas se encontraban en el centro de las ciudades o en los barrios de alrededor, y su clientela joven e irreverente provocaba la desaprobación de los comercios locales y de muchos ciudadanos. Si infringían la ley o causaban molestias a la población, las autoridades locales tenían potestad para cerrar las tiendas. Sin embargo, se trataba de un proceso un tanto laborioso, por lo que las autoridades locales iniciaron una campaña para prohibir de forma generalizada la venta de drogas, pensando que esto llevaría a la quiebra a las *head shops*.

El Gobierno británico encargó entonces un informe sobre posibles enfoques del problema a su comité asesor sobre drogas, que presentó varias opciones sin recomendar ninguna en concreto. La única sugerencia que aceptó el Gobierno fue la de ilegalizar todas las drogas psicoactivas. El plan de prohibir todos los euforizantes legales fue respaldado por el Partido Conservador en su programa electoral de 2015. Los demás partidos siguieron su ejemplo para evitar ser tachados de «blandos con las drogas». Tras las elecciones, el Gobierno conservador impulsó rápidamente el proyecto de ley, dejando poco tiempo para el debate, a pesar de que sus partidarios estaban de acuerdo en que era defectuoso en muchos aspectos. No había una definición clara de psicoactividad y la exención de las drogas más nocivas, sobre todo el alcohol y el tabaco, se basaba en la «precedencia» y no en la seguridad. Esto se consideró una evasiva, incluso por parte del Gobierno.

La Ley de Sustancias Psicoactivas entró en vigor en 2016. Ahora todas las sustancias psicoactivas son ilegales, aunque no sean nocivas, aunque sean saludables y útiles, ¡o aunque aún no se hayan inventado! Es realmente una de las peores leyes de la historia. Es una ley inmoral diseñada para controlar el comportamiento humano que he comparado con el Acta de Supremacía, una ley inglesa de 1559, con la que la reina Isabel I ilegalizó la comunión católica por razones políticas.

LA REBELIÓN DE LOS *POPPERS*

Aunque la Ley de Sustancias Psicoactivas se aprobó con facilidad, hubo un pequeño éxito para sus opositores. El proyecto de ley original había recomendado que los productos a base de nitrito de amilo también fueran ilegales. En el organismo, los nitritos se convierten en óxido nítrico y este relaja el músculo liso de los vasos sanguíneos, razón por la que los nitritos se utilizan para tratar la angina de pecho: al relajar las arterias del corazón, mejoran el flujo sanguíneo hacia este órgano.

Durante más de un siglo, los nitritos de amilo han sido, y siguen siendo, drogas recreativas populares porque son psicoactivas, como recordará cualquiera que haya leído *Miedo y asco en Las Vegas*.[5]

Estos productos también se utilizan con fines sexuales. En los últimos años, los *poppers* se han hecho populares en el ambiente gay masculino porque aumentan el flujo sanguíneo al pene; se utilizan para ayudar a conseguir erecciones más grandes y firmes. También relajan los músculos del esfínter, por lo que a menudo se toman para favorecer el coito anal. (Sospecho que el deseo de los puritanos de prohibirlos se debía en gran medida a esta última razón).

En un notable acto de franqueza, varios miembros homosexuales del Partido Conservador se opusieron al plan de su propio Gobierno de prohibir los *poppers* porque ellos los utilizaban. Argumentaron que prohibir los *poppers* aumentaría los daños por transmisión de virus a través de la sangre porque el sexo anal sería más traumático. El Gobierno necesitaba encontrar una salida a este entuerto, así que solicitó la ayuda de su comité asesor sobre drogas, el ACMD. El ACMD resolvió el problema del Gobierno argumentando que los *poppers* no eran psicoactivos porque actuaban indirectamente para favorecer el flujo sanguíneo en lugar de actuar sobre el cerebro directamente, así que no hay pruebas de que el óxido nítrico actúe sobre el cerebro y el único efecto sobre este órgano es que causan terribles dolores de cabeza. Por supuesto, esto es científicamente erróneo. El óxido nítrico se produce en el cerebro y actúa como neurotransmisor en muchos sistemas cerebrales diferentes.[6] Aun así, la afirmación de que el óxido nítrico solo actuaba en los vasos sanguíneos libró al gobierno de su responsabilidad; los *poppers* quedaron exentos de la Ley de Sustancias Psicoactivas para regocijo de la comunidad gay.

Pero esta distinción entre actividad directa e indirecta sobre el cerebro también se aplica al óxido nitroso. Existen pruebas fehacientes de que este actúa alterando el flujo sanguíneo cerebral, en lugar de afectar directamente al cerebro. Varios casos de procesamiento de vendedores de óxido nitroso fueron defendidos con éxito por estos motivos, por lo que se pidió al Tribunal de Apelación que arbitrara. Como la propia Ley de Sustancias Psicoactivas no discrimina entre drogas de acción directa e indirecta, el Tribunal de Apelación declaró que esta diferencia no podía utilizarse para argumentar ante un tribunal que una droga no es psicoactiva. Lo anterior se refería al óxido nitroso, pero también anulaba el argumento que la ACMD utilizaba para el óxido nítrico. Entonces, ¿dónde deja esto a los *poppers*, que estaban exentos por esos motivos? ¿Son legales o no en el Reino Unido? Tal es la estupidez de la Ley de Sustancias Psicoactivas que nadie —ni siquiera el Gobierno o el Tribunal Supremo— lo sabe. Se supone que un agente de policía que cree que se venden *poppers* por sus efectos psicoactivos debe llevar al proveedor ante un tribunal, donde el jurado decide. Una situación verdaderamente extraña.

Una gracia salvadora de la Ley de Sustancias Psicoactivas es que no ilegaliza la posesión personal de una sustancia psicoactiva, sino solo su compraventa. La razón que se aduce para ello es que a la gente le resulta difícil saber si lo que ha comprado es psicoactivo. También ahorra mucho dinero a la policía: no pueden procesar a las personas en posesión; por lo tanto, no tienen que analizar ninguna sustancia que encuentren, sino que simplemente pueden asumir que se trata de una NSP y deshacerse de ella. La desventaja es que no hay límites acordados sobre la cantidad aceptable para uso personal, lo que significa que la decisión debe tomarla caso por caso el agente de policía y, si se produce una detención, el tribunal.

¿Ha funcionado la Ley de Sustancias Psicoactivas? Parece que no. Hasta ahora solo ha habido unas pocas condenas de personas que se han declarado culpables de vender óxido nitroso. Al parecer, el Gobierno ha contratado a una empresa de análisis farmacéuticos para que analice las NSP y, basándose únicamente en los resultados de esos análisis, decida si las NSP son psicoactivas. Hasta el momento, estos resultados no se han utilizado para dictar condenas.

Como ya he dicho, mi opinión es que uno de los objetivos de la Ley de Sustancias Psicoactivas era utilizar la amenaza de persecución para cerrar las *head shops*. Esto no ha sucedido: muchas de estas tiendas siguen abiertas, aunque ya no vendan «euforizantes legales». Sin embargo, antes de la Ley de Sustancias Psicoactivas, los propietarios de las *head shops* solían probar sus productos y aconsejar a su clientela sobre su uso y efectos adversos. También vendían estimulantes débiles relativamente seguros, como la metiopropamina. Ahora todo esto se ha acabado, ya que, como predijimos, el mercado se ha vuelto clandestino con consecuencias preocupantes, especialmente en relación con los cannabinoides sintéticos (*spice*, capítulo 6) y estimulantes más potentes como la etilpentilona.

Los dueños de las tiendas querían complacer a sus clientes y conseguir que se convirtieran en habituales, no que murieran. El mercado negro no tienc csos rcparos, por lo que las muertes están aumentando tal y como predijimos. La Ley de Sustancias Psicoactivas ha fracasado y debería ser derogada.

SPICE (CANNABINOIDES SINTÉTICOS)

En el capítulo 6 se detalló el aumento de los cannabinoides sintéticos, o *spice*, impulsado por un intento de evitar la detección del consumo de cannabis por parte de presos y otras personas. Los intentos de eliminar la primera generación de cannabinoides sintéticos condujeron a la fabricación y venta de variantes menos estudiadas y más potentes que resultaron ser significativamente más tóxicas. Estas dieron lugar a los llamados brotes zombi en Nueva York y en Manchester, donde su consumo generalizado produjo potentes alteraciones del comportamiento que ahora han saltado a los titulares.[7]

En el Reino Unido, el Gobierno se esforzó por encontrar una solución y recurrió al proceso habitual de prohibir compuestos basándose en su estructura química. Sin embargo, esto fue muy difícil debido al gran número de posibles fármacos agonistas del receptor CB1 que existen. Al final se les ocurrió una solución tan amplia que ilegalizaba toda una serie de medicamentos actuales, así como los cannabinoides sintéticos.[8]

Cuando señalamos esto, volvieron a la mesa de dibujo y en el momento de escribir estas líneas, dieciocho meses después, todavía no hay una definición química de los cannabinoides sintéticos de tercera generación. En teoría, siguen siendo legales, aunque la Ley de Sustancias Psicoactivas podría atraparlos. Como ya se ha explicado, la falta de definición implica decisiones caso por caso por parte de los jurados. Se trata de un asunto enormemente caro y que requiere mucho tiempo, con pruebas científicas muy por encima de la capacidad del jurado medio, por lo que las condenas son raras. Hasta ahora solo conozco un caso en el que se haya utilizado la Ley de Sustancias Psicoactivas para condenar a alguien por suministrar un cannabinoide sintético.

El consumo de cannabinoides sintéticos sigue creciendo debido al mercado negro y al bajo coste de un «subidón» intenso, a pesar de que ahora todos son ilegales. El consumo de estas drogas supone una carga especial para las prisiones y el sistema sanitario del Reino Unido (capítulo 6).

¿Qué deben hacer los gobiernos con el spice?

1. Los Gobiernos deberían reconocer que el problema del *spice* no se va a erradicar con enfoques simplistas como más prohibiciones o penas más severas. (En el Reino Unido, los cannabinoides sintéticos pertenecen a la clase B y conllevan una pena máxima de prisión de cinco años por posesión y catorce por tráfico). Más disuasión no funcionará. Deberíamos entender que la principal razón de la aparición del *spice* en el Reino Unido es la persecución del consumo de cannabis tradicional. Así que deberíamos dejar de someter a análisis de detección de cannabis a los presos para fomentar la vuelta a la hierba de cannabis. El hecho de que los países, por ejemplo los Países Bajos, con acceso legal al cannabis tengan un bajo consumo de *spice* sugiere que deberíamos considerar la apertura de *coffee shops* para permitir un acceso seguro y legal a la hierba de cannabis.

   En el Reino Unido, en 2017, el comisario de policía de Mánchester se preguntó públicamente si prohibir la venta de sustancias suaves en las *head shops* era tan positivo después de todo, en respuesta a la epidemia de *spice* en el centro de su ciudad. Quizá sea el momento de entrar en razón y desarrollar una educación sobre los daños que permita la venta de versiones más seguras de cannabinoides sintéticos y, de hecho, de hierba de cannabis en las *head shops*.

2. Los Gobiernos también deberían permitir el desarrollo de antídotos conocidos contra el *spice* para su uso por parte de los profesionales sanitarios. El éxito de la naloxona como agente de reversión para la sobredosis de heroína es ahora bien reconocido para salvar vidas. En 2017 le sugerí al ministro de Sanidad del Reino Unido que se podrían desarrollar fácilmente antídotos similares para los cannabinoides sintéticos (porque los antagonistas del receptor CB1, como el rimonabant, no solo existen, sino que se han utilizado de forma segura en humanos). La respuesta reveló una completa falta de apreciación de la magnitud del problema de los cannabinoides sintéticos y falta de interés en la idea de un antídoto.

   Peor aún, el Gobierno del Reino Unido también rechazó los recursos para legalizar el único antídoto herbal contra el cannabis (THCV).[9] Los motivos para que fuera ilegal se basaban en un estudio estadounidense de 1964 que había descubierto que podía ser psicoactivo si se consumía por vía intravenosa, ignorando una serie de estudios recientes que demostraban que no era psicoactivo

333

si se consumía por vía oral. Una vez más, el afán prohibicionista por mantener la ilegalidad se impuso al sentido común, las pruebas científicas y las necesidades médicas. Necesitamos que organismos científicos consultivos como las Academias de Ciencias Médicas de Estados Unidos y el Reino Unido asuman este reto y presionen para que se financie la investigación con el fin de desarrollar antídotos.

En resumen, el problema del narcotráfico es, en gran medida, obra nuestra. La historia nos dice que la prohibición de una droga suele conducir a la aparición de alternativas más tóxicas. La prohibición de fumar opio llevó a inyectarse heroína; la prohibición del alcohol en Estados Unidos llevó a muertes por alcohol y metanol; la prohibición de la cocaína llevó al crack; la prohibición de la mefedrona llevó a la nafirona, etc. Necesitamos un enfoque mucho más holístico y maduro del consumo de drogas en lugar de limitarnos a prohibirlo todo. La heroína y otros opioides han sido ilegales para uso recreativo durante cien años y, sin embargo, los últimos datos muestran que las muertes por estas drogas en el Reino Unido y Estados Unidos están en su punto más alto. Del mismo modo, el problema de los cannabinoides sintéticos está creciendo y es muy preocupante: el enfoque absolutista de la prohibición no funciona ni funcionará.

CONCLUSIONES

En el Reino Unido, la reacción moral exagerada ante las NSP y la capitalización política que se ha hecho de ellas ha sido uno de los episodios más vergonzosos de toda la historia de la política de drogas británica. La Ley de Sustancias Psicoactivas nos ha convertido en la nación más prohibicionista del mundo en materia de drogas, ya que prohíbe todas las sustancias ahora y para siempre, excepto el alcohol, el tabaco y la cafeína. Otros países, como Irlanda y Polonia, que habían tomado un camino similar prohibiendo todas las sustancias psicoactivas descubrieron que esto aumentaba enormemente los problemas del mercado negro. Informamos al Gobierno británico de estos malos resultados, así que deberían saberlo. Otros países deben tomar nota y rechazar este tipo de soluciones generales.

La Ley de Sustancias Psicoactivas tendrá un impacto salvajemente perjudicial en la investigación farmacéutica del Reino Unido. También me parece inmoral que (con la prohibición del óxido nitroso) la única sustancia tóxica que la gente puede consumir legalmente sea una de las más nocivas: el alcohol. Además, hay que reconocer la falta de honestidad que hay detrás de este acto. Los supuestos hechos sobre las muertes por consumo legal deben ser expuestos como lo que eran: mentiras diseñadas para lograr un objetivo político, que consiste en limitar las experiencias de los jóvenes. La Ley de Sustancias Psicoactivas debe derogarse.

En el caso de sustancias más nocivas, como algunos cannabinoides sintéticos, deberíamos aplicar el enfoque de la OMS de realizar evaluaciones adecuadas por parte de expertos antes de ilegalizar una droga. Y, como se ha argumentado anteriormente, debemos explorar enfoques distintos a los disuasorios e invertir en antídotos para los cannabinoides sintéticos.

CAPÍTULO 19
EL FUTURO DE LAS DROGAS

L os próximos veinte años nos deparan grandes oportunidades para la investigación de drogas y para mejorar
nuestra comprensión del cerebro. Los avances en las
tecnologías de secuenciación genética generalizarán la
determinación del genotipo. Y a medida que conozcamos mejor
las variaciones y vulnerabilidades genéticas, podremos ofrecer a las
personas mucha más información en la que basar sus decisiones
sobre el consumo de drogas. La investigación sobre las adicciones
se ha desarrollado rápidamente en los últimos veinte años, aunque
su progreso en los años venideros dependerá en gran medida de su
financiación y de una mayor aceptación del modelo médico de la
adicción por parte de los Gobiernos de todo el mundo. No obstante, es posible que se produzcan avances en el desarrollo de sustitutos farmacológicos, antagonistas para ayudar a dejar de fumar y
ayudas farmacológicas para los tratamientos psicológicos.

También existen riesgos y difíciles cuestiones jurídicas y éticas que
habrá que abordar. Es casi seguro que tendremos que idear nuevos
modelos comerciales para el desarrollo y la distribución de drogas, y
desarrollar nuevas formas de legislación sobre patentes. También nos
enfrentaremos a difíciles cuestiones sociales relacionadas con la confidencialidad política y la protección de las libertades civiles. A continuación examinamos algunas de las vías de investigación más prome-

tedoras en el desarrollo de nuevos fármacos y tratamientos contra la adicción, y exploramos algunas predicciones para el futuro.

SECUENCIACIÓN GENÉTICA

En 2030, es probable que se secuencie el ADN de todos los niños nacidos en el Reino Unido o Estados Unidos, tal vez con los datos almacenados en un microchip bajo la piel. Desde un punto de vista terapéutico, el objetivo principal es evitar muchas de las miles de muertes anuales que se producen cuando las personas tienen reacciones alérgicas a la medicación que se les administra en el hospital.[1] En 2030, cuando alguien acuda a un servicio de urgencias, se le escaneará el microchip y se cotejará con una base de datos de variantes genéticas que predicen problemas con medicamentos comunes. Esto salvará muchas vidas.

Aunque esta exploración pueda parecer futurista, en realidad ya se hace a muy pequeña escala para una enfermedad rara llamada fenilcetonuria.[2] A todos los niños se les hace una prueba poco después de nacer. Se les extrae sangre del talón y se analiza para detectar una mutación genética que incapacita para descomponer la fenilalanina, el aminoácido del que están hechas la dopamina y la noradrenalina. Si no se tratan, las personas con esta afección sufren una acumulación venenosa de fenilalanina en el cerebro que provoca graves daños. Afortunadamente, las pruebas para detectar la mutación genética permiten someter a los afectados a una dieta especial en la que se evitan alimentos ricos en proteínas como la carne, los huevos y la leche (que contienen fenilalanina) y pueden llevar una vida relativamente normal.

¿Cómo afectará la secuenciación genética al modo en que usamos y abusamos de las drogas fuera del ámbito hospitalario? Sabemos algo sobre cómo las variaciones genéticas pueden hacer a las personas más vulnerables a las consecuencias negativas de algunas drogas. Una forma concreta del transportador de serotonina hace que los consumidores de éxtasis sean más propensos a sufrir depresión, y las variantes de otros genes pueden hacer más probable la dependencia del alcohol, los opiáceos o la nicotina.

Un gen que parece afectar al funcionamiento de muchas drogas diferentes es el que determina la rapidez con la que metabolizamos la dopamina y la noradrenalina, que son descompuestas por una enzima llamada catecol O-metiltransferasa (COMT). Existen tres tipos genéticos de COMT: alrededor del 25 % de la población son *val-vals*, metabolizan la dopamina y la noradrenalina rápidamente, otro 25 % son *met-mets*, las metabolizan lentamente, y el otro 50 % son *val-mets*, que se sitúan en un punto intermedio.

Cuando a las personas se les encomienda una tarea intelectual compleja, como un juego en el que las reglas cambian constantemente, los *val-vals* rinden significativamente peor que los otros tipos (cometen más errores); sin embargo, mejoran enormemente cuando se les administran estimulantes, como se muestra en la Figura 19.1.[3]

Sabemos algunas cosas más sobre el tipo de COMT y las drogas. Los *val-vals* son menos sensibles al dolor,[4] posiblemente porque producen más endorfinas cuando se les hace daño. Pueden ser más vulnerables a la psicosis inducida por el cannabis. También recaen más rápido cuando intentan dejar de fumar, probablemente debido a sus bajos niveles de dopamina. Todos estos rasgos juntos parecen hacer que los *val-vals* sean más exploradores, una especie de «guerreros», dispuestos a correr riesgos,[5] mientras que los *met-mets* son los «preocupones», más precavidos

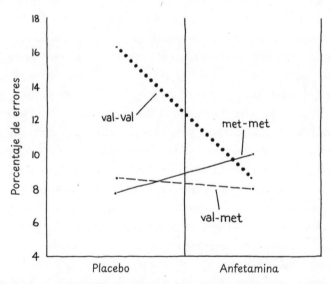

Figura 19.1. El tipo de COMT influye en si los estimulantes mejoran o empeoran el rendimiento en tareas intelectuales complejas. La izquierda muestra el rendimiento con placebo. La derecha muestra el rendimiento con anfetaminas: los *val-vals* (línea de puntos) obtienen mejores resultados, los *val-mets* (línea discontinua) se mantienen prácticamente igual y los *met-mets* (línea continua) obtienen peores resultados. El hecho de que algunas personas rindan mejor en tareas cognitivas exigentes es el principio en el que se basa la prescripción de estimulantes para las personas con trastornos de atención, y aunque el tipo de COMT no parece tener relación con la probabilidad de padecer TDAH, sí demuestra que personas diferentes tienen reacciones diferentes a los mismos fármacos.

por naturaleza. Una teoría evolutiva que subyace a esta diferencia es que fue beneficioso para los grupos humanos, ya que evolucionamos para tener ambos tipos de personalidad más o menos en la misma medida.

Aunque estos hallazgos son interesantes, nuestros conocimientos actuales son solo la punta del iceberg, en parte porque la secuenciación genética completa es actualmente muy escasa. Los beneficios potenciales podrían ser enormes si millones de personas compartieran sus datos genéticos y sus experiencias con la enfermedad, la medicación y el consumo de drogas a través de plataformas como Internet. Podremos identificar las relaciones entre genes, enfermedades y efectos de las drogas, lo que nos permitirá informar a las personas sobre sus vulnerabilidades, de forma que el consumo de drogas terapéuticas y recreativas sea mucho más seguro. (Dicho esto, cuando se trata de comportamientos complejos como el consumo de drogas, los genes nunca son deterministas. Tener todas las vulnerabilidades genéticas conocidas para fumar puede aumentar unas tres veces las probabilidades de adicción, pero no tener esas vulnerabilidades no te protegerá si fumas de forma suficientemente persistente).

¿CUÁLES SON LOS RIESGOS DE LA SECUENCIACIÓN GENÉTICA?

La secuenciación genética generalizada planteará inevitablemente cuestiones difíciles. Tendremos que decidir cómo utilizar y compartir nuestros datos genéticos y cómo proteger las libertades civiles y la confidencialidad de los pacientes sin inhibir la investigación. Y la genética humana es un área muy complicada en el derecho de patentes. (De hecho, hubo una carrera por secuenciar el genoma humano entre el Proyecto Genoma Humano, financiado con fondos públicos, y la empresa privada Celera Genomics.[6] Si Celera hubiera ganado la carrera, es posible que lo hubiera patentado todo, en lugar de permitir su libre redistribución y uso científico). Comprender las variaciones genéticas individuales podría ayudarnos a desarrollar nuevos medicamentos, pero la legislación sobre patentes tendrá que evolucionar para establecer quién tiene los derechos cuando se explota comercialmente el material genético de alguien.

Un famoso caso juzgado en 1990, Moore *vs.* rectores de la Universidad de California,[7] giraba en torno a si un hombre llamado John Moore tenía derecho a beneficiarse económicamente de una línea celular desarrollada a partir de sus linfocitos T, un tipo de glóbulo blanco. El tribunal dictaminó que no podía reclamar la propiedad de su propio «material desechado», como muestras de sangre y tejidos, y que la Universidad estaba autorizada a explotar comercialmente la línea celular, ya que era una invención suya. Esto sienta un precedente bastante problemático. Por un lado, es mejor que las personas no puedan ser propietarias de partes de su cuerpo, ya que eso significaría que podrían vender órganos para trasplantes o investigación científica en lugar de donarlos; pero, por otro, parece injusto que se permita que una organización o una empresa gane dinero con el ADN de otras personas de esta manera.

El genotipado pondrá de manifiesto otras cuestiones éticas relacionadas con el riesgo y la relación entre nuestras predisposiciones y nuestro comportamiento. Podríamos acabar las reclamaciones de una menor responsabilidad de sus actos por parte de algunas personas debido a su código genético, o que algunos ciudadanos no tengan seguro médico porque se considera que corren un riesgo demasiado elevado de sufrir accidentes o enfermedades. A medida que se generalice la secuenciación, será muy importante que vaya acompañada de educación y que se comprenda que los genes nunca son el todo: aunque los genes puedan predecir vulnerabilidades, no tener esos genes no nos hace invulnerables. Esto es especialmente cierto en lo que respecta a la vulnerabilidad a la adicción, ya que se trata de un comportamiento aprendido que requiere una repetición voluntaria para convertirse en habitual. Conocer nuestra secuencia genética puede ayudarnos a tomar mejores decisiones, pero los genes por sí solos no bastan para protegernos de las consecuencias negativas de nuestro comportamiento o del de los demás.

Una posibilidad de genotipado más futurista y éticamente desafiante es cambiar genes deletéreos del genoma para que el ADN funcione ahora con normalidad. Esta sustitución de genes puede realizarse en animales mediante la técnica relativamente nueva denominada CRISPR.[8] Si el cambio se produce en las células germinales (células sexuales), la mutación también se transmite a la descendencia y así sucesivamente. Si se consigue que funcione de forma segura (algo que por el momento dista mucho de ser así), tiene un valor evidente en determinadas afecciones médicas hereditarias: por ejemplo, un gen que provoque daños cerebrales, hallado en un embrión antes de la fecundación *in vitro*, podría sustituirse por otro que no los provoque. En teoría, todos los trastornos genéticos podrían rectificarse, pero ¿nos detendríamos ahí? Quizá las variantes genéticas que predisponen a la adicción podrían modificarse y sustituirse por otras que no lo hagan. Pero ¿dónde estaría el límite? La gente podría empezar a cambiar genes para mejorar la inteligencia, el aspecto físico, la destreza deportiva, etc. Por estas razones, y porque no sabemos si tales cambios podrían tener efectos nocivos a largo plazo en la persona a medida que crece, existe actualmente una moratoria internacional sobre el uso de la tecnología CRISPR en líneas de células germinales humanas hasta que se hayan resuelto estas cuestiones éticas y científicas.

TRATAMIENTO DE LA ADICCIÓN

Mejorar el tratamiento de las adicciones es una de las líneas de investigación más prometedoras. Es posible que dentro de veinte años dispongamos de terapias mucho más eficaces para prevenir las recaídas e incluso la adicción. A medida que avancen nuestros conocimientos sobre los circuitos cerebrales, podremos utilizar escáneres cerebrales para predecir hasta qué punto le gustará a una persona una droga determinada o lo difícil que le resultará dejarla. Por ejemplo, a una persona con pocos receptores de dopamina se le podría recomendar que evitara los estimulantes, ya que es más probable que los encuentre extremadamente placenteros. Incluso podríamos tratar a estas personas con el tipo de virus que se ha utilizado para aumentar el número de receptores de dopamina en ratas, protegiéndolas de la adicción o de una recaída.

Un tema controvertido que casi con toda seguridad formará parte del debate sobre las drogas en los próximos veinte años es el uso de vacunas para hacer que las drogas sean ineficaces.[9] En la actualidad ya utilizamos un enfoque inmunológico para tratar el consumo de drogas psicoactivas de forma limitada: si una persona llega al hospital con una sobredosis de cocaína, se le administran anticuerpos que absorben la droga en la sangre. Sin embargo, se trata de un tratamiento a corto plazo, ya que requiere una infusión intravenosa del anticuerpo y el efecto dura solo unas horas. En teoría, debería ser posible vacunar activamente a alguien contra una droga, por ejemplo la cocaína, de modo que, cuando una persona la tome, el sistema inmunitario se active para absorber la cocaína en la sangre, impidiendo que la droga llegue al cerebro. Este enfoque es teóricamente posible para casi todas las sustancias, pero actualmente las técnicas para hacer que el cuerpo aumente su propia respuesta inmune a una droga no funcionan tan bien como lo hacen para la vacunación contra virus como la poliomielitis.

Es probable que esto cambie a medida que se dediquen más esfuerzos a este campo; por ejemplo, actualmente se están desarrollando clínicamente vacunas contra la nicotina y la cocaína, con vistas a ayudar a los consumidores adictos a abandonar sus hábitos. Podemos generar respuestas de anticuerpos suficientes en ratones para evitar que consuman cocaína o nicotina. Por desgracia, en humanos ha resultado más difícil obtener respuestas inmunitarias suficientes a las vacunas. Además, se necesitan varios episodios de vacunación, lo que hace menos atractivo el tratamiento. Quizá sea posible superar estos retos, pero solo el tiempo lo dirá.

Si conseguimos crear vacunas, se plantea la cuestión de si podríamos o deberíamos vacunar a las personas para protegerlas de desarrollar una adicción en primer lugar, al igual que hacemos hoy con las vacunas contra la polio y la tos ferina. Aún más controvertida es la cuestión de si vacunas como estas deberían administrarse a los niños para inmunizarlos contra el consumo de drogas y alcohol. ¿Vulnerar los derechos humanos de alguien es quitarle la posibilidad de experimentar placer con una droga en el futuro?

APRENDIZAJE Y DESAPRENDIZAJE EN LA ADICCIÓN

Gran parte de la investigación actual sobre drogas estudia cómo utilizar los fármacos para aumentar la eficacia de los tratamientos psicológicos. Uno de los campos en los que se ha logrado cierto éxito es el del «desaprendizaje», que ayuda a superar las fobias. Una fobia se produce cuando alguien tiene un mal recuerdo muy fuerte que anula su reacción racional ante un estímulo concreto (como una araña o las alturas). Para superar la fobia hay que experimentar la presencia del objeto temido sin sentir miedo, y luego hacer que ese recuerdo sea más poderoso que el recuerdo fóbico.

Por ejemplo, un tratamiento ideado para personas con vértigo consiste en introducirlas en un entorno de realidad virtual que les da la sensación de estar a gran altura; al principio, tienen mucho miedo y pánico, pero, a lo largo de varias sesiones, su temor disminuye. Los farmacólogos han desarrollado un fármaco que ayuda a formar buenos recuerdos y a aliviar la ansiedad. Los recuerdos se forman cambiando el nivel de neurotransmisores en el cerebro, especialmente el nivel de glutamato. El fármaco que se utiliza ahora para el tratamiento de las fobias es la D-cicloserina, que hace que el glutamato funcione mejor; cuando se administra a alguien durante sesiones de realidad virtual, supera su miedo más rápidamente. La

Figura 19.2 compara el tratamiento con D-cicloserina con el tratamiento con placebo.[10]

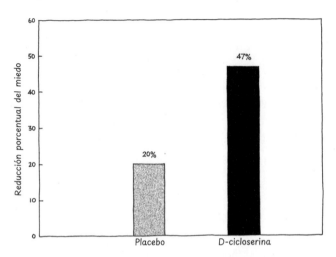

Figura 19.2. Cuando se administró D-cicloserina a personas con miedo a las alturas, tres meses después del tratamiento, su miedo se redujo mucho más que el de las personas que recibieron un placebo.

Ahora estamos intentando averiguar cómo aplicar este tipo de principios al tratamiento de la adicción, que también es un comportamiento aprendido que implica a la memoria. La dificultad estriba en que, en el caso de enfermedades como las fobias o el trastorno de estrés postraumático, los recuerdos que hay que superar se experimentan como negativos, por lo que el paciente tiene un gran incentivo para intentar mejorar; en cambio, en el caso de la adicción, los recuerdos que se establecen son profundamente positivos, a menudo las experiencias más positivas que el paciente ha tenido nunca. Esto puede explicar por qué nuestro ensayo con D-cicloserina en la adicción al alcohol no funcionó realmente.[11]

Un gran reto en el tratamiento de la adicción es ayudar a las personas a superar el ansia de consumir recordando los efectos negativos del consumo de drogas en lugar de los positivos. En el futuro, quizá utilicemos fármacos como la D-cicloserina para hacer que alguien coja fobia a una droga de la que ha abusado, ayudándolo a combatir la adicción. Se han producido algunos avances significativos en los enfoques conductuales para extinguir las ansias de heroína; una importante investigación en China ha optimizado la terapia de exposición-extinción y puede ofrecer un enfoque mejorado de este proceso de tratamiento psicológico.[12]

Investigación de nuevos medicamentos

Existen varios campos de investigación potencialmente fructíferos. Un campo interesante es el uso de psicodélicos para tratar la adicción. Debido a su estatus legal, las propiedades terapéuticas de los psicodélicos apenas se han estudiado en los últimos cincuenta años, pero este tipo de investigación se está volviendo más aceptable ahora y probablemente arrojará resultados muy interesantes. Un estudio de Johns Hopkins descubrió beneficios notables y duraderos de tres tratamientos espaciados con psilocibina para ayudar a la gente a dejar de fumar.[13] Otro descubrió un buen efecto de dos tratamientos con psilocibina para la dependencia del alcohol.[14] Drogas como la psilocibina y la ibogaína no solo no son adictivas en sí mismas, sino que parecen ser eficaces para ayudar a superar la adicción a otras drogas como los opiáceos, el alcohol y la nicotina. Es posible que se desarrollen análogos sintéticos que tengan efectos más predecibles o minimicen otros tipos de daños, aunque hay que señalar que los psicodélicos ya se encuentran entre las drogas más seguras que conocemos, sobre todo cuando se administran en un entorno terapéutico.

Casi todos los problemas de salud mental son propensos a las recaídas; el desarrollo de fármacos capaces de reducir los factores que las desencadenan, sobre todo el estrés, es un importante campo de investigación. Tanto el CRF como la sustancia P son hormonas del estrés que te hacen dejar de comer y te impiden dormir cuando tu vida es estresante. Ya hay estudios que demuestran que el ansia por el alcohol puede reducirse utilizando antagonistas de la sustancia P, y en el futuro podríamos disponer de fármacos similares o más eficaces para reducir también el CRF.[15] Estos fármacos desempeñarían funciones muy similares a las de las benzodiacepinas o los ISRS (capítulo 14) que se recetan para los trastornos de ansiedad, pero, como se dirigirían a la propia hormona del estrés en lugar de al GABA o la serotonina, podrían tener menos efectos secundarios. Nuestro propio equipo de investigación cuenta ahora con financiación gubernamental para estudiar si un antagonista de la sustancia P podría ayudar a las personas a dejar la heroína y a no volver a consumirla.

El Wellcome Trust ha concedido recientemente un premio para ayudar a la investigación de nuevos fármacos en este campo. Este premio financia la producción de un nuevo antagonista de los receptores de dopamina, el ADX10061. A diferencia de los bloqueantes dopaminérgicos convencionales, que se dirigen al receptor dopaminérgico D_2 y tienen muy poco impacto en la adicción, ADX10061 se dirige al subtipo de receptor D_1. El receptor D_1 está mucho más expresado en la corteza cerebral que los receptores D_2; las pruebas preclínicas sugieren que el receptor D_1 puede desempeñar un papel en la atención de una persona y en los efectos gratificantes de los estimulantes y la nicotina. Ahora podemos probar estas teorías en humanos, porque ADX10061 es seguro para el uso humano.

Quizá también podamos fabricar mejores drogas recreativas. Como se comenta en el capítulo 7 (página 138), he investigado sobre la sustitución del etanol en las bebidas «alcohólicas» por una alternativa más segura, llamada Alcarelle.[16] El nombre es análogo al de Canderel, un edulcorante que proporciona el placer del caramelo (azúcar) sin las calorías: Alcarelle está pensado para ofrecer el placer del alcohol con muchos menos daños. Si funciona, puede que en 2030 todos estemos bebiéndolo en el bar.

Un enfoque alternativo consiste en modificar el propio alcohol para hacerlo más seguro y agradable. Ahora sabemos que el alcohol actúa sobre un conjunto de receptores GABA con diferentes funciones, y hemos empezado a identificar los distintos mecanismos implicados. Los receptores denominados alfa-1 parecen controlar el efecto sedante del alcohol, haciendo que la persona se sienta inestable; los receptores alfa-5 hacen que la persona pierda la memoria,[17] y creemos que los receptores alfa-2 o alfa-3 hacen que se sienta relajada y feliz. En unos estudios muy interesantes, se administró alcohol a unos participantes con un agonista inverso que contrarresta los efectos del alcohol sobre el receptor alfa-5. Estos participantes obtuvieron resultados mucho mejores en las pruebas de memoria que los que habían tomado alcohol solo, lo que demuestra que es posible invertir al menos uno de los efectos del alcohol con un fármaco.[18] En principio, podríamos hacer que el alcohol fuera más seguro combinándolo con una serie de agonistas inversos que contrarrestaran también sus efectos negativos sobre otros tipos de receptores GABA. Es probable, por ejemplo, que si pudiéramos encontrar un agonista inverso para alfa-1, se podría beber sin sentir sueño ni inestabilidad. También podría reducir el riesgo de volverse dependiente del alcohol.

PROGRAMA PROSPECTIVO SOBRE NEUROCIENCIA, ADICCIÓN Y DROGAS

A principios de la década de 2000, me involucré en el proyecto Brain Science, Addiction and Drugs. Se había creado en el marco del programa Foresight, introducido en el Reino Unido en 1992. El programa Foresight recaba opiniones de expertos sobre el papel que podrían desempeñar la ciencia y la tecnología en los problemas a los que nos enfrentaremos en el futuro. El programa ha estudiado cuestiones estratégicas como los cambios en los riesgos de inundación, así como las implicaciones sociales de avances en campos como la fibra óptica. En el marco del proyecto Brain Science, Addiction and Drugs, coedité un libro titulado *Drugs and the Future (Las drogas y el futuro)*,[19] en el que se recogen algunas de nuestras investigaciones más actualizadas y se exploran los problemas políticos a los que tendrán que enfrentarse los Gobiernos en las próximas décadas.

Como parte del proceso, elaboramos cuatro escenarios diferentes sobre cómo podría ser el panorama del alcohol y las drogas en el Reino Unido en 2025, tanto en lo que respecta a la política de drogas como al contexto social en general. Tras un largo debate, decidimos que las dos incertidumbres más importantes eran, en primer lugar, si las decisiones en el futuro se basarían en las últimas pruebas científicas o en la opinión social más reciente y, en segundo lugar, si el principal objetivo de nuestro consumo de drogas sería la mejora del rendimiento o el tratamiento de enfermedades. A partir de ahí construimos un gráfico y analizamos los cuatro escenarios que podrían darse en las combinaciones más extremas de estos dos factores. Llamamos a estos escenarios «alto rendimiento», «vigilancia vecinal», «prescindir de cuidados» y «tratamiento positivo» (Figura 19.3). A continuación, exploramos cómo podrían ser estas sesiones. (Obsérvese que estos escenarios también pueden aplicarse de forma plausible a cualquier democracia liberal occidental).

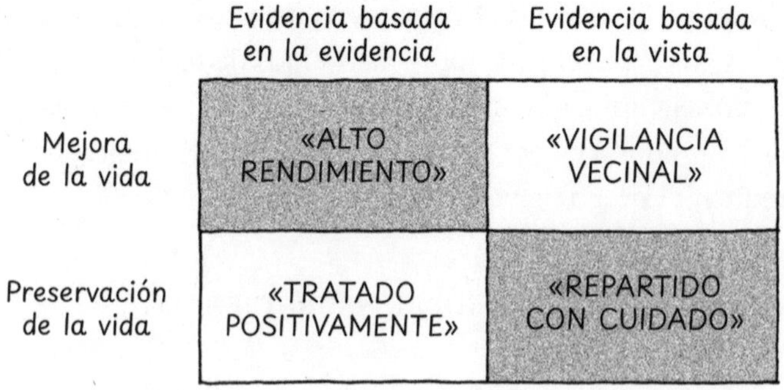

	Evidencia basada en la evidencia	Evidencia basada en la vista
Mejora de la vida	«ALTO RENDIMIENTO»	«VIGILANCIA VECINAL»
Preservación de la vida	«TRATADO POSITIVAMENTE»	«REPARTIDO CON CUIDADO»

Figura 19.3. Gráfico utilizado para construir nuestros cuatro escenarios.

1. El escenario de «alto rendimiento»

En el escenario de «alto rendimiento», las decisiones se basan en pruebas y el principal objetivo del consumo de drogas es la mejora del rendimiento. Sobre esta base, se espera que el Reino Unido tenga un fuerte crecimiento económico, en parte debido a su atractivo para los «nómadas del conocimiento» (una clase de élite de trabajadores muy móviles que viajan por todo el mundo cambiando de trabajo en la economía del conocimiento). Una de las cosas que les gusta del Reino Unido (en este escenario hipotético) es nuestro enfoque altamente regulado y no punitivo de las sustancias psicoactivas, en particular los potenciadores de la cognición. Muchas drogas recreativas son legales y están disponibles en formas de alta calidad para ser consumidas en locales especiales con licencia, aunque son caras y existe un gran mercado negro de genéricos baratos procedentes del extranjero. El consumo problemático de drogas, con todos los daños que conlleva, está disminuyendo.

Los argumentos que abrieron el camino hacia la legalización y regulación de las drogas fueron principalmente económicos, ya que se consideraba que el Reino Unido se estaba quedando rezagado con respecto a las economías asiáticas, donde los potenciadores de la cognición se habían convertido en algo habitual. La comunidad empresarial es muy partidaria del uso legal de drogas para mejorar el rendimiento en el trabajo, y en 2025 suele contribuir a sus costes. La adicción se considera ahora únicamente un problema médico, y los tratamientos para combatirla se han vuelto más eficaces porque se ha invertido mucho en investigación. El marco normativo se basa en una evaluación científica de daños y beneficios, y la gente recurre regularmente a la tecnología de genotipado para comprender mejor los riesgos que está asumiendo. Este tipo de detección predictiva de vulnerabilidades a determinadas drogas y adicciones es habitual, y se le atribuye la gran reducción del consumo de alcohol.

2. El escenario de la «vigilancia vecinal»

En el escenario de la «vigilancia vecinal», las decisiones se basan en opiniones sociales más que en pruebas, y el principal objetivo del consumo de drogas es la mejora del rendimiento. Esta versión del futuro se caracteriza por un bajo crecimiento económico, escasa confianza de los consumidores y grandes desigualdades entre las distintas regiones del Reino Unido, sobre todo porque se ha transferido mucho poder al ámbito regional. La elaboración de políticas se basa más en opiniones morales que en pruebas científicas. Esta combinación ha dado lugar a políticas incoherentes, a veces incompatibles, de los sucesivos Gobiernos, que siguen las opiniones culturales dominantes en lugar de una evaluación racional de los daños. El consumo de drogas es habitual, a pesar de las sanciones altamente punitivas impuestas por el sistema de justicia penal, y la adicción se considera un defecto moral que debe castigarse en lugar de tratarse como un trastorno médico.

Este marco político surgió en respuesta al espectacular aumento del consumo de drogas, sobre todo entre los jóvenes y los habitantes de comunidades pobres, entre 2010 y 2015, que provocó una reacción moral. Se culpó a la ciencia de no contener el problema, pero quienes lideraban la marea moral echaron la mayor parte de la culpa a las clases medias por consumir drogas recreativas de forma casual sin tener en cuenta la miseria que su comercio causaba en el Reino Unido y en el extranjero. Un sistema muy punitivo, que incluye pruebas de drogas en el trabajo y en las escuelas y fuertes sanciones penales, ha provocado un descenso del consumo de drogas entre las clases profesionales, y ha frenado su propagación en otros lugares. Sin embargo, la erosión de la confianza en la ciencia ha hecho que gran parte de la investigación sobre las causas y el tratamiento del abuso de drogas se haya dejado de lado, y cada vez se reconoce más que, para que el marco político sea más sostenible, se necesita de nuevo la ciencia.

El Reino Unido tampoco ha logrado avances reales en el cierre de la cadena de suministro internacional.

3. El escenario «prescindir de cuidados»

En el escenario «prescindir de cuidados», las decisiones se basan en opiniones sociales más que en pruebas, y el principal objetivo del uso de fármacos es el tratamiento de enfermedades. En 2025, en esta versión del futuro, uno de los mayores problemas a los que se enfrenta el Reino Unido es el «desequilibrio demográfico»: la proporción entre trabajadores y pensionistas ha caído a niveles problemáticos. Con un 30 % de la población mayor de sesenta años (frente a un 20 % en 2010), y un tercio de mayores de setenta, hay una verdadera escasez de cualificaciones en el mercado laboral, y la fiscalidad personal está

348

en su nivel más alto en décadas. Dada la espiral de costes del sistema sanitario, se ha producido un descenso en el nivel de atención, y el Gobierno ha trasladado recientemente todos los costes de las enfermedades «autoinfligidas» al individuo, de modo que los drogadictos, por ejemplo, ya no pueden recibir tratamiento en el sistema nacional de salud.

Los activistas grises son una fuerza política muy movilizada y han presionado muy eficazmente para que los costosos tratamientos para preservar la vida (fármacos para tratar el Alzheimer, etc.) reciban inversiones en investigación y estén a disposición del público en general. Sin embargo, la elección repetida de sucesivos Gobiernos con políticas de baja fiscalidad ha provocado costes insostenibles y una degradación de los servicios públicos, incluido el sistema nacional de salud. Aunque se han tomado medidas para proporcionar más fondos a sanidad, la disminución de su factura al negarse a tratar enfermedades autoinfligidas puede ser indicativa de futuros planes para reducir sus competencias.

4. El escenario «tratamiento positivo»

En el escenario final, «tratamiento positivo», las decisiones se basan en pruebas y el principal objetivo del uso de drogas es el tratamiento de la enfermedad. El Reino Unido, que ha invertido mucho en la investigación de las adicciones, es un reconocido líder mundial en el tratamiento de la enfermedad, pero existe una clara división de clases: las personas con menos formación ven con recelo el tratamiento de las adicciones y se excluyen de él. El cannabis se legalizó para los enfermos terminales en 2014, y para otros enfermos graves en 2018, pero el uso recreativo sigue siendo ilegal, como ocurre con la mayoría de las demás sustancias psicoactivas. Sin embargo, el clima de investigación sobre los posibles usos terapéuticos de drogas como los psicodélicos es mucho más favorable que en el pasado.

Aunque las grandes empresas farmacéuticas siguen desempeñando un papel importante en el mercado, han surgido otras más pequeñas que utilizan bases de datos genéticos de «código abierto» y producen tratamientos de precisión a un coste mucho menor. (Por supuesto, este modelo se ha copiado en el comercio de drogas ilícitas, y están a punto de salir a la calle medicamentos de precisión adaptados a genotipos concretos). El cambio hacia empresas más pequeñas refleja un movimiento social más amplio hacia estructuras más pequeñas en la economía en general, acompañado de un cambio cultural que se aleja del consumismo, y una perspectiva más global a medida que luchamos con problemas como el cambio climático y la equidad mundial. Este movimiento cultural hacia una mayor calidad de vida ha dado lugar a un crecimiento más lento, pero con mejores resultados en materia de salud.

Ahora, quince años más tarde, podemos ver que ciertos aspectos de los escenarios postulados anteriormente han ocurrido de hecho. Las políticas en materia de drogadicción y alcoholismo siguen basándose en opiniones morales y no en pruebas. Como resultado, los servicios han sufrido recortes presupuestarios masivos y, en gran medida, han sido eliminados del sistema nacional de salud en detrimento de los pacientes y sus familias. La investigación también se ha degradado y se ha infrafinanciado. La industria farmacéutica se ha retirado de la investigación sobre adicciones y el espacio no ha sido realmente ocupado por empresas más pequeñas. El lado positivo es que el cannabis se ha convertido en un medicamento, aunque todavía no se utiliza de forma generalizada.

¿Qué tipo de futuro queremos?

En el marco del programa prospectivo también consultamos a las partes interesadas, como la industria farmacéutica y el público en general. Ello planteó algunas cuestiones nuevas que habrá que resolver en los próximos años. Desde el punto de vista de la industria, conseguir la aprobación de fármacos para trastornos mentales es ahora tan difícil que muchas empresas consideran que los costes de desarrollarlos simplemente no merecen la pena. Invertir mil millones de dólares en un fármaco que puede no llegar a comercializarse nunca es un riesgo considerable, y hace que las empresas se centren a menudo en introducir ligeras mejoras en los fármacos actualmente aprobados en lugar de explorar opciones más radicales. Aunque, por supuesto, tenemos que proteger al público de medicamentos ineficaces o perjudiciales, también necesitamos poder experimentar con nuevos tratamientos. Quizá la respuesta esté en empresas más pequeñas que puedan desarrollar fármacos de precisión, como se sugiere en el escenario «tratamiento positivo»; quizá necesitemos una financiación pública mucho mejor; o quizá podríamos pasar al modelo de consentimiento informado para la aprobación de fármacos que se analiza en el capítulo 14 (página 262). Pase lo que pase, tendremos que pensar en alternativas si las grandes empresas farmacéuticas dejan de desarrollar los medicamentos de los que dependen tantos enfermos.

Por otra parte, una de las principales preocupaciones que surgieron de nuestra consulta con el público fueron las implicaciones sociales de los nuevos medicamentos. Se consideró que centrarse cada vez más en el comportamiento «normal», que todo el mundo puede alcanzar con medicación, dará lugar a una sociedad excesivamente homogénea, con poco espacio para las variaciones naturales de las personalidades y las capacidades mentales. También preocupaba que, si los potenciadores de la cognición se generalizan, puedan aumentar la brecha económica entre quienes pueden permitírselos y quienes no.

En última instancia, mucho depende del tipo de futuro por el que decidamos apostar. Lo que ocurra en 2025 incluirá, casi con toda seguridad, elementos de los cuatro escenarios previstos. Muchos de los factores que configurarán nuestro futuro están en gran medida fuera de nuestro control (como los cambios demográficos o la necesidad de hacer frente al cambio climático), pero otros dependerán de las decisiones que tomen nuestros políticos y del papel que esperemos que desempeñe la ciencia en esas decisiones. Por ejemplo, es poco probable que la industria farmacéutica llegue a interesarse por el tratamiento de las adicciones, de modo que, si queremos encontrar nuevas formas de abordar la enfermedad, tendremos que asegurarnos de que la financiación pública continúe. Pase lo que pase, es importante que empecemos a hablar de la sociedad que queremos crear y del papel que desempeñarán las drogas en ella.

¿PODEMOS APLICAR LA CIENCIA A LA ELABORACIÓN DE POLÍTICAS?

En 2015, Ole Rogeberg, profesor de Economía de la Universidad de Oslo, se puso en contacto con DrugScience para saber si estaríamos interesados en participar en una solicitud de subvención que estaba preparando para obtener financiación del Gobierno noruego. Me interesó porque en Noruega había dado varias conferencias sobre adicción y había descubierto algunos resultados sorprendentes de su política de drogas. El más sorprendente era que, a pesar de ser el país más rico del mundo en términos de PIB per cápita, Noruega tenía tasas de mortalidad por heroína más altas que Escocia. Resulta que esto se debe probablemente al hecho de que tienen un enfoque prohibicionista más que de reducción de daños en el consumo de drogas, y la terapia de sustitución de opiáceos está muy restringida. Tampoco tienen acceso al cannabis medicinal.

Ole se preguntaba si sería posible utilizar el probado proceso de análisis de decisiones multicriterio (MCDA) para evaluar opciones políticas y no solo los daños de las drogas. El gurú del MCDA de DrugScience, Larry Phillips, afirmó que el proceso podía servir. Así que solicitamos la subvención y en 2016 nos la concedieron, lo que nos permitió convocar dos conferencias de decisión para el equipo de DrugScience. La primera consistió en decidir las cuestiones y opciones políticas clave que debían tenerse en cuenta para un análisis de decisión multicriterio de políticas; la segunda consistió en evaluar los efectos de diferentes políticas sobre los daños de diferentes drogas.

La primera etapa para decidir cuáles eran las mejores opciones políticas consistió en determinar los diferentes aspectos de la vida a los que afectaba la política de drogas. Tras muchas horas de reflexión, llegamos a la conclusión de que había 27 criterios diferentes que describirían el impacto social de las opciones políticas. Estos criterios se enumeran a continuación (Cuadro 19.1), agrupados en siete tipos diferentes de impacto. Cada uno de los 27 criterios debía tener una definición consensuada para garantizar que todos los miembros del grupo se referían a lo mismo.

A continuación nos planteamos qué tipo de políticas considerar. Por supuesto, son posibles innumerables políticas diferentes si se tiene en cuenta el abanico de cuestiones que debe abordar una política. Decidimos trabajar con cuatro que eran bastante diferentes entre sí (e incluso trabajar con cuatro, de hecho, era bastante difícil):

1. La droga es ilegal y recibe fuertes sanciones (castigos).
2. La droga es ilegal pero recibe sanciones débiles/blandas («despenalización»).
3. La droga es legal pero se vende bajo estricta regulación («control estatal»).
4. La droga es legal con pocos controles sobre la venta, la publicidad, etc. («libre mercado extremo»).

Grupo	Criterio
Salud	Reduce los daños al usuario Reduce los daños a terceros Cambia el uso a productos menos nocivos Fomenta el tratamiento Mejora la calidad del producto
Social	Promueve la educación sobre drogas Permite el uso médico Promueve/apoya la investigación Protege los derechos humanos Promueve la libertad individual Mejora la cohesión de la comunidad Promueve la cohesión familiar
Política	Apoya el desarrollo y la seguridad internacional Reduce la influencia de la industria
Público	Promueve el bienestar Protege a los jóvenes Protege a los grupos vulnerables Respeta los valores religiosos y culturales
Criminalidad	Reduce la criminalización de los usuarios Reduce la delincuencia adquisitiva Reduce la delincuencia violenta Previene los delitos empresariales (blanqueo de dinero, evasión fiscal...) Evita la industria criminal
Económico	Genera ingresos públicos Reduce los costes económicos (por ejemplo, los efectos indirectos en los presupuestos de las políticas sanitarias)
Coste	Bajos costes de introducción de la política Bajos costes de mantenimiento de la política

Cuadro 19.1. Los 27 criterios para evaluar el impacto de las políticas de drogas.

El Cuadro 19.2 muestra las definiciones de las cuatro opciones políticas consideradas y las variables tenidas en cuenta. A continuación, se puntuó el resultado de cada una de ellas en cada una de las 27 variables. La política que obtuvo el mejor resultado se puntuó con cien puntos y las otras tres políticas se puntuaron en relación con esta; por ejemplo, una política que fuera aproximadamente una cuarta parte de buena que la mejor se puntuó con 25 puntos, y así sucesivamente. El debate fue abierto y se escucharon y discutieron distintas opiniones hasta llegar a un consenso.

Como puede imaginarse, con un grupo de más de 20 expertos de muy distinta formación y experiencia (desde química forense hasta sistemas jurídicos), cada una de las 27 variables llevó un tiempo de debate. En consecuencia, en la primera reunión, solo se pudo evaluar una droga: el alcohol.

	Producción	Venta/distribución	Compra	Posesión	Uso	Volumen de compras (para usuarios legales)
Prohibición absoluta	Ilegal (fuertes sanciones)					Ninguna ilegal
Despenalización	Ilegal (sanciones débiles despenalizadas *de iure* o *de facto*)					Cuotas por persona
Control estatal	Controlado por el Estado	Tiendas minoristas / farmacias con licencia estatal	Solo adultos (restricción de edad)	Cantidad limitada por persona (por ejemplo, para uso personal)	Solo en locales con licencia específica / domicilios privados	Cuotas por compra
Mercado libre	Sin restricciones para empresas o particulares	Sin restricciones en cualquier tienda	Sin restricciones	Sin restricciones	Sin restricciones	Sin restricciones

Cuadro 19.2. Detalles de las cuatro políticas consideradas con MCDA.

En la segunda reunión revisamos todas las definiciones y volvimos a puntuar el alcohol *sin* tener en cuenta las puntuaciones anteriores. Esta segunda puntuación (Figura 19.4) resultó ser muy similar a la primera.

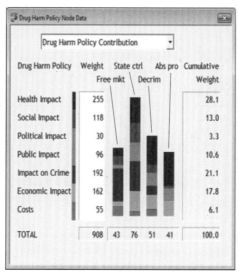

Figura 19.4. Beneficios comparativos de las distintas políticas sobre el alcohol: cuanto más alta es la barra, mejores son los resultados de la política.

En el caso del alcohol, el control estatal fue claramente la mejor opción, con una puntuación especialmente alta en cuanto a las repercusiones sanitarias, sociales, delictivas, públicas y económicas. Curiosamente, la despenalización obtuvo una puntuación ligeramente superior a la del mercado libre, en gran medida porque se creía que reduciría significativamente el consumo y, por tanto, mejoraría la salud (véase el tamaño de las barras oscuras superiores). La prohibición absoluta obtuvo una puntuación más alta de lo que muchos podrían haber esperado, debido a su gran impacto económico, a diferencia de las otras opciones que requieren la participación del Gobierno.

La opción de alcohol que salió mejor parada existe en Suecia, donde el Estado controla la venta de alcohol fuerte (más del 3,5 %) a través de sus tiendas Systembolaget: las tiendas de alcohol solo abren de 09:00 a 17:00 entre semana y de 09:00 a 13:00 horas los sábados. Esto significa que los suecos tienen que hacer planes para comprar alcohol con antelación si quieren beber en casa. Como consecuencia, solo beben aproximadamente la mitad de lo que beben al año los británicos o los estadounidenses. Esto, a su vez, explica por qué los suecos tienen niveles significativamente más bajos de daños inducidos por el alcohol que la mayoría de los países occidentales.

A continuación, nos centramos en el cannabis (Figura 19.5).

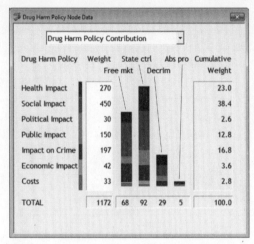

Figura 19.5. Beneficios comparativos de distintas políticas para el cannabis: cuanto más alta es la barra, mejores son los resultados de la política.

En el caso del cannabis, al igual que en el del alcohol, el control estatal obtuvo la mejor puntuación, superando al mercado libre en aproximadamente un 20 %. Ambas políticas prohibicionistas obtuvieron malos resultados, con la prohibición absoluta puntuando especialmente bajo en los siete tipos de impacto. Dado que esta es la situación actual de la legislación sobre el cannabis recreativo en casi todos los países del mundo, esperamos que los políticos y los responsables de la formulación de políticas de todo el mundo vean en nuestro informe los resultados de este enfoque tan novedoso para el desarrollo de políticas.[20]

Este nuevo enfoque tiene muchos méritos. Puede aplicarse a cualquier droga y a cualquier política. Además, puede utilizarse para explorar las diferencias entre distintos aspectos de una misma política general. Por ejemplo, podría comparar un mercado libre más gravado y regulado (como el que tenemos hoy en el Reino Unido y EE. UU.) con el hipotético mercado completamente abierto que anotamos. ¿Quizá así se obtendrían mejores resultados?

CAPÍTULO 20
¿QUÉ DEBO CONTARLES A MIS HIJOS SOBRE LAS DROGAS?

LOS JÓVENES Y LAS DROGAS

Los jóvenes parecen creerse inmortales. Advertirles de los peligros de morir dentro de mucho tiempo (por ejemplo, de cáncer de pulmón si empiezan a fumar ahora) no es muy disuasorio. Las campañas de salud pública dirigidas a los adolescentes han empezado a centrarse en las desventajas inmediatas de los hábitos (por ejemplo, impotencia o mala dentadura por fumar) y esto parece ser más eficaz.

Y, en general, los jóvenes son personas que asumen riesgos. Los adolescentes también son más propensos que los mayores a hacer cosas arriesgadas cuando están bajo los efectos del alcohol, lo que puede poner a los padres en una situación difícil: por mucho que queramos disuadirles de actividades nocivas, tampoco queremos que las prueben a escondidas en la calle, donde es mucho más probable que se metan en problemas.

Sin embargo, es especialmente arriesgado consumir drogas cuando se es joven, y hay varias razones para intentar disuadir a los adolescentes en particular de consumir:

- La primera vez que tomes cualquier droga te hará más efecto, ya que no has desarrollado ninguna tolerancia.
- Para un joven relativamente inexperto en el mundo, este efecto inicial puede ser aún más poderoso, ya que crea el tipo de recuerdos profundamente positivos que pueden conducir a la adicción.

- También es en la adolescencia cuando sentamos las bases de muchos de nuestros hábitos, y el consumo de drogas o alcohol en la adolescencia es un fuerte predictor del consumo en la edad adulta.

Por lo tanto, una medida importante de reducción de daños es retrasar la experimentación, si no se puede evitar del todo. (Curiosamente, uno de los resultados más prometedores del experimento con la despenalización en Portugal ha sido la reducción del consumo de drogas entre los jóvenes de 15 a 19 años).[1]

HABLA CON TUS HIJOS SOBRE LAS DROGAS

A todos los padres les preocupa que sus hijos prueben las drogas. Yo mismo tengo cuatro hijos y sé de primera mano lo difícil que es encontrar un equilibrio entre mantenerlos a salvo y permitirles que empiecen a tomar decisiones por sí mismos a medida que crecen. La primera vez que hablé del tema con mi hijo mayor, él tenía trece años y ya sabía muchas cosas sobre las drogas a través de las películas y la televisión. En retrospectiva, ojalá hubiera empezado antes, porque ya tenía ideas erróneas sobre los beneficios y los riesgos. Es mucho más fácil contrarrestarlas si las conversaciones se han mantenido desde la infancia.

En muchos sentidos, probablemente fue más fácil para mí que para la mayoría de los padres. Como trabajo con drogas, mis hijos sabían que estaba bien informado y confiaban en que les decía la verdad. Por supuesto, es difícil saber si estas conversaciones influyeron en su comportamiento, porque no se trata de un experimento científico: ¡no se puede tener un caso de control en el que se deja a un niño sin ningún tipo de orientación! Afortunadamente, la información que les di apoyó su propia opinión de que la heroína y el crack eran muy peligrosos y, como resultado, ninguno de ellos ha experimentado con estas sustancias. Aunque hablar francamente de drogas con tus hijos no les impida experimentar con ellas, al menos entenderán mejor lo que están haciendo y sabrán que siempre pueden acudir a ti si tienen un problema.

Cada niño es diferente, y no hay una única forma de abordar el tema, pero a continuación te ofrecemos 11 puntos de partida para hablar con tus hijos sobre las drogas.

1. El alcohol y el tabaco son drogas

El principal temor de la mayoría de los padres es que sus hijos acaben siendo adictos a la heroína o al crack, y empiezan la conversación explicándoles los peligros de las drogas «duras». En el proceso, los niños a menudo pueden tener la impresión de que el alcohol y el tabaco no son realmente drogas, y no son peligrosos, cuando en muchos sentidos son incluso más perjudiciales que muchas sustancias ilegales, y fumar es altamente adictivo. Recuerda que la mitad de los fumadores habituales y un gran número de bebedores mueren de enfermedades causadas por su consumo de alcohol o tabaco,[2] y con el alcohol no hace falta ser un adicto para enfrentarse a riesgos considerables. Recuerda también la escalofriante estadística del capítulo 7: el alcohol es actualmente la principal causa de muerte entre los hombres menores de cincuenta años y la mayor carga de morbilidad entre los menores de veinticinco, especialmente en el mundo occidental.

No existe un «nivel seguro» de consumo de alcohol y tabaco,[3] aunque algunas personas beben y fuman de forma más segura que otras. La mayoría de nosotros hemos probado estas drogas, y muchos las consumimos con regularidad, sopesando los daños frente a los beneficios que creemos obtener de ellas. Parte de la toma de decisiones adultas sobre las drogas consiste en aprender a sopesar las cosas de este modo, y eso es lo que tenemos que enseñar a hacer a nuestros hijos.

2. Todas las drogas pueden causar tanto daño como placer

Cuando pruebas por primera vez una droga, nunca puedes estar seguro de cuáles serán sus efectos. Existe la posibilidad de que tengas una especie de «reacción alérgica» y una sola experiencia te cause verdaderos daños. Pero, incluso si has tomado una sustancia varias veces, con todas las drogas la actitud y el escenario (página 283) son tan importantes que nunca puedes predecir del todo cómo vas a reaccionar. Si consigues drogas en la calle, corres un riesgo añadido, pues no sabes lo fuerte que es o con qué se ha cortado (mezclado). Incluso las drogas menos nocivas según la escala de daños nunca son totalmente seguras; lo mejor que puedes hacer para protegerte informarte plenamente sobre los riesgos y tomar medidas para minimizarlos.

3. *Empieza a hablar con tus hijos sobre drogas desde una edad temprana, y prepárate para hablar con ellos sobre tu consumo de alcohol y tabaco.*

Lo ideal es que las conversaciones sobre drogas empiecen cuando los niños tienen seis o siete años, cuando empiezan a ser conscientes de que las drogas se utilizan y se habla de ellas en la televisión y en las películas. Debes estar preparado porque, posiblemente, ya tengan muchas ideas, tanto verdaderas como falsas, sobre cómo funcionan las drogas y lo que hacen. Debes convertirte en una fuente de información fiable para ellos, así acudirán a ti para resolver sus dudas. Si finges que beber y fumar son totalmente distintos a las sustancias ilegales, pronto se darán cuenta de que no es cierto y perderás credibilidad. Explica cómo sopesas los riesgos y los beneficios cuando piensas en cuánto beber o fumar, y en qué circunstancias crees que son apropiados determinados tipos de consumo.

4. *Evita las jeringuillas siempre*

La inyección es, con diferencia, la vía de consumo más arriesgada y debe evitarse siempre. Al inyectarse, los consumidores de drogas corren un riesgo muy alto de contraer infecciones y virus de transmisión sanguínea como el VIH y la hepatitis C, que son enfermedades que duran toda la vida y que, casi con toda seguridad, harán mucho más daño que la propia droga. La mayoría de las drogas pueden consumirse de otra forma, y si alguien realmente quiere experimentar con una droga, siempre es mejor utilizar otro método para introducirla en el cuerpo en lugar de inyectársela.

5. *No utilices disolventes*

La inhalación de disolventes, pegamento, butano u otros aerosoles mata aproximadamente a una persona a la semana.[4] Suelen matar al instante, al detener el corazón, y esto puede ocurrir la primera vez que se prueba la droga. Los disolventes son populares entre los adolescentes porque son el tipo de sustancia más fácil de conseguir, pero es muy peligroso experimentar con ellos, aunque solo sea una o dos veces. Asegúrate de que tus hijos sepan el daño que pueden hacer (véase el recuadro *Butano y otros disolventes* en la página 365).

6. *No tomes alcohol y drogas al mismo tiempo*

Mezclar alcohol con otras drogas hace que los efectos de ambas sustancias sean más imprevisibles. Hay dos razones para ello, una química y otra social:

- Químicamente, el alcohol crea a veces nuevos compuestos cuando se combina con otras drogas. Por ejemplo, el cocaetileno se produce al mezclar alcohol con cocaína y es más nocivo que cualquiera de las dos drogas por sí sola.[5]
- Tomar otro tipo de depresores u opioides combinados con alcohol también es peligroso, porque pueden deprimir la respiración hasta el punto de provocar la muerte. Debes tener especial cuidado de no tomar ketamina, GHB/GBL, heroína, metadona ni ningún otro opioide cuando estés borracho.
- El elemento social es que, cuando estás borracho, tu juicio disminuye y te hace ser menos cuidadoso con el resto de cosas que tomas.
- Puede que tomes la droga equivocada (como los dos chicos de Scunthorpe del capítulo 8 que, estando muy borrachos, querían probar la mefedrona pero tomaron metadona en su lugar).
- También puedes tomar una dosis mucho más alta de la que tomarías si estuvieras sobrio.
- Advierte a tus hijos sobre la importancia de separar el alcohol de otras sustancias. Es decir: ¡no mezcles alcohol y drogas!

7. *Los antecedentes penales pueden arruinar tu carrera*

Aunque no estés de acuerdo con las leyes sobre drogas, estás sujeto a ellas, y que te pillen en posesión de drogas puede meterte en muchos problemas. A veces la policía se limita a confiscar o ignorar pequeñas cantidades de drogas, sobre todo de cannabis, pero sigue siendo una lotería. Algunos policías siguen procesando a todos los que pillan, y cientos de miles de personas al año acaban con antecedentes penales o incluso van a la cárcel. Tener antecedentes penales cuando eres joven puede afectar gravemente a tu vida. Que te hayas librado muchas veces, no significa que no te vayan a pillar y procesar la próxima vez.

Si traficas con drogas, tienes más probabilidades de ser perseguido por la policía y los tribunales, y las penas son mucho más severas. Incluso pasar pequeñas cantidades a tus amigos se considera tráfico a los ojos de la ley, así que ten mucho cuidado al hacerlo. Vigila lo que dices en Internet, ya que podría utilizarse como prueba en tu contra. Nunca publiques fotos tuyas o de tus amigos consumiendo drogas ilegales.

8. Encuentra buenas fuentes de información

Por desgracia, hay muchísima desinformación sobre las drogas, tanto en Internet como en los medios de comunicación. Cualquier fuente que diga que «todas las drogas son malas» o, por el contrario, que «consumir drogas está bien» no es de fiar. La comunidad científica intenta mantener informada a la gente, pero puede resultar difícil, ya que la información se actualiza constantemente y todavía hay muchas incógnitas. Nuestro conocimiento de las drogas y el cerebro mejora constantemente, pero todavía hay muchas cosas que no sabemos sobre cómo afectan las drogas a las personas a nivel individual, y las nuevas drogas de diseño inevitablemente seguirán llegando a nuestras calles. Ya hemos visto con la mefedrona cómo los medios de comunicación pueden crear alarmismos que exageran los daños de una nueva droga. Perversamente, este tipo de alarmismo puede popularizar nuevos subidones legales y hacer que los jóvenes sean aún más escépticos sobre la información que leen en los periódicos. El peligro es que, cuando tus hijos descubran hasta qué punto los medios de comunicación exageran ciertos tipos de daños, recurrirán a fuentes aún menos fiables en Internet.

Intentamos contrarrestar esta situación en drugscience.org.uk, que contiene mucha información útil redactada en un estilo accesible que los adolescentes deberían poder entender sin dificultad. La mantendremos actualizada a medida que aparezcan nuevas sustancias. Este libro también es un recurso: si el contenido te ha parecido útil, anima a tus hijos a que lo lean también.

9. Si consumes drogas (incluidos el alcohol y el tabaco), explica claramente por qué lo haces

Hay muchas razones personales para consumir drogas: a veces es por puro placer, pero a menudo es para combatir el estrés y la ansiedad. Muchas personas consumen alcohol de esta forma, cuando sería mucho mejor acudir al médico de cabecera y ver si puede sugerir un fármaco terapéutico o un enfoque psicológico menos perjudicial y adictivo. La predilección por ciertas drogas puede ser un indicador precoz de problemas de salud mental: la predilección por el alcohol puede indicar un problema de ansiedad, o la predilección por el cannabis puede ser un indicador precoz de esquizofrenia. Alrededor de una cuarta parte de los varones alcohólicos padecen un trastorno de ansiedad no diagnosticado,[6] y podrían haber evitado dañar su cuerpo si hubieran tomado un ISRS (inhibidor selectivo de la recaptación de serotonina) en lugar de automedicarse con alcohol. Si estás tratando un problema de salud mental tomando alcohol o sustancias ilícitas, te harás mucho menos daño si lo sustituyes por fármacos menos adictivos y aprobados médicamente bajo la orientación de tu médico o psiquiatra. Si crees que tu hijo puede estar haciendo esto, intenta que se dirija a un especialista lo antes posible.

También hay razones sociales para consumir drogas, y existe mucha presión social para experimentar cuando todo el mundo lo hace. Esto no se limita a los jóvenes (los adultos abstemios a menudo se quejan de que sus compañeros pueden ser muy insistentes con las invitaciones a copas en el bar), pero los adolescentes son especialmente sensibles a la aprobación de sus compañeros y necesitan apoyo para tomar sus propias decisiones. Recuérdales que cada vez que consumen drogas arriesgan su propio cuerpo y que nadie debe tomar esa decisión por ellos. Ayúdalos a resistir la presión de sus compañeros animándolos a informarse sobre las drogas para que conozcan los riesgos a los que se exponen, en lugar de limitarse a confiar en la información de sus amigos, que pueden no ser conscientes de lo que se están haciendo a sí mismos.

10. Si tienes problemas con las drogas, busca ayuda rápidamente

Si llegas a depender física o psicológicamente de una droga, cuanto más tiempo sigas consumiéndola, más difícil le resultará a tu cerebro repararse cuando la dejes. Cuanto antes consigas ayuda, más fácil te resultará hacer frente a tu adicción. También es probable que tu dependencia te haga comportarte de forma diferente y dificulte tu relación con tus amigos y familiares, justo cuando más necesitarás su apoyo para luchar contra la enfermedad. Recibir tratamiento antes de que estas relaciones se rompan por completo garantizará que el tratamiento tenga muchas más probabilidades de funcionar.

Si crees que tu hijo está desarrollando un problema con las drogas, puede ser muy angustioso y difícil saber qué hacer. Puede resultar tentador intentar obligarlo a seguir un tratamiento, pero la naturaleza de la adicción implica que las intervenciones forzosas no suelen funcionar: a menos que las personas estén realmente motivadas para dejar las drogas, es probable que recaigan muy rápidamente. No hay respuestas fáciles, pero aquí van algunas sugerencias:

- En primer lugar, comparte con tu hijo tus sospechas y temores; edúcalo (quizá con el contenido de este libro) sobre los riesgos y perjuicios de las drogas.
- A continuación, pregúntale qué enfoque preferiría (porque sin su consentimiento puede ser difícil introducir cambios). Esto podría incluir conversaciones con amigos que consuman o suministren, profesores, médicos de cabecera y gente de la iglesia o de la comunidad a la que respeten.
- Muchos centros de salud tienen asesores que pueden ayudarlo o, si no, pueden remitirle a organismos locales que sí lo hagan. Si buscas en Internet, encontrarás un gran número de centros de tratamiento para consumidores de alcohol y drogas. Puede resultar difícil comparar todas estos centros, pero, en el Reino Unido, un buen punto de partida es el sitio web de la Agencia Nacional de Tratamiento,[7] y, en Estados Unidos, el sitio web del Consejo Nacional sobre Alcoholismo y Drogodependencia es una buena fuente de información.[8]
- Las sanciones de los padres, como el «castigo» o la retirada de la paga, pueden ser eficaces.
- Algunos padres optan por asustar a sus hijos para que abandonen el consumo de drogas denunciándolos a la policía. Se trata de una estrategia de alto riesgo: la policía puede verse obligada a emprender acciones judiciales, lo que puede dar lugar a unos antecedentes penales que pueden ser más perjudiciales para las perspectivas de tu hijo que el consumo de droga, y pueden dañar permanentemente su respeto y su confianza en ti.

11. Si consumes drogas, asegúrate de que no interfieren con tu rendimiento escolar

Experimentar con drogas puede ser realmente excitante, ¡y puede ser más divertido que ir a la escuela! Si vas a consumir drogas, es muy importante que mantengas estas partes de tu vida separadas. Asegúrate de que el tiempo que pasas consumiendo drogas no te impide hacer los deberes y de que estás en condiciones de escuchar y prestar atención en clase: no vayas habitualmente con resaca ni sigas durmiendo poco la noche antes. No lleves drogas al colegio, ni las consumas allí, ni trafiques en el recinto escolar: recuerda que el mero hecho de pasar pequeñas cantidades a tus amigos se considera tráfico. Incluso la posesión de drogas legales, como el alcohol, va en contra del código de conducta del centro y puede llevar a la suspensión o la expulsión. No todos los directores son tan liberales como el que castigó a David Cameron con un dictado en latín (página 324).

La escuela puede parecerte una pérdida de tiempo ahora, pero puedes perjudicar seriamente tus opciones de futuro si te retrasas en el trabajo y desperdicias tus oportunidades. Meterte en problemas en la escuela será probablemente el mayor efecto que las drogas tengan en tu vida.

Butano y otros disolventes

Para terminar, hemos incluido información sobre los disolventes en este capítulo porque los consumen sobre todo los jóvenes, y a menudo son la primera sustancia tóxica que prueban.

Los disolventes suelen ser objeto de abuso entre los adolescentes e incluso entre niños más pequeños[9] porque son el tipo de droga más fácil de conseguir para los jóvenes que aún no pueden comprar alcohol legalmente. Los disolventes son líquidos o gases y pueden tomarse de varias maneras. A veces se «esnifan», es decir, se pone un poco de la sustancia en una toalla o paño y se inhala; otras veces se inhalan directamente del recipiente; un tercer método es el «embolsado», es decir, echar la sustancia en una bolsa de papel o plástico e inhalarla. A veces, los aerosoles se pulverizan directamente en la nariz o la boca, lo que resulta especialmente peligroso. La duración del efecto depende de la sustancia: con algunas dura solo unos minutos y con otras más de una hora. Los efectos son bastante parecidos a los de una embriaguez repentina, con problemas de coordinación, letargo y dificultad para hablar, combinados con mareo y euforia.

Aunque el butano, el disolvente analizado por el panel de expertos de DrugScience según los 16 criterios de nocividad, no obtuvo una puntuación muy alta en general, es muy inseguro experimentar con este tipo de droga. Los consumidores de disolventes pueden asfixiarse si se desmayan mientras están sedados y se ahogan con su propio vómito; lo mismo puede ocurrir si no se quitan el paño o la bolsa de la cara y siguen inhalando la droga mientras están inconscientes. El consumo prolongado puede causar lesiones cerebrales, dañar el hígado y los riñones y provocar pérdida de audición y convulsiones o espasmos en las extremidades. Pero el principal peligro es el síndrome de muerte súbita por inhalación (SMSR), en el que una sola sesión provoca latidos irregulares del corazón, insuficiencia cardíaca y muerte. Más de la mitad de las muertes por disolventes se deben al SSDS, y una quinta parte de los fallecidos no tenían antecedentes de abuso de inhalantes. Esto la convierte en una droga extremadamente peligrosa con la que experimentar, aunque sea una o dos veces.

Muchos artículos domésticos comunes, como la pintura, el pegamento y los aerosoles, provocan una especie de efecto si se inhalan. En el Reino Unido, la única restricción a su venta es que los comerciantes no están autorizados a venderlos a personas de las que sospechen que puedan tener intención de abusar de ellos, ni a menores de dieciocho años. Es muy difícil impedir que los jóvenes tengan acceso a ellas; lo mejor que podemos hacer para proteger a los niños es explicarles los peligros y esperar que tomen decisiones sensatas que los mantengan a salvo.

NOTAS

Capítulo 1

[1] *Phone hacking oral answers to questions - Prime Minister, Tom Brake MP*, TheyWorkFor-You, URL-1, consultado el 27 de julio de 2019. Siga el enlace en URL-1 para ver la pregunta de Tom Brake en su contexto.

[2] David Nutt, *Estimating drug harms: a risky business?*, 10 de octubre de 2009, URL-2, consultado el 6 de agosto de 2019.

[3] URL-2.

[4] Nutt *et al.*, «Development of a rational scale to assess the harm of drugs of potential misuse», *The Lancet*, 2007.

[5] Ministerio del Interior, URL-177, consultado el 6 de agosto de 2019.

[6] Chairman Viscountess Runciman, *Drugs and the law: report of the independent inquiry into the Misuse of Drugs Act 1971*, 2000, URL-3, consultado el 6 de agosto de 2019.

[7] David Nutt *et al.*, «Drug harms in the UK: a multicriteria decision analysis», DrugScience, 1 de noviembre de 2010, URL-16, consultado el 6 de agosto de 2019.

[8] Alan Johnson, «Why Prof David Nutt was shown the door», *The Guardian*, 2 de noviembre de 2009, URL-4, consultado el 6 de agosto de 2019.

[9] David Nutt, «Penalties for drug use must reflect harm», *The Times*, URL-5, consultado el 2 de septiembre de 2019.

[10] Sam Lister, «Chief Medical Officer vows to press on with anti-alcohol campaign, despite No. 10 rebuff», 17 de marzo de 2009, URL-6, consultado el 6 de agosto de 2019.

[11] «Top doctor Sir Ian Gilmore calls for drugs law review», *BBC News*, 17 de agosto de 2010, URL-7, consultado el 6 de agosto de 2019.

Capítulo 2

[1] David Nutt, «Equasy: an overlooked addiction with implications for the current debate on drug harms», *Journal of Psychopharmacology* 23(1), 2009.

[2] Gardner, Raquel C., A. U. Burke, James F. *et al.*, «Traumatic brain injury in later life increases risk for Parkinson disease», *Annals of Neurology*, URL-319, consultado el 11 de septiembre de 2019.

[3] «CDC Study: More than 100,000 Horse-Related Injuries per Year», *The Horse*, 5 de junio de 2006,URL-320, consultado el 11 de septiembre de 2019.

[4] J. R. Silver y J. M. Lloyd Parry, «Hazards of horse-riding as a popular sport», *Br J Sp Med* 25(2), 1991.

[5] Supongamos 200 000 jinetes, cada uno de los cuales monta 10 veces al año durante una hora cada vez, por ejemplo.

[6] Edward Malnick, «Royal polo coach Carlos Gracida dies in accident», 26 de febrero de 2014, URL-183, consultado el 6 de agosto de 2019.

[7] *MDMA (ecstasy): a review of its harms and classification under the Misuse of Drugs Act 1971*, ACMD, febrero de 2008, URL-8, consultado el 6 de agosto de 2019.

[8] *Ibid.*

[9] *Ibid.*

[10] Melanie Reid, «Horse sense», *The Times*, 12 de marzo de 2011.

[11] *MDMA (ecstasy): a review of its harms and classification under the Misuse of Drugs Act 1971*, ACMD, febrero de 2008, URL-8, consultado el 6 de agosto de 2019.

[12] Una enfermedad aguda es una enfermedad de aparición rápida, corta duración o ambas. (Mientras que en el habla normal *agudo* suele significar «grave», en el sentido médico se puede tener una afección que sea aguda pero no grave). *Crónico* es lo contrario de agudo, es decir, una afección que dura mucho tiempo. (De nuevo, se puede tener una enfermedad crónica pero no grave).

[13] David Nutt, «Equasy: an overlooked addiction with implications for the current debate on drug harms», *Journal of Psychopharmacology* 23(1), 2009.

[14] «Drugs adviser criticised by Smith», *BBC News*, 9 de febrero de 2009, URL-259, consultado el 6 de agosto de 2019.

[15] Torsten Passie, «The early use of MDMA (Ecstasy) in psychotherapy», 11 de abril de 2018, URL-184, consultado el 8 de agosto de 2019.

[16] «Drugs drive politicians out of their minds», *New Scientist*, 11 de febrero de 2009, URL-9, consultado el 6 de agosto de 2019.

[17] *MDMA (ecstasy): a review of its harms and classification under the Misuse of Drugs Act 1971*, ACMD, febrero de 2008, URL-8, consultado el 6 de agosto de 2019.

[18] AC Parrott *et al.*, «Dancing hot on ecstasy: physical activity and thermal comfort ratings are associated with the memory and other psychobiological problems reported by recreational MDMA users», *Human Psychopharmacology: Clinical and Experimental* 21: 285-98, 2006.

[19] G. Rogers *et al.*, «The harmful health effects of recreational ecstasy: a systematic review of observational evidence», *Health Technology Assessment*, enero de 2009.

[20] *MDMA (ecstasy): a review of its harms and classification under the Misuse of Drugs Act 1971*, ACMD, febrero de 2008, URL-8, consultado el 6 de agosto de 2019.

[21] Peter Hook, *The hacienda: how not to run a club*, Simon & Schuster Ltd, 2009.

[22] *Powers in relation to raves*, Criminal Justice and Public Order Act, 1994, URL-10, consultado el 6 de agosto de 2019.

23 Ruth Weissenborn y David J. Nutt, «Popular intoxicants: what lessons can be learned from the last 40 years of alcohol and cannabis regulation?», *Journal of Psychopharmacology*, 17 de septiembre de 2011. Fuentes: British Beer and Pub Association Statistical Handbook 2008; Institute of Alcohol Studies Factsheet Trends in the affordability of alcohol in the UK, 2008.

24 Alasdair J. M. Forsyth, «Distorted? a quantitative exploration of drug fatality reports in the popular press», *International Journal of Drug Policy* 12, 2001.

25 George Ricaurte, «Severe dopaminergic neurotoxicity in primates after a common recreational dose regimen of MDMA», *Science*, 26 de septiembre de 2002.

26 *RAVE Act*, US Senate, 2003, URL-13, consultado el 6 de agosto de 2019. De hecho, la Ley RAVE original como tal nunca llegó a aprobarse, pero la Ley contra la Proliferación de Drogas Ilícitas, que incorporaba gran parte de la Ley RAVE original, se promulgó en abril de 2003 y a veces se sigue llamando informalmente Ley RAVE.

27 George Ricaurte, «Retraction: Severe dopaminergic neurotoxicity in primates after a common recreational dose regimen of MDMA», *Science*, 12 de septiembre de 2003.

28 *MDMA (ecstasy): a review of its harms and classification under the Misuse of Drugs Act 1971*, ACMD, febrero de 2008, URL-8, consultado el 6 de agosto de 2019.

29 *House of commons minutes of evidence, taken before Science and Technology Committee*, UK Parliament, 2006, URL-160, consultado el 6 de agosto de 2019.

30 David Spiegelhalter, «Cambridge ideas - Professor Risk», 10 de diciembre de 2009, URL-11, consultado el 6 de agosto de 2019.

31 Mike Trace, «Drugs policy - lessons learnt and options for the future», 23 de febrero de 2011, URL-12, consultado el 6 de agosto de 2019.

32 «Innocent club owners, young people vulnerable under rapidly moving "Rave" Bill», *Drug Policy Alliance*, 10 de julio de 2002, URL-14, consultado el 6 de agosto de 2019.

33 *Recent findings on the economic impacts of substance abuse*, Henrick Harwood, presentado a la American Psychological Association, Science Leadership Conference, 23 de octubre de 2011. URL-338, consultado el 4 de septiembre de 2019. Las cifras sobre opioides proceden de ed-topics/trends-statistics.

34 *Race horse death watch*, URL-15, consultado el 6 de agosto de 2019.

35 La Figura 2.4 muestra la estructura química de ambos.

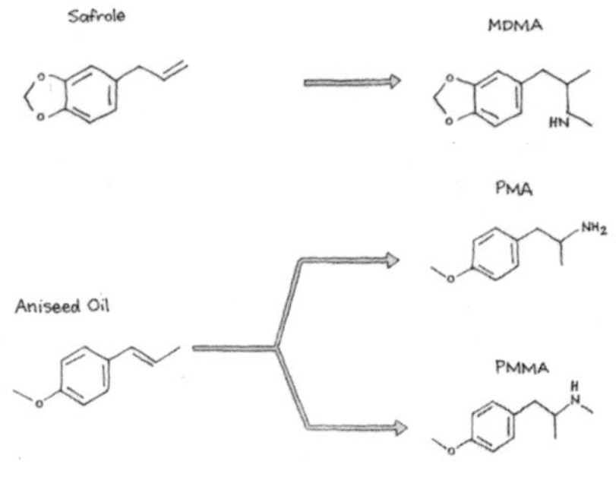

Figura 2.4: Las estructuras químicas del safrol y del aceite de anís son similares. La MDMA se produce a partir del safrol, mientras que la PMA y la PMMA se producen a partir del aceite de anís.

[36] *Deaths related to drug poisoning in England and Wales: 2017 registrations*, UK Office for National Statistics, 6 de agosto de 2018, URL-185, consultado el 6 de agosto de 2019.

[37] H. U. Wittchen y F. Jacobi *et al.*, «The size and burden of mental disorders and other disorders of the brain in Europe 2010», *European Neuropsychopharmacology* 21: 655- 679, 2011, URL-164, consultado el 8 de agosto de 2019.

[38] Charles W. Hoge *et al.*, «Combat duty in Iraq and Afghanistan, mental health problems, and barriers to care», *The New England Journal of Medicine* 351, 2004.

[39] Michael Mithoefer *et al.*, «The safety and efficacy of 3,4-metilenedioximetan-fetamina-assisted psychotherapy in subjects with chronic, treatment-resistant post-traumatic stress disorder: the first randomized controlled pilot study», *Journal of Psychopharmacology* 25(4): 439-452, 2010.

[40] *Drugs Live The Ecstasy Experiment*, URL-268, consultado el 21 de agosto de 2019.

[41] Carhart-Harris *et al.*, «The effect of acutely administered MDMA on subjective and BOLD-fMRI responses to favourite and worst autobiographical memories», *Int J of Neuropsychopharmacology*, 2013, URL-186, consultado el 8 de agosto de 2019.

[42] B. Sessa y D. Nutt, «Making a medicine out of MDMA», *Brit J Psychiatry*, 2015, doi: 10.1192/bjp.bp.114.152751, URL-188, consultado el 8 de agosto de 2019.

Capítulo 3

[1] David Nutt, «The role and basis of drug laws», *Prometheus*, 2010.

[2] David Nutt, «Estimating drug harms: a risky business?», 10 de octubre de 2009, URL-2, consultado el 6 de agosto de 2019.

[3] Nutt *et al.*, «Development of a rational scale to assess the harm of drugs of potential misuse», *The Lancet*, 2007.

[4] David Nutt *et al.*, «Drug harms in the UK: a multicriteria decision analysis», *DrugScience*, 1 de noviembre de 2010, URL-16, consultado el 6 de agosto de 2019.

[5] *Consideration of the use of Multi-Criteria Decision Analysis in drug harm decision making*, ACMD, 28 de julio de 2010, URL-17, consultado el 6 de agosto de 2019.

[6] No tuvimos en cuenta los delitos directamente relacionados con la producción, el suministro y la posesión de sustancias controladas en virtud de la Ley sobre el Uso Indebido de Drogas en este criterio, ni en ninguna parte de nuestro análisis. Dado que parte de nuestro objetivo era hacer una comparación directa entre sustancias legales e ilegales, se consideró que incluir los daños derivados directamente de la situación legal sesgaría el cálculo con la lógica circular de Jacqui Smith que esbozamos en el capítulo 2, es decir, que porque sea delito producir, suministrar o poseer una sustancia, esta debe ser más perjudicial que una droga que pueda obtenerse legalmente.

[7] Véase URL-182 para una descripción de las conferencias de decisión.

[8] Larry Phillips, *Committee on radioactive waste management public lecture*, URL-18, consultado el 2 de septiembre de 2019, un pódcast muy informativo e interesante sobre el trabajo de Larry en la consulta, con las diapositivas también disponibles para descargar.

[9] Nutt *et al.*, Véase «Development of a rational scale to assess the harm of drugs of potential misuse», *The Lancet*, 2007, para más detalles sobre cómo se define.

[10] Y. Mu, *Improving data input in the MCDA model based on evidence*, MSc Thesis LSE, 2010.

[11] David Nutt *et al.*, «Drug harms in the UK: a multicriteria decision analysis», *DrugScience*, 1 de noviembre de 2010, URL-16, consultado el 6 de agosto de 2019.

[12] Véase la nota anterior.

[13] Stephen Glover, «Why does't this dangerous man come clean and admit he wants to legalise drugs?», *The Daily Mail*, 3 de noviembre de 2010, URL-19, consultado el 6 de agosto de 2019.

[14] «Alcohol more harmful than heroin says Prof David Nutt», *BBC News*, Nov 1st 2010, URL-20, accessed August 6th 2019.

[15] J. van Amsterdam *et al.*, «European rating of drug harms», *Journal of Psychopharmacology*, 2015.

[16] Jones A. A. *et al.*, «Personalized risk assessment of drug-related harm is associated with health outcomes», *PLOS1*, 2013, doi: 10.1371/journal.pone.0079754

[17] Por primera vez se puntuaron los cannabinoides sintéticos y los fentanilos, que también obtuvieron una puntuación alta. *J Psychopharmacol* 33(7): 759-768, julio de 2019. doi:10.1177/0269881119841569.

[18] Jones A. A. *et al.*, «Personalized risk assessment of drug-related harm is associated with health outcomes», *PLOS1*, 2013, doi: 10.1371/journal.pone.0079754

[19] J. van Amsterdam *et al.*, «Personalized risk assessment of drug-related harm is associated with health outcomes», *Regul Toxicol Pharmacol*, 2015, doi: 10.1016/j.yrtph.2015.09.014

[20] Celia Morgan y Valeria Curran, «Ketamine: a scientific review», *DrugScience*, 15 de septiembre de 2010.

[21] *Report on ketamine*, ACMD Technical Committee, primavera de 2004, URL-21, consultado el 6 de agosto de 2019.

[22] I. Singh *et al.*, «Ketamine treatment for depression: opportunities for clinical innovation and ethical foresight», *Lancet Psychiatry*, 2017, doi: 10.1016/S22150366(17)30102-5

CAPÍTULO 4

[1] Lecturas recomendadas sobre neurotransmisores: Roni Shiloh *et al.*, *The atlas of psychiatric pharmacotherapy*, Taylor & Francis, 2006.

[2] *Opioid Data Analysis and Resources. Drug Overdose.* Centro de Lesiones de los CDC. Centros para el Control y la Prevención de Enfermedades (CDC). (Fue el fentanilo lo que mató a Prince, «Why the Pain Drug That Killed Prince Can Be Especially Dangerous», *Scientific American*, 6 de junio de 2016, URL-278, consultado el 29 de agosto de 2019).

[3] «Propofol: the Drug that Killed Michael Jackson», *Harvard Health*, 7 de noviembre de 2011, URL-281, consultado el 29 de agosto de 2019.

[4] Mike Jay, *High society*, Thames & Hudson, 2010.

[5] E. J. Kyzar, C. D. Nichols *et al.*, «Psychedelic drugs in Biomedicine», *Trends Pharmacol Sci.* 38(11): 992-1005, noviembre de 2017. Epub 2017 Sep 22. URL-322.

[6] S. E. Hemby *et al.*, «Differences in extracellular dopamine concentrations in the nucleus accumbens during response-dependent and response-independent cocaine administration in the rat», *Psychopharmacology* (Berlín) 133(1), 1997.

[7] Alan Forsberg, «The wonders of the coca leaf», URL-23, consultado el 4 de septiembre de 2019.

[8] Sara Hitchman y Geoffrey Fong, «Gender empowerment and female-to-male smoking prevalence ratios», *Boletín de la Organización Mundial de la Salud*, 5 de enero de 2011, URL-24, consultado el 6 de agosto de 2019.

[9] Ley de libertad religiosa de los indios americanos, Servicio de Parques Nacionales, URL-25, 1996

[10] David Nutt *et al.*, «Evidence-based guidelines for management of attention-deficit/hyperactivity disorder in adolescents in transition to adult services and in adults: recommendations from the British Association for Psychopharmacology», *Journal of Psychopharmacology* 21, 2007.

[11] Joseph Winter (ed.), *Tobacco use by Native Americans: sacred smoke and silent killer*, University of Oklahoma Press, 2000.

Capítulo 5

[1] Ernest Abel, *Marijuana: the first twelve thousand years*, Plenum Press, 1980. El decreto estipulaba que «por cada 60 acres de tierra cultivable que poseyera un agricultor, debía sembrarse un cuarto de acre con cáñamo».

[2] William Stanwix y Alex Sparrow, *The Hempcrete Book - Designing and building with hemplime*, Green Books, Cambridge, URL-262.

[3] Leslie I. Iverson, *The Science of Marijuana*, Oxford University Press, 2000.

[4] C. J. Morgan y H. V. Curran, «Effects of cannabidiol on schizophrenia-like symptoms in people who use cannabis», *Br J Psychiatry*, 2008, doi: 10.1192/bjp.bp.107.046649. C. J. Morgan *et al.*, «Impact of cannabidiol on the acute memory and psychotomimetic effects of smoked cannabis: naturalistic study: naturalistic study [corrected]», *Br J Psychiatry*, 2010 Oct, doi: 10.1192/bjp.bp.110.077503. Fe de erratas en: *Br J Psychiatry*, noviembre de 2010.

[5] Leslie I. Iverson, *The Science of Marijuana*, Oxford University Press, 2000.

[6] *Science and technology - ninth report*, House of Lords Select Committee, 4 de noviembre de 1998, URL-26, consultado el 6 de agosto de 2019.

[7] J. R. Reynolds, «On the therapeutic uses and toxic effects of cannabis indica», *The Lancet*, marzo de 1890.

[8] *Charlotte's web (cannabis)*, Wikipedia, URL-190, consultado el 29 de agosto de 2019.

[9] *Charlotte's web (cannabis)*, Wikipedia, URL-190, consultado el 10 de agosto de 2019.

[10] D. J. Nutt, «Why medical cannabis is still out of patients' reach», *BMJ*, URL-339 (o URL-191), consultado el 10 de agosto de 2019.

[11] *The effects of cannabis use on creativity*, The Beckley Foundation Research Projects, 2010, URL-27, consultado el 6 de agosto de 2019.

[12] *Highlights from the collection*, URL-266, consultado el 1 de agosto de 2019.

[13] David Nutt *et al.*, «Drug harms in the UK: a multicriteria decision analysis», *DrugScience*, 1 de noviembre de 2010, URL-16, consultado el 6 de agosto de 2019.

[14] Michael Rawlins *et al.*, *ACMD: cannabis classification and public health*, ACMD, 2008, URL-161, consultado el 6 de agosto de 2019.

[15] D. A. Gorelick *et al.*, «Antagonist-elicited cannabis withdrawal in humans», *Journal Clinical Psychopharmacology* 31(5), 2011.

[16] Michael Rawlins *et al.*, *ACMD: cannabis classification and public health*, ACMD, 2008, URL-161, consultado el 6 de agosto de 2019.

[17] *Ibid.*

[18] B. Ramanauskas, *Potential savings from the legalisation of cannabis*, TaxPayers' Alliance, mayo de 2018, URL-282, consultado el 29 de agosto de 2019.

[19] «Legal marijuana cuts violence says US study, as medical-use laws see crime fall», *The Guardian*, 14 de enero de 2018, URL-283, consultado el 29 de agosto de 2019.

[20] *Cannabis en Uruguay*, Wikipedia, URL-192, consultado el 6 de agosto de 2019.

[21] Leslie I. Iverson, *The science of marijuana*, Oxford University Press, 2000.

[22] Michael Rawlins *et al.*, *ACMD: cannabis classification and public health*, ACMD, 2008, URL-161, consultado el 6 de agosto de 2019.

[23] M. B. Wall *et al.*, «Dissociable effects of cannabis with and without cannabidiol on the human brain's resting-state functional connectivity», *Journal of Psychopharmacology*, 2019, URL-193, consultado el 10 de agosto de 2019.

[24] Channel 4, *Drugs Live: Cannabis on Trial*, 20 de febrero de 2015 URL-267.

[25] PopMatters, *Smoke Signals: A Social History of Marijuana*, 29 de agosto de 2013. URL-284.

[26] Sean Blanchard y Matthew J. Atha, *Indian hemp and the dope fiends of Old England: a sociopolitical history of cannabis and the British Empire 1840-1928*, 1994, URL-28, consultado el 6 de agosto de 2019.

[27] *Indian hemp drugs commission report in 1894*, Indian Hemp Drugs Commission, disponible en línea en el sitio web Medical History of British India, URL-29, consultado el 6 de agosto de 2019.

[28] Sean Blanchard y Matthew J. Atha, *Indian hemp and the dope fiends of Old England: a sociopolitical history of cannabis and the British Empire 1840-1928*, 1994, URL-28, consultado el 6 de agosto de 2019.

[29] Paul M Ghalinger, *Illegal drugs: a complete guide to their history, chemistry, use and abuse*, Plume, 2003

[30] Hari J., *Chasing the scream: the first and last days of the war on drugs*, Bloomsbury, 2015.

[31] Wikipedia. *Marihuana_Tax_Act_of_1937#cite_note-8* URL-285.

[32] «Better late than never? After 82 years the WHO reviews cannabis!», *DrugScience*, URL-194, consultado el 6 de agosto de 2019.

[33] DrugScience, *Cannabis report for 38th Expert Committee meeting 2016*, URL-341, consultado el 6 de septiembre de 2019.

[34] *Necessity or nastiness? The hidden law denying cannabis for medicinal use*, David Nutt, 13 de diciembre de 2010, URL-30, consultado el 6 de agosto de 2019.

[35] *Science and technology - ninth report*, House of Lords Select Committee, 4 de noviembre de 1998, URL-26, consultado el 6 de agosto de 2019.

[36] *Police recorded possession of drugs offences in England and Wales from 2004/05 to 2017/18*, Statista Research Department, URL-197, consultado el 6 de agosto de 2019.

[37] *Ibid*.

[38] David Nutt, «Necessity or nastiness? The hidden law denying cannabis for medicinal use», 13 de diciembre de 2010, URL-30, consultado el 6 de agosto de 2019.

[39] *A framework for a regulated market for cannabis in the UK: Recommendations from an expert panel*, Liberal Democrats, URL-195.

[40] D. J. Nutt, «Medical cannabis: time for a comeback?», *The Pharmaceutical Journal*, 2014, URL-196, consultado el 10 de agosto de 2019.

[41] Wikipedia. *Hemp_Farming_Act_of_2018*, URL-286, consultada el 5 de septiembre de 2019.

[42] Vote Hemp: «Vote Hemp es una organización de base sin fines de lucro con sede en Washington, que trabaja desde el año 2000 para traer de vuelta el cultivo de cáñamo en los Estados Unidos. Nos dedicamos a un mercado libre para los productos de cáñamo y a cambios en las leyes estatales y federales para permitir que los agricultores estadounidenses vuelvan a cultivar este cultivo». URL-340 consultada el 5 de septiembre de 2019.

[43] McGuire *et al.*, «Cannabidiol as an adjunctive treatment for schizophrenia», *American J of Psychiatry*, 2018, doi: 10.1176/appi.ajp.2017.17030325

[44] *Scientists identify 35 genes associated with cannabis use*, Universidad de Radboud, URL-198, consultado el 6 de agosto de 2019.

[45] Matthew Hickman *et al.*, «Cannabis and schizophrenia: model projections of the impact of the rise in cannabis use on historical and future trends in schizophrenia in England and Wales», *Addiction* 102, 2007, URL-175, consultado el 8 de agosto de 2019. Fuente: Encuesta OCJS.

[46] M. Frisher *et al.*, «Assessing the impact of cannabis use on trends in diagnosed schizophrenia in the United Kingdom from 1996 to 2005», *Schizophr Res* 113: 123-128, 2009. Ruth Weissenborn y David J. Nutt, «And Popular intoxicants: what lessons can be learned from the last 40 years of alcohol and cannabis regulation?», *Journal of Psychopharmacology*, 17 de septiembre de 2011.

[47] Michael Rawlins *et al.*, *ACMD: cannabis classification and public health*, ACMD, 2008, URL-161, consultado el 6 de agosto de 2019.

[48] M. Di Forti *et al.*, «Proportion of patients in south London with first-episode psychosis attributable to use of high potency cannabis: A case-control study», *The Lancet Psychiatry*, 2015, URL-199, consultado el 6 de agosto de 2019. Y *«Skunk-like» cannabis associated with 24% of new psychosis cases*, King's College London, URL-200, 6 de agosto de 2019.

[49] M. Frisher *et al.*, «Assessing the impact of cannabis use on trends in diagnosed schizophrenia in the United Kingdom from 1996 to 2005», *Schizophr. Res.*, 2009,

doi:10.1016/j.schres.2009.05.031. (En la Figura 5.6, los datos sobre el cannabis se han tomado directamente de la Figura 5.5).

[50] A. W. Zuardi, R. A. Cosme, F. G. Graeff y F. S. Guimarães, «Effects of ipsapirone and cannabidiol on human experimental anxiety», *Journal of Psychopharmacology*, 2016 7:1_suppl, 82-88. URL-287. Consultado el 5 de septiembre de 2019.

[51] *Anandamida*, Wikipedia, URL-201, consultado el 6 de agosto de 2019.

[52] Yasemin Saplakoglu, *This woman doesn't feel pain. A tiny mutation may be to thank*, URL-202, consultado el 6 de agosto de 2019.

Capítulo 6

[1] Estos cannabinoides sintéticos se denominan agonistas completos del receptor, mientras que el D9-THC es solo un agonista parcial. Esta actividad del receptor explica por qué algunas personas utilizan los términos SCRA (agonistas sintéticos del receptor del cannabis) para referirse a los cannabinoides sintéticos.

[2] *ACMD report on the major cannabinoid agonists*, ACMD, URL-203, consultado el 6 de agosto de 2019.

[3] *ACMD: further consideration of the synthetic cannabinoids*, ACMD, URL-204, consultado el 6 de agosto de 2019.

[4] Charles Hymas, «Zombie drug Spice linked to trebling of *non-natural* prisoner deaths», URL205, consultado el 6 de agosto de 2019

[5] Jennifer Williams y Steve Robson, «Summer 2018 and people are still slumped in Piccadilly Gardens frozen by spice. This is not okay», URL-206, consultado el 6 de agosto de 2019.

[6] «Hundreds of prison staff caught smuggling banned items», *BBC News*, URL-207, consultado el 6 de agosto de 2019.

[7] Charles Hymas, «Drug-filled dead rats tossed into prison grounds to capitalise on lucrative Spice market», URL-208, consultado el 6 de agosto de 2019.

[8] *Rimonabant*, Wikipedia, URL-209, 6 de agosto de 2019.

Capítulo 7

[1] NHS Digital, *Statistics on Alcohol, England, 2018 [PAS]* URL-288 consultado el 6 de septiembre de 2019.

[2] Hasta 40 000 muertes relacionadas con el alcohol, incluidas 350 solo por intoxicación etílica aguda y 8000 por cirrosis hepática. Más de un millón de ingresos hospitalarios relacionados con el alcohol en 2017 (incluidos varios miles de menores de 16 años), lo que supone el 7 % de todos los ingresos hospitalarios, con un coste para el servicio sanitario del Reino Unido de 3300 millones de libras. *Alcohol: first report of session 2009-10*, House of Commons Health Committee, 10 de diciembre de 2009, URL-162. Véase también Public Health England, *Local Alcohol Profiles for England*, URL-289, consultado el 6 de septiembre de 2019. Véase también URL-288.

[3] Liam Donaldson, *Chief Medical Officer 150th annual report*, 2008.

[4] *Alcohol: first report of session 2009-10*, House of Commons Health Committee, 10 de diciembre de 2009, URL-162, consultado el 6 de agosto de 2019.

[5] «Alcohol deaths in England at record high after 6 per cent rise in a year, NHS data shows», *The Independent*, 5 de febrero de 2019, URL-291 consultada el 6 de septiembre de 2019.

[6] *Alcohol: first report of session 2009-10*, House of Commons Health Committee, 10 de diciembre de 2009, URL-162, consultado el 6 de agosto de 2019.

[7] *Swept under the carpet: children affected by parental alcohol misuse*, Alcohol Concern y The Children's Society, octubre de 2010, URL-35, consultado el 6 de agosto de 2019.

[8] *Alcohol: first report of session 2009-10*, House of Commons Health Committee, 10 de diciembre de 2009, URL-162, consultado el 6 de agosto de 2019.

[9] *Swept under the carpet: children affected by parental alcohol misuse*, Alcohol Concern y The Children's Society, octubre de 2010, URL-35, consultado el 6 de agosto de 2019.

[10] *Alcohol: first report of session 2009-10*, Comité de Salud de la Cámara de los Comunes, 10 de diciembre de 2009, URL-162, consultado el 6 de agosto de 2019.

[11] Fiona M. Gore *et al.*, «Global burden of disease in young people aged 10-24 years: a systematic analysis», *The Lancet*, junio de 2011, URL-163, consultado el 8 de agosto de 2019.

[12] *Alcohol and public health: alcohol-related disease impact (ARDI)*, CDCP, 2013, URL-210, consultado el 6 de agosto de 2019.

[13] Fiona M. Gore *et al.*, «Global burden of disease in young people aged 10-24 years: a systematic analysis», *The Lancet*, junio de 2011, URL-163, consultado el 8 de agosto de 2019.

[14] *The size and burden of mental disorders and other disorders of the brain in Europe 2010*, ECNP/EBC Report, 2011, URL-164, consultado el 8 de agosto de 2019.

[15] Venkataraman y Nutt, «A tale of two moralities: politicians, doctors, use of addictive substances and lobbying», *Drug Science, Policy and Law*, 2018, URL-211, consultado el 6 de agosto de 2019.

[16] *The size and burden of mental disorders and other disorders of the brain in Europe 2010*, ECNP/EBC Report 2011, URL-164, consultado el 8 de agosto de 2019.

[17] *Alcohol: first report of session 2009-10*, House of Commons Health Committee, 10 de diciembre de 2009, URL-162, consultado el 6 de agosto de 2019.

[18] *The seven key messages of the alcohol industry*, European Centre for Monitoring Alcohol Marketing (EUCAM), 2011, URL-39, consultado el 3 de agosto de 2019.

[19] Thomas Babor *et al.*, *Alcohol: no ordinary commodity*, Oxford University Press, 2003.

[20] Meredith Wadman, «NIH pulls the plug on controversial alcohol trial», URL-212, consultado el 6 de agosto de 2019.

[21] I. Y. Millwood *et al.*, «Conventional and genetic evidence on alcohol and vascular disease aetiology: a prospective study of 500 000 men and women in China», *The Lancet*, URL-213, consultado el 6 de agosto de 2019.

[22] David Nutt, «There is no such thing as a safe level of alcohol consumption», 7 de marzo de 2011, URL-36, consultado el 6 de agosto de 2019.

[23] Thomas Babor *et al.*, *Alcohol: no ordinary commodity*, Oxford University Press, 2003.

[24] A. S. Attwood *et al.*, «Effects of acute alcohol consumption on processing of perceptual cues of emotional expression», *Journal of Psychopharmacology* 23(1), 2009.

[25] David Nutt, «David Nutt: I am not a prohibitionist», 5 de noviembre de 2010, URL-37, consultado el 6 de agosto de 2019.

[26] *Mortality rates rising for gens X and Y, too: reduced US life expectancy is not just the baby boomers*, Duke University, URL-214, consultado el 6 de agosto de 2019.

[27] Nicola Carruthers, «Low- and no-alcohol category *poorly served*», URL-215, consultado el 6 de agosto de 2019.

[28] *Alcohol-attributable fractions for England*. Centre for Public Health, Liverpool John Moores University, URL-342, consultado el 6 de agosto de 2019.

[29] *Statistics on alcohol: England 2010*, NHS Information Centre, 2010, URL-38, consultado el 6 de agosto de 2019.

[30] *Alcohol: first report of session 2009-10*, House of Commons Health Committee, 10 de diciembre de 2009, URL-162, consultado el 6 de agosto de 2019.

[31] *The seven key messages of the alcohol industry*, European Centre for Monitoring Alcohol Marketing, 2011, URL-39, consultado el 3 de agosto de 2019. Institute of Alcohol Studies Marketing and Alcohol URL-292, consultado el 6 de septiembre de 2019.

[32] *Under the influence: the damaging effect of alcohol marketing on young people*, British Medical Association, septiembre de 2009, URL-40, consultado el 6 de agosto de 2019.

[33] Jeremy Berke, «There's an alliance fighting to keep marijuana illegal», URL-216, consultado el 6 de agosto de 2019.

[34] Uday Sampath Kumar y Nichola Saminather, «Corona owner invests another $4 billion in cannabis producer Canopy», URL-217, consultado el 6 de agosto de 2019.

[35] *Alcohol: first report of session 2009-10*, House of Commons Health Committee, 10 de diciembre de 2009, URL-162, consultado el 6 de agosto de 2019.

[36] *Ibid.*

[37] J. Rehm *et al.*, «The Tangible Common Denominator of Substance Use Disorders: A Reply to Commentaries to Rehm *et al.* (2013a)», *Alcohol and Alcoholism*, 2014.

[38] Harry G. Levine y Craig Reinarman, «Alcohol prohibition and drug prohibition: lessons from alcohol policy for drug policy», 2004, URL-41, consultado el 6 de agosto de 2019.

[39] David J. Nutt y Jürgen Rehm, «Doing it by numbers: A simple approach to reducing the harms of alcohol», *Journal of Psychopharmacology*, 7 de enero de 2014. URL-343, consultado el 6 de agosto de 2019.

[40] *Alcohol: first report of session 2009-10*, House of Commons Health Committee, 10 de diciembre de 2009, URL-162, consultado el 6 de agosto de 2019.

[41] «Cough up: balancing tobacco income and costs in society», *Policy Exchange*, 18 de marzo de 2010, URL-42, consultado el 6 de agosto de 2019.

[42] Daniel Boffey, «Andrew Lansley forced to make u-turn on public health campaign cuts», 28 de mayo de 2011, URL-43, consultado el 6 de agosto de 2019.

[43] *Alcohol: first report of session 2009-10*, House of Commons Health Committee, 10 de diciembre de 2009, URL-162, consultado el 6 de agosto de 2019.

[44] Paul Myles, «Teaching the tricks of the liquor trade», 19 de enero de 2011, URL-44, consultado el 6 de agosto de 2019.

[45] J. Chick y D. J. Nutt, «Substitution therapy for alcoholism: time for a reappraisal?», *Journal of Psychopharmacology*, 8 de julio de 2011, URL-165, consultado el 8 de agosto de 2019.

[46] C. F. Durant *et al.*, «GABA-B receptor function in alcohol dependence: insights from pharmacokinetic and pharmacodynamic measures», *Front Psychiatry*, 2018, doi: 10.3389/fpsyt.2018.00664

[47] Amelia Hill, «Student pub crawls face ban amid backlash over drunken disorder», *The Guardian*, 8 de noviembre de 2009, URL-45, consultado el 6 de agosto de 2019.

[48] Stan Schroeder, «All new cars in the EU could have speed limiters and breathalyzers as of 2022», URL-218, consultado el 6 de agosto de 2019.

[49] *Drinking and driving*, Institute of Alcohol Studies Fact Sheet, 19 de octubre de 2010, URL-46, consultado el 6 de agosto de 2019.

[50] «Minimum drinking age of 21 cuts road deaths», *Reuters*, 1 de julio de 2008, URL-47, consultado el 6 de agosto de 2019.

[51] *Alcarelle: seeking a responsible alternative to alcohol*, Alcarelle, URL-219, consultado el 29 de julio de 2019.

[52] A. Venkataraman y D. J. Nutt, «A tale of two moralities: Politicians, doctors, use of addictive substances and lobbying», *Drug Science, Policy and Law*, 2018, URL-211, consultado el 6 de agosto de 2019.

[53] *Alcohol: first report of session 2009-10*, House of Commons Health Committee, 10 de diciembre de 2009, URL-162, consultado el 6 de agosto de 2019-122 UK alcohol deaths www.alcohollearningcentre. org.uk

CAPÍTULO 8

[1] «Teenagers' deaths not caused by mephedrone», *BBC News*, 28 de mayo de 2010, URL-48, consultado el 6 de agosto de 2019.

[2] Andy Bloxham, «Teenager's death latest linked to mephedrone», 30 de marzo de 2010, URL-49, consultado el 6 de agosto de 2019.

[3] Lulu Sinclair, «Police rule out *legal high* link to death», URL-50, consultado el 2 de septiembre de 2019.

[4] Vince Soodin, «Legal drug teen ripped his scrotum off», URL-51, consultado el 2 de septiembre de 2019.

[5] Nic Fleming, «Mephedrone: the anatomy of a drug media scare», 5 de abril de 2010, URL-52, consultado el 6 de agosto de 2019.

[6] A. J. M. Forsyth, «Virtually a drug scare: mephedrone and the impact of the internet on drug news transmission», *International Journal of Drug Policy*, 2012. Véanse también URL-166 y URL-329, consultadas el 2 de septiembre de 2019.

[7] *Mephedrone – scientific background*, DrugScience, URL-53, consultado el 2 de septiembre de 2019.

[8] A. Winstock, *Mixmag survey 2009*, Results of the 2009/10 Mixmag drug survey, 2010. Evidencia oral ante el ACMD.

[9] Graham Huband, «How bubbles blasted its way into Tayside», URL-54, consultado el 2 de septiembre de 2019.

[10] *Consideration of the Cathinones*, ACMD, 31 de marzo de 2010.

[11] Sheila Bird, «Banned drug may have saved lives, not cost them», *Statistics Bulletin*, 22 de noviembre de 2010, URL-56, consultado el 6 de agosto de 2019.

[12] Sheila Bird y Patrick Mercer, «Mephedrone and cocaine: clues from Army testing», 2011, URL-57, consultado el 6 de agosto de 2019.

[13] Christopher Hope, «Ban on *miaow miaow* party drug costs Britain £600,000 in lost import duty», URL-58, consultado el 2 de septiembre de 2019.

[14] Brunt *et al.*, «Instability of the ecstasy market and the new kid on the block: mephedrone», *Journal of Psychopharmacology*, 8 de septiembre de 2010.

[15] «Mephedrone use among regular ecstasy consumers in Australia», *Ecstasy and related drug trends Bulletin*, diciembre de 2010, URL-59, consultado el 6 de agosto de 2019.

[16] *Guidance on the clinical management of acute and chronic harms of club drugs and novel psychoactive substances*, NEPTUNE (Novel Psychoactive Treatment UK Network), 2015, URL-220, consultado el 6 de agosto de 2019.

[17] «A collapse in integrity of scientific advice in the UK», editorial de *The Lancet*, 17 de abril de 2010, URL-60, consultado el 6 de agosto de 2019.

[18] *Consideration of the Cathinones*, ACMD, 31 de marzo de 2010, URL-167, consultado el 8 de agosto de 2019.

[19] «Government adviser Eric Carlin quits over mephedrone», *BBC News*, 2 de abril de 2010, URL-61, consultado el 6 de agosto de 2019.

[20] «Mephedrone to be made Class B drug within week», *BBC News*, 29 de marzo de 2010, URL-261, consultado el 6 de agosto de 2019.

[21] F. Measham *et al.*, «Tweaking, bombing, dabbing and stockpiling: the emergence of mephedrone and the perversity of prohibition», *Drugs and Alcohol Today* 10(1), 2010.

[22] Jon Silverman, «Addicted to distortion: the media and UK drugs policy», *Safer Communities* 9 (4), 2010.

[23] *Decision to outlaw mephedrone drug not connected to teen deaths*, This Is Scunthorpe, URL-62, consultado el 2 de septiembre de 2019.

[24] A. Winstock *et al.*, «Mephedrone: still available and twice the price», 6 de noviembre de 2010, URL-63, consultado el 6 de agosto de 2019.

[25] Nic Fleming, «Meeow-meeow on trial: truth or trumped up charges?», 29 de marzo de 2010, URL-64, consultado el 6 de agosto de 2019.

[26] Jim Reed, «Ecstasy «disappearing» from British clubs», 21 de junio de 2010, URL-65, consultado el 6 de agosto de 2019.

[27] Mike Power, «World wired web», en *How mephedrone shook the drug trade*, número de *DrugLink*, enero/febrero de 2010.

[28] *Consideration of the Cathinones*, ACMD, 31 de marzo de 2010.

[29] «Mephedrone and the ACMD: lessons from BZP and New Zealand's *Class D* experiment?», *Transform*, 18 de marzo de 2010, URL-66, consultado el 6 de agosto de 2019.

[30] L. A. King, D. Nutt *et al.*, *Analogue Controls: An imperfect law*, UK Drug Policy Commission & DrugScience, URL-294, consultado el 6 de agosto de 2019.

[31] L. Wong, D. Dormont y H. J. Matz (2010). *United States Controlled Substance Analogue Act: Legal and Scientific Overview of an Imperfect Law*. Presentado ante la ACMD, 7 de julio de 2010.

[32] B. Sessa y D. Nutt, «Making a medicine out of MDMA», *Brit J Psychiatry*, 2015, doi: 10.1192/bjp. bp.114.152751.

[33] D. J. Nutt, «Perverse effects of the precautionary: how banning mephedrone has unexpected implications for pharmaceutical discovery», *Therap. Advances Psychopharmacology*, 2011, doi: 10.1177/2045125311406958

[34] *Misuse of drugs: temporary class drugs*, Ministerio del Interior, agosto de 2011, URL-67, consultado el 6 de agosto de 2019.

[35] David Nutt, «Mephedrone: the Class D solution», 17 de marzo de 2010, URL-68, consultado el 6 de agosto de 2019.

[36] *DrugScience suggested minimum data set for any new drug that raise concerns about harms*, DrugScience, 2014, URL69, consultado el 6 de agosto de 2019.

[37] *Joint report on a new psychoactive substance: 4-methylmethcathinone (mephedrone)*, Europol-EMCDDA, marzo de 2010, URL-70, consultado el 6 de agosto de 2019.

[38] D. J. Nutt, «Perverse effects of the precautionary principle: how banning mephedrone has unexpected implications for pharmaceutical discovery» *Ther Adv Psychopharmacol*, 2011. URL-344, consultado el 6 de agosto de 2019.

[39] Tibor Brunt y Raymond Niesink, *The drug information and monitoring system (DIMS) in the Netherlands: implementation, results, and international comparison*, Drug Testing and Analysis, 2011.

[40] *Welsh emerging drugs and identification of novel substances project*, Public Health Wales, URL-221, consultado el 10 de agosto de 2019.

[41] David Nutt, «Hysteria and hubris: lessons on drugs control from the Scunthorpe Two», 28 de mayo de 2010, URL-71, consultado el 6 de agosto de 2019.

[42] «A collapse in integrity of scientific advice in the UK», editorial de *The Lancet*, 17 de abril de 2010, URL-60, consultado el 6 de agosto de 2019.

[43] *Khat (qat): assessment of the risk to individuals and communities in the UK*, ACMD, diciembre de 2005, URL-72, consultado el 6 de agosto de 2019.

Capítulo 9

[1] *Alcohol: first report of session 2009-10*, House of Commons Health Committee, 10 de diciembre de 2009, URL-162, consultado el 6 de agosto de 2019.

[2] *The stigma of substance abuse: a review of the literature*, Centre for Addiction and Mental Health, URL-73, consultado el 2 de septiembre de 2019.

[3] Francis Elliott, «Cameron - the rise of the new conservative», *Fourth Estate*, 2007. Véase también «Cameron admits: I used dope at Eton», *The Guardian*, 11 de febrero de 2007, URL-174, consultado el 8 de agosto de 2019.

[4] Para las fuentes, véase Wikipedia, URL-31, consultado el 6 de agosto de 2019.

[5] Jim Orford, «Problem gambling and other behavioural addictions», en David Nutt *et al.*, *Drugs and the Future: Brain Science, Addiction and Society*, Elsevier, 2007.

[6] D. J. Heal, S. Smith, J. Gosden, D. Nutt, «Amphetamine, Past and Present - A Pharmacological and Clinical Perspective», *Journal of Psychopharmacology*, 2013, 1-18.

[7] «Girl starved to death while parents raised virtual child in online game», *The Guardian*, 5 de marzo de 2010, URL-168, consultado el 8 de agosto de 2019.

[8] Panayotis K. Thanos *et al.*, «Amphetamine, Past and Present – A Pharmacological and Clinical Perspective», *Journal of Neurochemistry* (78), 2001.

[9] *Ibid.*

[10] Michael Nader *et al.*, «Characterising organism x environment interactions in non-human primate models of addiction: PET imaging studies of D2 receptors», *The Neurobiology of Addiction*, Oxford University Press, 2010.

[11] Quelch *et al.*, «Nalmefene reduces reward anticipation in alcohol dependence: an experimental functional magnetic resonance imaging study», *Biological Psychiatry*, 2017.

[12] I. Mick *et al.*, «Amphetamine induced endogenous opioid release in the human brain detected with [11C]carfentanil PET: replication in an independent cohort», *International Journal Neuropsychopharmacology*, 2014.

[13] Samuel Turton, James F. M. Myers *et al.*, «Blunted endogenous opioid release following an oral dexamphetamine challenge in abstinent alcohol-dependent individuals», *Molecular Psychiatry*, 2018, URL-295, consultado el 6 de septiembre de 2019.

[14] I. Mick *et al.*, «Blunted endogenous opioid release following an oral amphetamine challenge in pathological gamblers», *Neuropsychopharmacology*, 2016.

[15] Celia Morgan y Valeria Curran, «Ketamine: a scientific review», *DrugScience*, 15 de septiembre de 2010.

[16] *Amy Winehouse*. Wikipedia, URL-296, consultado el 9 de septiembre de 2019.

[17] *Preventing deaths from heroin overdose at home*, King's College London Institute of Psychiatry, Psychology & Neuroscience, URL-297, consultado el 9 de septiembre de 2019.

[18] *Former inmates at high risk for opioid overdose following prison release*, UNC Gillings School of Global Public Health, 19 de julio de 2018, URL-298, consultado el 9 de septiembre de 2019.

[19] Jim Orford, «Problem gambling and other behavioural addictions», en *Drugs and the Future: Brain Science, Addiction and Society*, Nutt *et al.*, Elsevier, 2007.

[20] *Ibid.*

[21] Joachim Knop, «The Danish longitudinal study of alcoholism 1978-2008», *Danish Medical Bulletin* (58)8, 2011.

[22] J. C. Mwenifumbo y R. F. Tyndale, «Genetic variability in CYP2A6 and the pharmacokinetics of nicotine», *Pharmacogenomics* 8(10), octubre de 2007.

[23] Marc Schuckit, «Reactions to Alcohol in Sons of Alcoholics and Controls», *Alcoholism: Clinical and Experimental Research* 12, 1988.

[24] Tim Williams *et al.*, «Brain opioid receptor binding in early abstinence from opioid dependence», *British Journal of Psychiatry* 191, 2007.

[25] David Nutt *et al.*, *Drogas y futuro: ciencia del cerebro, adicción y sociedad*, Elsevier, 2007.

[26] University of Wollongong *Not just the taste: why adolescents drink alcopops*, URL-299; National Research Council (US) and Institute of Medicine (US) Committee on Developing a Strategy to Reduce and Prevent Underage Drinking; R. J. Bonnie y M. E. O'Connell (eds.). *Reducing Underage Drinking: A Collective Responsibility.* Washington (DC): National Academies Press (US); 2004. 12, Publicidad y promoción del alcohol. URL-345, consultado el 10 de septiembre de 2019.

[27] David Nutt *et al.*, «Brain imaging in addiction», en *Addiction Neuroethics*, Elsevier, 2012.

CAPÍTULO 10

[1] Simon Perry, «Divorce drama for Amy Winehouse», 1 de diciembre de 2008, URL-75, consultado el 6 de agosto de 2019.

[2] Anita Singh, «Amy Winehouse bailed over drugs video», 8 de mayo de 2008, URL-76, consultado el 6 de agosto de 2019.

[3] Maria Puente, «Amy Winehouse died after detox seizures, dad says», 10 de septiembre de 2011, URL-77, consultado el 6 de agosto de 2019.

[4] Caroline Davies, «Pete Doherty jailed for six months», 20 de mayo de 2011, URL-74, consultado el 6 de agosto de 2019; *Pete Doherty*, Wikipedia, URL-263, consultado el 13 de agosto de 2019; Peter Doherty: «"If I was drug free, I'd be a force to be reckoned with"», *The Guardian*, 26 de abril de 2019, URL-321, consultado el 11 de septiembre de 2019.

[5] «Pete Doherty jailed for possessing cocaine», *The Guardian*, 20 de mayo de 2011, URL-346 consultado el 10 de septiembre de 2019.

[6] Tony Adams e Ian Ridley, *Addicted*, HarperCollinsWillow, 1998.

[7] «Philip Seymour Hoffman dead: "It was anything I could get my hands on"», actor said of early drug use», *The Independent*, 2 de febrero de 2014, URL-300, consultado el 10 de septiembre de 2019.

[8] David Nutt, «Philip Seymour Hoffman and the truth about curing addiction», URL-222, consultado el 25 de julio de 2019.

[9] A. R. Lingford-Hughes *et al.*, «Evidence-based guidelines for the pharmacological management of substance misuse, addiction and comorbidity: recommendations from the British Association for Psychopharmacology», *Journal of Psychopharmacology* (18)3, 2004.

[10] George F. Koob y Michel L. Moal, «Neurobiological mechanisms for opponent motivational processes in addiction», en *The Neurobiology of Addiction*, Oxford University Press, 2010.

[11] *Substitution maintenance therapy in the management of opioid dependence and HIV/AIDS prevention*, OMS/UNODC/ONUSIDA, 2004, URL-78, consultado el 6 de agosto de 2019.

[12] Jan van Amsterdam *et al.*, «Ranking the harm of non-medically used prescription opioids in the UK», *Regulatory Toxicology and Pharmacology*, 2015.

[13] Denis Campbell, «Will Conservative plans to overhaul heroin addiction treatment work?», 20 de abril de 2010, URL-79, consultado el 6 de agosto de 2019.

[14] Social Justice Policy Group, diciembre de 2006, URL-269, consultado el 21 de agosto de 2019.

[15] Laura Amato *et al.*, «An overview of systematic reviews of the effectiveness of opiate maintenance therapies: available evidence to inform clinical practice and research», *Journal of Substance Abuse* 28(4), 2005.

[16] Michael Gossop *et al.*, «Factors associated with abstinence, lapse or relapse to heroin use after residential treatment: protective effect of coping responses», *Addiction* 97, septiembre de 2002.

[17] William Miller *et al.*, «How effective is alcoholism treatment in the United States?», *Journal Studies of Alcohol* 62, 2001. En este artículo se señalaba que, aunque solo 1 de cada 4 personas mantenía una abstinencia continuada durante el año siguiente al tratamiento, la mayoría de las restantes bebían con menos intensidad, lo que les reportaba algún beneficio aunque no estuvieran completamente abstinentes.

[18] *Drugs, brains, and behavior: the science of addiction*, NIDA, agosto de 2010, URL-169, consultado el 8 de agosto de 2019. Esto cita su fuente como *JAMA* 284:1689-1695, 2000.

[19] David Nutt, «Crutch or cure? The realities of methadone treatment», 9 de junio de 2010, URL-80, consultado el 6 de agosto de 2019.

[20] Dr. Joao Goulao, en una ponencia presentada por primera vez en el simposio de DrugScience, noviembre de 2010.

[21] *Drug decriminalization in Portugal: lessons for creating fair and successful drug policies*, Glenn Greenwald, Cato Institute, 2009, URL-81, consultado el 6 de agosto de 2019.

[22] Peter Beaumont, «What Britain could learn from Portugal's drugs policy», 5 de septiembre de 2010, URL-82, consultado el 6 de agosto de 2019.

[23] Artur Domaslawski, «Drug policy in Portugal: the benefits of decriminalising drug use», 2011, URL-83, consultado el 6 de agosto de 2019.

[24] Peter Beaumont, *What Britain could learn from Portugal's drugs policy*, 5 de septiembre de 2010, URL-82, consultado el 6 de agosto de 2019.

[25] *Drug decriminalization in Portugal: lessons for creating fair and successful drug policies*, Glenn Greenwald, Cato Institute, 2009, URL-81, consultado el 6 de agosto de 2019.

[26] Tiago S. Cabral, «The 15th anniversary of the Portuguese drug policy: its history, its success and its future», *Drug Science, Policy and Law*, 2017.

CAPÍTULO 11

[1] Roberto Laserna, *20 (mis)conceptions on coca and cocaine*, Plural Publishers, 1997.

[2] *Ibid.*

[3] Mike Jay, *High society*, Thames & Hudson, 2010.

[4] John Mitchinson y Molly Oldfield, «QI: quite interesting facts about wine», 17 de diciembre de 2009, URL-84, consultado el 6 de agosto de 2019.

[5] *Estados Unidos contra Forty Barrels and Twenty Kegs of Coca-Cola*, 241 US 265, 1916.

[6] Paul M Ghalinger, *Drogas ilegales: guía completa de su historia, química, uso y abuso*, Plume, 2003.

[7] *DEA history book*, 1876-1990 (drug usage & enforcement), US Department of Justice, 1991.

[8] La base libre puede fabricarse a partir de cocaína en polvo (que es clorhidrato de cocaína) mediante extracción química (por ejemplo, con éter), en cuyo caso es pura, o a partir de extracto de cocaína que no se purifica hasta convertirlo en polvo y luego se deja en un estado impuro con algunos de los productos químicos de elaboración (sales alcalinas) aún presentes en la mezcla. Utilizar éter es más difícil y peligroso para los fabricantes, por lo que suelen optar por el segundo proceso. El artículo de Wikipedia *Crack cocaine* (URL85, consultado el 6 de agosto de 2019) tiene más detalles sobre la química.

[9] Roberto Laserna, *20 (mis)conceptions on coca and cocaine*, Plural Publishers, 1997.

[10] Sandra Leville, «Cocaine users are destroying the rainforest - at 4 square meters a gram», URL-86, 19 de noviembre de 2008.

[11] *Mexico drug war fast facts*, CNN.com, URL-223, consultado el 25 de julio de 2019.

[12] *War on drugs: report of the global commission on drugs policy*, 2011, URL224, consultado el 25 de julio de 2019.

Capítulo 12

[1] *A quick guide to the smokefree law*, Smokefree England/Department of Health, URL-88, 2008.

[2] *Ibid.*

[3] *Lista de prohibiciones de fumar en Estados Unidos*, Wikipedia, URL-225, consultada el 26 de julio de 2019.

[4] Jeremy Laurence, «Smoking ban has saved 40 000 lives», 30 de junio de 2008, URL-89, consultado el 6 de agosto de 2019.

[5] *US Current Cigarette Smoking Among Adults in the United States*, Centros para el Control y la Prevención de Enfermedades, 2017, URL-301, consultado el 10 de septiembre de 2019.

[6] Nick Triggle, «Pub smoking ban: 10 charts that show the impact», URL-226, consultado el 26 de julio de 2019.

[7] Rudi Matthee, «Exotic substances: in introduction and global spread of tobacco, coffee, cocoa, tea and distilled liquor, sixteenth to eighteenth centuries», en *Drugs and Narcotics in History*, Cambridge University Press, 1995.

[8] *Tabaco*, OMS 26 de julio de 2019 URL-270, consultado el 10 de septiembre de 2019.

[9] *Informe de la OMS sobre la epidemia mundial de tabaquismo 2008*, OMS, URL-302.

[10] *El atlas del tabaco*, OMS, URL-91, consultado el 6 de agosto de 2019.

[11] «On this day», *BBC*, 18 de noviembre de 1987, URL-92, consultado el 6 de agosto de 2019.

[12] «Cough up: balancing tobacco income and costs in society», *Policy Exchange*, 18 de marzo de 2010, URL-42, consultado el 6 de agosto de 2019.

[13] Mary Shaw, Richard Mitchell y Danny Dorling, «Time for a smoke? One cigarette reduces your life by 11 minutes», *British Medical Journal* 320(7226), 1 de enero de 2000.

[14] *Secondhand Smoke and Cancer*, National Cancer Institute, URL-88, consultado el 4 de septiembre de 2019.

[15] *Second hand smoke: a review of evidence since 1998*, Scientific Committee on Tobacco and Health, URL-93, consultado el 6 de agosto de 2019.

[16] *The health consequences of involuntary exposure to tobacco smoke: a report of the surgeon general*, 2006, URL-94, consultado el 6 de agosto de 2019.

[17] *Hoja informativa*, OMS, URL-90, consultado el 7 de diciembre de 2011; *Tabaco*, OMS, 26 de julio de 2019, URL-347 consultado el 10 de septiembre de 2019.

[18] Joseph Winter (ed.), *Tobacco use by Native Americans: sacred smoke and silent killer*, University of Oklahoma Press, 2000.

[19] Anne Charlton, «Medicinal uses of tobacco in history», *Journal of the Royal Society of Medicine* 97(6), 2004.

[20] Edward Lyon, *A review of the effects of nicotine on schizophrenia and antipsychotic medications*, Psychiatric Services, 1 de octubre de 1999.

[21] C. Jones, «α7 nicotinic acetylcholine receptor: a potential target in treating cognitive decline in schizophrenia», *J Clin Psychopharmacol*, 2018, URL-227, consultado el 26 de julio de 2019.

[22] Sirin Kale, «The white stuff: why Britain can't get enough cocaine», URL-228, consultado el 26 de julio de 2019.

[23] *Turning the tide on tobacco: smoking in England hits a new low*, Public Health England, 3 de julio de 2018, URL-229, consultado el 26 de julio de 2019.

[24] Extrapolado de la cifra de 81 700 en Inglaterra, de *Statistics on smoking: Inglaterra 2011*, NHS, The Information Centre, 2011, URL-109, consultado el 6 de agosto de 2019.

[25] *The cocaine trade*, House of Commons Home Affairs Committee, 23 de febrero de 2010, URL-110, consultado el 6 de agosto de 2019.

[26] «Hospital admissions estimated to be attributable to smoking go up by 5 per cent in ten years», URL-230, consultado el 26 de julio de 2019.

[27] *Adult substance misuse statistics from the National Drug Treatment Monitoring System (NDTMS)*, Public Health England, URL-231, consultado el 26 de julio de 2019.

[28] Esto se debe a que la definición de *fumador* en la mayoría de las encuestas significa fumar con la suficiente frecuencia como para que se haya producido una adicción a la nicotina.

[29] *The cocaine trade*, Comisión de Asuntos de Interior de la Cámara de los Comunes, 23 de febrero de 2010, URL110, consultado el 6 de agosto de 2019.

[30] Nicola Singleton *et al.*, *Measuring different aspects of problem drug use: methodological developments*, Ministerio del Interior, 2006, URL-111, consultado el 6 de agosto de 2019. En este informe, el consumo de drogas de clase A en 2003/4 se estimó en unos 15 400 millones de libras, de los que el consumo problemático de opiáceos y crack representaba el 99 % (15 300 millones de libras). Esto significa que el coste del resto del consumo de drogas de Clase A ascendió a un total de 100 millones de libras.

Suponiendo que (como mucho) la cocaína en polvo representara la mitad de estos costes, seguiría sin superar los 50 millones de libras al año.

[31] V. U. Ekpu y A. K. Brown, «The economic impact of smoking and of reducing smoking prevalence: review of evidence», *Tobacco Use Insights*, 2015, URL-232, consultado el 26 de julio de 2019.

[32] *Cultivo de tabaco*, Atlas del tabaco de la OMS, URL-112, consultado el 8 de agosto de 2019

[33] Jaime I, *A counterblast to tobacco*, 1604, URL-95, consultado el 6 de agosto de 2019.

[34] John Hill, *Cautions against the immoderate use of snuff*, impreso para R. Baldwin y J. Jackson, 1761.

[35] J. B. Neil, «The tobacco question: is smoking injurious?», *The Lancet*, 1856.

[36] Isaac Adler, *Primary malignant growth of the lung and bronchii*, Longmans, Green, 1912.

[37] Richard Doll, «British doctors study», *British Medical Journal*, 1950.

[38] Anuncio original, cigarrillos Camel, 1949, URL-96, consultado el 6 de agosto de 2019.

[39] Wynder, «Tobacco smoking as a possible aetiological factor in bronchiogenic carcinoma: a study of 684 proven cases», *Journal of the American Medical Association*, 1950.

[40] *A frank statement to cigarette smokers*, Truth Tobacco Industry Documents, 1954, URL-97, consultado el 6 de agosto de 2019.

[41] Un ejemplo sencillo de asociación errónea es la que existe entre el número de calzado (A) y la capacidad de lectura (B). Si se estudia el número de calzado y la capacidad de lectura en una población amplia, se observa una correlación muy fuerte. De hecho, el tamaño del calzado y la capacidad de lectura están más relacionados con un tercer factor, la edad (C): los adultos tienen los pies más grandes que los niños, y muchos niños están aprendiendo a leer. Un ejemplo menos trivial es la investigación actual entre el consumo de cannabis (A) y la esquizofrenia (B); ambos pueden estar relacionados con una variación genética (C) que predispone a una persona tanto a consumir cannabis como a padecer esquizofrenia.

[42] *A quick guide to the smokefree law*, Smokefree England/ Department of Health, URL-88, 2008.

[43] Michael Siegel *et al.*, «Local restaurant smoking regulations and the adolescent smoking initiation process», *Archives of Pediatric and Adolescent Medicine* 162(5), 2008.

[44] *From underwear to aircraft noise: logging 70 years of social change*, Office for National Statistics, 2 de septiembre de 2011, URL-98, consultado el 6 de agosto de 2019.

[45] *Survey on tobacco analytical report*, Comisión Europea, marzo de 2009, URL-260, consultado el 6 de agosto de 2019.

[46] BBC, *Tobacco display ban reminder for supermarkets*, 28 de diciembre de 2011, URL-159, consultado el 8 de agosto de 2019.

[47] *Tobacco displays in shops to end from today*, UK Department of Health and Social Care, URL-233, consultado el 26 de julio de 2019.

[48] *Dealing with the health effects of secondhand smoke*, Select Committee on Health First Report, 2005, URL-99, consultado el 26 de julio de 2019.

[49] *Hoja informativa*, OMS, URL-90, consultada el 7 de diciembre de 2011.

[50] Sara Hitchman y Geoffrey Fong, «Gender empowerment and female-to-male smoking prevalence ratios», *Boletín de la Organización Mundial de la Salud*, 5 de enero de 2011, URL-24, consultado el 6 de agosto de 2019. Los autores citan un documento interno de la industria de 1991: «Convencer a las mujeres a la moda, modernas, independientes y seguras de sí mismas de entre 20 y 34 años de que fumando [Virginia Slims] expresan mejor/más plenamente su independencia».

[51] *Cancer incidence and mortality in the UK 2006-2008*, Office for National Statistics, junio de 2011, URL-100, consultado el 6 de agosto de 2019.

[52] *An epidemic of smoking-related cancer and disease in women*, URL-101, consultado el 2 de septiembre de 2019.

[53] *A quick guide to the smokefree law*, Smokefree England/Department of Health, URL-88, 2008.

[54] *Ibid.*

[55] *Ibid.*

[56] Jeremy Laurence, «Smoking ban has saved 40 000 lives», 30 de junio de 2008, URL-89, consultado el 6 de agosto de 2019.

[57] *Heart attacks fall after smoking ban*, NHS Choices, 9 de junio de 2010, URL-102, consultado el 6 de agosto de 2019.

[58] Jeremy Laurence, «Smoking ban has saved 40 000 lives», 30 de junio de 2008, URL-89, consultado el 6 de agosto de 2019.

[59] Szatkowski et al., «The impact of the introduction of smoke free legislation on prescribing of stop-smoking medications in England», *Addiction*, 27 de julio de 2011.

[60] Patrick Wintour, «MPs to challenge ministers veto on total smoking ban», *The Guardian*, 17 de diciembre de 2005.

[61] *A quick guide to the smokefree law*, Smokefree England/Department of Health, URL-88, 2008.

[62] Se describen a sí mismos como promotores de la «libertad de elegir» y su misión es «¡luchar contra la injusticia de que los fumadores sean tratados como ciudadanos de segunda clase (y disipar el mito sobre el Humo de Segunda Mano) en el Reino Unido!», URL-103, consultado el 2 de septiembre de 2019.

[63] «Smoking ban murder», *Reuters*, 31 de julio de 2009, URL-104, consultado el 6 de agosto de 2019.

[64] Jeremy Laurence, «Smoking ban has saved 40 000 lives», 30 de junio de 2008, URL-89, consultado el 6 de agosto de 2019.

[65] *A quick guide to the smokefree law*, Smokefree England/Department of Health, URL-88, 2008.

[66] Datos de EE. UU.: Smoking is down, but almost 38 million American adults still smoke, CDC, URL-235, consultado el 26 de julio de 2019.

[67] Ben Goldacre, «Why cigarette packs matter», 12 de marzo de 2011, URL-105, consultado el 6 de agosto de 2019.

[68] Ross Mackenzie *et al.*, *The tobacco industry documents: an introductory handbook and resource for researchers*, , julio de 2003, URL-106, consultado el 6 de agosto de 2019. Se trata de una buena introducción a Tobacco Documents Online, unos 40 millones de

páginas de documentos de empresas tabaqueras y organizaciones del sector, publicados tras los juicios del tabaco de la década de los noventa en Estados Unidos.

[69] «Passive smoking causes 1 per cent of all world's deaths», *The Independent*, 26 de noviembre de 2010, URL-304, consultado el 10 de septiembre de 2019.

CAPÍTULO 13

[1] «Altria to buy $12.8 billion minority stake in e-cigarette company Juul», *Reuters*, 20 de diciembre de 2018, URL-305, consultado el 10 de septiembre de 2019.

[2] «As FDA Suggests E-Cigs Cause Seizures, US Public Is Increasingly Misinformed About Tobacco Harm Reduction», Filter, The Influence Foundation, 9 de abril de 2019, URL-306, consultado el 10 de septiembre de 2019; «Vaping and tobacco harm reduction highlights from England», *The Counterfactual*, 2 de junio de 2019, URL-307, consultado el 10 de septiembre de 2019.

[3] Cheng Li, «The political mapping of China's tobacco industry and anti-smoking campaign», 25 de octubre de 2012, URL-264, consultado el 19 de agosto de 2019.

[4] *Turning the tide on tobacco: smoking in England hits a new low*, Public Health England, 3 de julio de 2018, URL-229, consultado el 26 de julio de 2019.

[5] D. J. Nutt *et al.*, «Estimating the harms of nicotine-containing products using the MCDA approach», *European Addiction Research*, 2014, doi: 10.1159/000360220, URL-236, consultado el 26 de julio de 2019; «Harms of nicotine-containing products», *DrugScience*, 3 de abril de 2014, URL-308, consultado el 10 de septiembre de 2019.

[6] *E-cigarettes around 95% less harmful than tobacco estimates landmark review*, Public Health England, URL-237, consultado el 26 de julio de 2019.

[7] D. J. Nutt *et al.*, «E-cigarettes are less harm-ful than smoking», *The Lancet*, 2016, URL-238, consultado el 26 de julio de 2019.

[8] J. Luo *et al.*, «Oral use of Swedish moist snuff (*snus*) and risk for cancer of the mouth, lung, and pancreas in male construction workers: a retrospective cohort study», *The Lancet* 370:2015-2020, 2007, URL-265, consultado el 19 de agosto de 2019.

CAPÍTULO 14

[1] National Institute on Drug Abuse, *Opioid Overdose Crisis*, URL-331. (Total de muertes = 47 450).

[2] National Archives, *Vietnam War U.S. Military Fatal Casualty Statistics*. URL-330. (Total de muertes = 40 934).

[3] Harvard TH Chan School of Public Health *The more opioids doctors pre-scribe, the more they get paid*, URL-335. *CNN Exclusive: The more opioids doctors prescribe, the more money they make*, URL-336.

[4] HealthNewsReview.org, *Pharma backing of advocacy groups: a call for transparency*, URL-334. The Conversation, *Why Big Pharma must disclose payments to patient groups*, URL-332. Comité de Seguridad Nacional y Asuntos Gubernamentales del Senado

de EE.UU., Oficina del miembro principal. *Fueling an Epidemic Exposing the Financial Ties Between Opioid Manufacturers and Third Party Advocacy Groups,* URL-333.

⁵ Purdue Pharma: «Oxycontin maker faces lawsuits from nearly every US state», *The Guardian,* 4 de junio de 2019, URL-279, consultado el 29 de agosto de 2019.

⁶ *CDC Guideline for Prescribing Opioids for Chronic Pain — United States,* 2016, URL-325. Véase también *Ending America's Opioid Crisis,* The White House, URL-280, consultado el 29 de agosto de 2019.

⁷ *Opioid Data Analysis and Resources. Drug Overdose.* Centros para el Control y la Prevención de Enfermedades (CDC). («Why the Pain Drug That Killed Prince Can Be Espe-cially Dangerous», *Scientific American,* 6 de junio de 2016, URL-278, consultado el 29 de agosto de 2019).

⁸ Academias Nacionales de Ciencias, Ingeniería y Medicina, «Pain Management and the Opioid Epidemic: Balancing Societal and Individual Benefits and Risks of Prescription Opioid Use», 13 de julio de 2017. URL-326.

⁹ A. C. Bradford, «Association Between US State Medical Cannabis Laws and Opioid Prescribing in the Medicare Part D Population», *JAMA Intern Med,* 2 de abril de 2018, E1-E6. URL-327.

¹⁰ Chelsea L. Shover, Corey S. Davis, Sanford C. Gordon, Keith Humphreys, «Association between medical cannabis laws and opioid overdose mortality has reversed over time». *Proceedings of the National Academy of Sciences,* 2019; 201903434 URL-328.

¹¹ David Nutt *et al.,* Drogas y futuro: ciencia del cerebro, adicción y sociedad, Elsevier, 2007.

¹² D. T. Maust *et al., Benzodiazepine use and misuse among adults in the United States,* Psychiatric Services, 2019, URL-239, consultado el 26 de julio de 2019.

¹³ David Nutt *et al.,* Drogas y futuro: ciencia del cerebro, adicción y sociedad, Elsevier, 2007.

¹⁴ David Nutt, «Death and dependence: current controversies over the selective serotonin reuptake inhibitors», *Journal of Psychopharmacology Journal of Psychopharmacology* 17(4), diciembre de 2003.

¹⁵ David Nutt *et al.,* Drogas y futuro: ciencia del cerebro, adicción y sociedad, Elsevier, 2007.

¹⁶ A. Gustavsson *et al.,* «Cost of disorders of the brain in Europe 2010», *European Neuropsychopharmacology,* 2011.

¹⁷ Sophie Borland, «Tens of thousands of surgical patients dying needlessly because of poor NHS care, says Royal College of Surgeons», 29 de septiembre de 2011, URL-113, consultado el 8 de agosto de 2019.

¹⁸ David Nutt, «Informed consent - a new approach to drug regulation?», *Journal of Psychopharmacology,* enero de 2006.

CAPÍTULO 15

¹ Jean Pierre de Mondernard, *Dopage: l'imposture des performances,* Willmett II Chiron, 2000.

[2] Uso de drogas para mejorar el rendimiento en el deporte, Wikipedia, URL-32, consultado el 6 de agosto de 2019.

[3] Robert Pariente y Guy Lagorce, *La fabuleuse histoire des Jeux Olympiques*, Minerva, 2004.

[4] Richard Moore, «British riders remember Tommy Simpson - a hero to some, to others the villain of the Ventoux», 26 de julio de 2009, URL-114, consultado el 8 de agosto de 2019.

[5] *Consideration of the anabolic steroids*, ACMD, septiembre de 2010, URL-115, consultado el 8 de agosto de 2019.

[6] Steven Morris, «Up to a million Britons use steroids for looks not sport», URL-240, consultado el 26 de julio de 2019.

[7] *Anabolic steroid use rising*, septiembre de 2010, NHS, URL-311, consultado el 10 de septiembre de 2019.

[8] Sarah Sloat, «Bodybuilding researchers uncover a baffling paradox in men who use steroids», URL-241, consultado el 26 de julio de 2019.

[9] «Sprinter likely to lose medals», *New York Times*, 10 de septiembre de 2003, URL-116, consultado el 8 de agosto de 2019.

[10] Harold E. Doweiko, *Concepts of chemical dependency*, Cengage Learning, 2009.

[11] «Andre Agassi admits to using crystal meth», NBC Washington, URL-242, consultado el 26 de julio de 2019.

[12] Łukasz Kamieński, *Shooting up: a history of drugs in warfare*, C. Hurst & Co., 2016, URL-243, 26 de julio de 2019.

[13] C. Sugden *et al.*, «Effect of pharmacological enhancement on the cognitive and clinical psychomotor performance of sleep-deprived doctors: a randomized controlled trial», *Annals of Surgery*, 2012, doi: 10.1097/SLA. 0b013e3182306c99.

[14] Nora Volkow *et al.*, «Methylphenidate and cocaine have a similar in vivo potency to block dopamine transporters in the human brain», *Life Sciences* 65(1), 28 de mayo de 1999.

[15] T. Ford, H. Hamilton y R. Goodman, «Service contacts among the children participating in the British Child and Adolescent Mental Health Surveys», *Child and Adolescent Mental Health* 10, 2005. Los autores examinan la forma más grave del TDAH: el trastorno hipercinético.

[16] Rudi Matthee, «Exotic substances: the introduction and global spread of tobacco, coffee, cocoa, tea and distilled liquor, sixteenth to eighteenth centuries», en *Drugs and Narcotics in History*, Cambridge University Press, 1995.

[17] Sarah Knapton, «Wake up and smell the coffee in Turkey's beautiful Izmir», 25 de agosto de 2011, URL-119, consultado el 6 de agosto de 2019.

[18] P. J. Rogers *et al.*, «Association of the anxiogenic and alerting effects of caffeine with ADORA2A and ADORA1 polymorphisms and habitual level of caffeine consumption», *Neuropsychopharmacology* 35: 1973-83, 2010.

[19] Sigmund Freud, *Centralblatt für die gestalt Therapie*, 1884.

Capítulo 16

1 R. L. Carhart-Harris *et al.*, «Neural correlates of the psychedelic state as determined by fMRI studies with psilocybin», *PNAS* 109(6): 2138-2143, 7 de febrero de 2012, URL-171, consultado el 8 de agosto de 2019.

2 Linnda Caporeal, «Ergotism: the Satan loosed in Salem?», *Science* 192, 2 de abril de 1976.

3 Albert Hofmann, *LSD: my problem child*, McGraw-Hill Book Company, 1980.

4 *Ibid.*

5 Connie Littlefield, «Hofmann's potion: the early years of LSD», 2002, URL-120, consultado el 8 de agosto de 2019.

6 *Ibid.*

7 Hank Albarelli, *A terrible mistake*, Trine Day, 2009

8 Connie Littlefield, «Hofmann's potion: the early years of LSD», 2002, URL-120, consultado el 8 de agosto de 2019.

9 L. Grinspoon y J. Bakalar, «The psychedelic drug therapies», *Curr Psychiatr Ther* 20: 275-283, 1981.

10 J. J. H. Rucker *et al.*, «Psychiatry & the psychedelic drugs. Past, present & future», *Neuropharmacology*, 2018 (Epub 2017), URL-244, consultado el 6 de agosto de 2019.

11 Franz X. Vollenweider y Michael Kometer, «The neurobiology of psychedelic drugs: implications for the treatment of mood disorders», *Nature Reviews Neuroscience*, 18 de agosto de 2010, URL-350, consultado el 11 de septiembre de 2019.

12 *Schizophrenia*, National Institute of Mental Health, URL-118, consultado el 8 de agosto de 2019.

13 Stan Lee, *The Amazing Spiderman*, 96-98, Marvel Comics, mayo-julio de 1971.

14 Teri S. Krebs y Pal-Orjan Johansen, «Lysergic acid diethylamide (LSD) for alcoholism: a meta-analysis of randomized controlled trials», *Journal of Psychopharmacology*, 2011.

15 R. L. Carhart-Harris *et al.*, «Psilocybin with psychological support for treatment-resistant depression: an open-label feasibility study», *The Lancet Psychiatry*, 2016, URL-245, 4 de agosto de 2019; «Psilocybin with psy-chological support for treatment-resistant depression: six-month follow-up», *Psychopharmacology*, febrero de 2018, 235(2), URL-312, consultado el 10 de septiembre de 2019.

16 R. R. Griffiths *et al.*, «Psilocybin produces substantial and sustained decreases in depression and anxiety in patients with life-threatening cancer: a randomized double-blind trial», *Journal of Psychopharmacology*, 2016, doi:10.1177/0269881116675513.

17 Peter Bebergal, «Will Harvard drop acid again?», 9 de junio de 2008, URL-121, consultado el 8 de agosto de 2019.

18 M. P. Bogenschutz, A. A. Forcehimes, J. A. Pommy, C. E. Wilcox, P. C. Barbosa, R. J. Strassman, «Psilocybin-assisted treatment for alcohol depen-dence: a proof-of-concept study», *J Psychopharmacol* 29(3): 289-99, marzo de 2015. doi: 10.1177/0269881114565144. Epub 2015 Ene 13.

19 David Nutt forma parte del Consejo Científico Asesor de COMPASS Pathways.

[20] P. G. Stafford y B. H. Golightly, *LSD - the problem solving psychedelic*, Award Books, 1967.

[21] *Ibid.*

[22] Alun Rees, «Nobel Prize genius Crick was high on LSD when he discov-ered the secret of life», *Mail on Sunday*, 8 de agosto de 2004.

[23] *Psychedelic science - DMT, LSD, Ibogaine* (programa de TV), BBC Horizon 1997.

[24] La reacción en cadena de la polimerasa se utiliza para «amplificar» una pequeña cantidad de ADN, con el fin de producir una cantidad mayor que posibilite o facilite la realización de pruebas. Se utiliza a diario en todos los aspectos de las ciencias de la vida, incluida la investigación forense y el diagnóstico médico.

[25] Mike Jay, *High society*, Thames & Hudson, 2010

[26] *Ibid.*

[27] Robert Gordon Wasson, «Seeking the magic mushroom», *Life*, 10 de junio de 1957.

[28] Peter Bebergal, «Will Harvard drop acid again?», 9 de junio de 2008, URL-121, consultado el 8 de agosto de 2019.

Capítulo 17

[1] «The nation: the new public enemy no.1», 28 de junio de 1971, URL-122, consultado el 8 de agosto de 2019.

[2] Mark Easton, «Can we imagine a Britain where all drugs are legal?», 16 de diciembre de 2010, URL-123, consultado el 8 de agosto de 2019.

[3] L. N. Robins *et al.*, «Narcotic use in Southeast Asia and afterward: An interview study of 898 Vietnam returnees», *Archives of General Psychiatry* 32(8):955-961, 1975.

[4] Łukasz Kamieński, *Shooting up: a history of drugs in warfare*, C. Hurst & Co., 2016, URL-243, 26 de julio de 2019.

[5] Geoffrey Cocks, *Psychotherapy in the Third Reich: the Göring Institute*, New Brunswick NJ, 1997. Se ordenó que el Pervitin se guardara «bajo llave» una vez que los médicos militares reconocieran sus efectos secundarios.

[6] Harold E Doweiko, *Concepts of chemical dependency*, Cengage Learning, 2009.

[7] Dugald McConnell y Brian Todd, *Syria fighters may be fueled by amphetamines*, 2015, URL-246, consultado el 27 de julio de 2019.

[8] Convención Única de las Naciones Unidas sobre Estupefacientes, ONU, 1961 (enmendada en 1972), URL-22, consultado el 27 de julio de 2019.

[9] *Legalize It All - How to win the war on drugs*, Harper's, abril de 2016, URL-271, consultado el 21 de agosto de 2019; *Is the War on Drugs really a war on black America?*, Channel 4, 30 de marzo de 2016, URL-272, consultado el 21 de agosto de 2019; *Aide says Nixon's war on drugs targeted blacks, hippies*, CNN, 24 de marzo de 2016, URL-314, consultado el 10 de septiembre de 2019.

[10] *Strategy unit drugs report: phase one - understanding the issues*, 12 de mayo de 2003, URL-124, consultado el 6 de agosto de 2019.

[11] Reproducido de la página 4 de *War on drugs: report of the global commission on drugs policy*, ONU, junio de 2011, URL-125, consultado el 8 de agosto de 2019; y

Global overview of drug demand and supply: latest trends, cross-cutting issues, ONU, URL-247, consultado el 27 de julio de 2019.

[12] *Strategy unit drugs report: phase one - understanding the issues*, 12 de mayo de 2003, URL-124, consultado el 6 de agosto de 2019.

[13] *2011 compendium of reoffending statistics*, Ministerio de Justicia del Reino Unido, 10 de mayo de 2011, URL-127, consultado el 6 de agosto de 2019.

[14] Eric Single *et al.*, «The impact of cannabis decriminalisation in Australia and the United States», *J Public Health Policy*, 2000, URL-128, consultado el 8 de agosto de 2019.

[15] *Youth illicit drug use prevention: DARE long-term evaluations and Federal efforts to identify effective programs*, United States General Accounting Office, 15 de enero de 2003, URL-129, consultado el 8 de agosto de 2019.

[16] David Satcher, *Youth violence: A report of the US Surgeon General* (capítulo 5), 2001, URL-130, consultado el 8 de agosto de 2019.

[17] *After the war on drugs - options for control*, Transform Drugs Policy Foundation, febrero de 2006, URL-131, consultado el 8 de agosto de 2019.

[18] *Strategy unit drugs report: phase one - understanding the issues*, 12 de mayo de 2003, URL124, consultado el 6 de agosto de 2019.

[19] «No 10 strategy unit drugs project: phase 1 report: "understanding the issues"», *Transform*, URL-132, consultado el 10 de diciembre de 2011.

[20] *Injecting drug use and HIV*, ONUSIDA, URL-133, consultado el 12 de diciembre de 2011.

[21] *VHIV and AIDS in Russia*, Avert, URL-248, consultado el 27 de julio de 2019.

[22] Maria Golovanevskaya, *Russia's HIV care must centre on drug users*, 26 de enero de 2011, URL-135, consultado el 8 de agosto de 2019.

[23] *VHIV and AIDS in Russia*, Avert, URL-248, consultado el 27 de julio de 2019.

[24] *TurBoHIV* (película), Timur Islamov Charitable Foundation, 2010, URL136, consultado el 8 de agosto de 2019.

[25] *Freedom from Pain*, The Pain Project, Al Jazeera, 2011, URL-137, consultado el 6 de agosto de 2019.

[26] Aasems Jacob y Aju Mathew, «End-of-life care and opioid use in India: challenges and opportunities», *Journal of Global Oncology*, 2017, doi: 10.1200/JGO.2016.008490, URL-249, consultado el 27 de julio de 2019.

[27] *After the war on drugs - options for control*, Transform Drugs Policy Foundation, febrero de 2006, URL-131, consultado el 8 de agosto de 2019.

[28] *Strategy unit drugs report: phase one - understanding the issues*, 12 de mayo de 2003, URL-124, consultado el 6 de agosto de 2019.

[29] «How a big US bank laundered billions from Mexico's murderous drug gangs», *The Guardian*, 3 de abril de 2011, URL-138, consultado el 8 de agosto de 2019.

[30] *Wachovia to settle drug-money laundering case*, Associated Press, URL180, consultado el 4 de agosto de 2019.

[31] D. J. Nutt *et al.*, «Effects of Schedule I drug laws on neuroscience research and treatment innovation», *Nature Rev. Neuroscience*, 2013; e «Illegal drugs laws: clearing a 50-year-old obstacle to research», *PLOS Biology*, 2015.

[32] *Mexico maelstrom: how the drug violence got so bad*, BBC, URL-313, consultado el 10 de septiembre de 2019.

[33] Sebastian Abbot, «Al Qaeda's drugs trade keeps them afloat during the economic crisis», URL-140, consultado el 2 de septiembre de 2019.

[34] Kazi Stastna, «The cartels behind Mexico's drug war 24 de febrero de 2014», URL-141, consultado el 8 de agosto de 2019.

[35] *Strategy unit drugs report: phase one - understanding the issues*, 12 de mayo de 2003, URL-124, consultado el 6 de agosto de 2019.

[36] *Tackling problem drug use*, House of Commons Committee of Public Accounts, 24 de marzo de 2010, URL-143, consultado el 8 de agosto de 2019; *United Kingdom Drug Situation 2016*, UK Focal Point On Drugs, URL-349, consultado el 10 de septiembre de 2019.

[37] *Strategy unit drugs report: phase one - understanding the issues*, 12 de mayo de 2003, URL-124, consultado el 6 de agosto de 2019.

[38] Thomas Bewley, «Heroin addiction in the United Kingdom (1954-1964)», *British Medical Journal*, 27 de noviembre de 1965, URL-144, consultado el 8 de agosto de 2019.

[39] *The Times*, 14 de junio de 1955

[40] J. Strang *et al.*, «Supervised injectable heroin or injectable methadone versus optimised oral methadone as treatment for chronic heroin addicts in England after persistent failure in orthodox treatment (RIOTT): a randomised trial», *The Lancet* 375: 1885-95, 2010.

[41] Chairman Viscountess Runciman, «Drugs and the law: report of the independent inquiry into the Misuse of Drugs Act 1971», 2000, URL-3, consultado el 6 de agosto de 2019.

[42] Mark Townsend, «Black people six times more likely to face drug arrest», *The Observer*, 31 de octubre de 2010, URL172, consultado el 6 de agosto de 2019. Este artículo de *The Observer* aborda el análisis realizado por el profesor Alex Stevens de datos recientes del Ministerio de Justicia, en su libro *Drugs, crime and public health: the political economy of drug policy*, Routledge, 2011.

[43] *Why tobacco is a public health priority*, OMS, URL-145, consultado el 2 de septiembre de 2019; Tabaco, OMS, 26 de julio de 2019, URL-347 consultado el 10 de septiembre de 2019.

[44] *Global status report on alcohol and health*, OMS, 2014.

[45] *Overview of global and regional drug trends and patterns*, Informe Mundial sobre las Drogas de la ONUDD, 2011, URL-147, consultado el 8 de agosto de 2019.

[46] *After 40 years, $1 trillion dollars, US War on Drugs has failed to meet any of its goals*, Associated Press, 13 de mayo de 2010, URL-148, consultado el 8 de agosto de 2019.

[47] Claire Suddath, «The War on Drugs», *Time Magazine*, 25 de marzo de 2009, URL-178, consultado el 8 de agosto de 2019.

[48] *After the drug wars*, London School of Economics, 2016, URL-250, consultado el 27 de julio de 2019.

[49] «"Legalise all drugs" - Mowlam», *BBC News*, 28 de abril de 2002, URL-149, consultado el 8 de agosto de 2019.

[50] Mark Easton, «Can we imagine a Britain where all drugs are legal?», 16 de diciembre de 2010, URL-123, consultado el 8 de agosto de 2019.

[51] Fernando Grostein Andrade (director), *Breaking the Taboo* (película), 2011.

[52] Jimmy Carter, «Call off the global drug war», *The New York Times*, junio de 2011, URL-173, consultado el 6 de agosto de 2019.

[53] *The global war on drugs has failed: it is time for a new approach*, Beckley Foundation, 2011, URL-176, consultado el 6 de agosto de 2019.

[54] Marie Woolf, «Tory contender calls for more liberal drug laws», 7 de septiembre de 2005, URL-150, consultado el 8 de agosto de 2019.

[55] *After the war on drugs - options for control*, Transform Drugs Policy Foundation, febrero de 2006, URL-131, consultado el 8 de agosto de 2019.

[56] *Advancing drug policy reform: a new approach to decriminalization*, Global Commission on Drug Policy, 2016, URL-251, consultado el 27 de julio de 2019.

[57] Michael Rawlins *et al.*, *AACMD: cannabis classification and public health*, ACMD, 2008, URL-161, consultado el 6 de agosto de 2019.

[58] «Statistics 8: the criminal justice system», *Mind*, URL-152, consultado el 2 de septiembre de 2019. *BBC News*, «Prison suicides rise to record level in England and Wales», 26 de enero de 2017, URL-337.

[59] «Clarke's vision: a return to Victorian-style prisons with hard work, disciplina... and NO hard drugs», *Daily Mail Reporter*, 14 de octubre de 2010, URL-153, consultado el 8 de agosto de 2019.

[60] Hilary Metcalf *et al.*, «Barriers to employment for offenders and ex-offenders», 2001, URL-154, consultado el 8 de agosto de 2019.

[61] *ACMD: clasificación del cannabis y salud pública*, Michael Rawlins et al, ACMD, 2008, URL-161, consultado el 6 de agosto de 2019.

[62] *2011 compendium of reoffending statistics*, Ministerio de Justicia del Reino Unido, 10 de mayo de 2011, URL-127, consultado el 6 de agosto de 2019.

[63] Andrew Woodcock y Lucy Bogustawski, «Ken Clarke plans radical reform of the prison system», 30 de junio de 2010, URL-155, consultado el 8 de agosto de 2019.

[64] Francis Elliott, «Cameron – the rise of the new conservative», *Fourth Estate*, 2007. Simon Walters, «Exclusive: Cameron DID smoke cannabis», *The Daily Mail*, 12 de febrero de 2007, URL-181, consultado el 6 de agosto de 2019.

Capítulo 18

[1] *Briefing notes on the Psychoactive Substances Bill 2015*, DrugScience, URL-274.

[2] «Iain Duncan Smith adviser being paid by thinktank lobbying his department», *The Guardian*, 5 de noviembre de 2012, URL-275, consultado el 21 de agosto de 2019.

[3] J. Brown, «Deaths from legal highs are overestimated, according to former Government drugs adviser Professor David Nutt», *The Independent*, 14 de marzo de 2014, URL-316, consultado el 14 de noviembre de 2019. Tambíen: L. A. King y D. Nutt, «Deaths from legal highs - a problem of definition», *The Lancet*, 2014.

[4] L. A. King y D. Nutt, «Deaths from legal highs - a problem of definition», *The Lancet*, 2014.

[5] URL-252, consultado el 27 de julio de 2019

[6] E. Džoljić E *et al.*, «Why is nitric oxide important for our brain?» *Functional Neurology*, 2015, doi: 10.11138/FNeur/2015.30.3.159, URL-253, consultado el 27 de julio de 2019.

[7] «Spice has turned the streets of Manchester into the walking dead», MJ News UK, URL-254, consultado el 28 de julio de 2019.

[8] D. Nutt, «New ACMD regulations threaten UK's pharmaceutical discovery», *The Lancet*, 2017, doi: 10.1016/ S0140-6736(17)31461-7; «How the law against synthetic cannabinoids might destroy pharmaceutical discovery in the UK», *DrugScience*, 10 de enero de 2017, URL-276.

[9] «THCv an abject cop-out from the ACMD, another research opportunity for the UK lost», *DrugScience*, 2017, URL-255, consultado el 28 de julio de 2019.

CAPÍTULO 19

[1] C. Guzey y O. Spigset, «Genotyping of drug targets: a method to predict adverse drug reactions?», *Drug Safety* (25)8, 2002.

[2] *Phenylketonuria*, NHS, URL-157, consultado el 8 de agosto de 2019.

[3] V. S. Mattay *et al.*, «Catechol O-methyltrans-ferase val158-met genotype and individual variation in the brain response to amphetamine», *Proceedings of the National Academy of Sciences USA*, 2003.

[4] Jon-Kar Zubieta *et al.*, «COMT val158met genotype affects mu-opioid neurotransmitter responses to a pain stressor», *Science*, febrero de 2003.

[5] D. J. Stein *et al.*, «Warriors versus worriers: the role of COMT gene variants», *CNS Spectrums*, octubre de 2006.

[6] *The human genome project*, The Wellcome Trust Sanger Institute, URL-158, consultado el 2 de septiembre de 2019.

[7] (271 Cal. Rptr.146), 1990.

[8] *CRISPR*, Wikipedia, URL-256, consultado el 29 de julio de 2019.

[9] David Nutt *et al.*, *Drogas y futuro: ciencia del cerebro, adicción y sociedad*, Elsevier, 2007.

[10] Kerry J. Ressler *et al.*, «Cognitive enhancers as adjuncts to psychotherapy: use of D-cycloserine in phobic individuals to facilitate extinction of fear», *Archives of General Psychiatry*, 2004.

[11] B. J. Watson *et al.*, «A pilot study of the effec-tiveness of D-cycloserine during cue-exposure therapy in abstinent alcohol-dependent subjects», *Psychopharmacology*, 2011, doi: 10.1007/s00213-011-2199-2

[12] Y. X. Xue *et al.*, «A memory retrieval-extinction procedure to prevent drug craving and relapse», *Science*, 2012, doi: 10.1126/science.1215070

[13] M. W. Johnson *et al.*, «Pilot study of the 5-HT2AR agonist psilocybin in the treatment of tobacco addiction», *Journalof Psychopharmacology*, 2014, doi: 10.1177/0269881114548296.

[14] M. P. Bogenschutz *et al.*, «Psilocybin-assisted treatment for alcohol dependence: A proof-of-concept study», *Journal of Psychopharmacology*, 2015, doi: 10.1177/0269881114565144

[15] David George *et al.*, «Neurokinen 1 receptor antagonism as a possible therapy for alcoholism», *Science*, 14 de marzo de 2008.

[16] *Alcarelle: seeking a responsible alternative to alcohol*, Alcarelle, URL-219, consultado el 29 de julio de 2019.

[17] David Nutt *et al.*, «Blockade of alcohol's amnestic activity in humans by an alpha5 subtype benzodiazepine receptor inverse agonist», *Neuropharmacology*, 2007.

[18] Un agonista inverso se une al mismo receptor que un fármaco pero provoca una respuesta opuesta al fármaco, en cambio un antagonista bloquea el receptor, de modo que no hay respuesta (según Wikipedia); D. Nutt *et al.*, «Inverse agonists – What do they mean for psychiatry?», *European Neuropsychopharmacology*, 2016. DOI: http://dx.doi.org/10.1016/j.euroneuro.2016.11.013, URL-317, consultado el 29 de julio de 2019.

[19] David Nutt et al., *Drogas y futuro: ciencia del cerebro, adicción y sociedad*, Elsevier, 2007.

[20] O. Rogeberg *et al.*, «A new approach to formulating and appraising drug policy: a multicriterion decision analysis applied to alcohol and cannabis regulation», *International Journal of Drug Policy*, 2018, doi: 10.1016/j.drugpo.2018.01.019

Capítulo 20

[1] Tiago S. Cabral, «The 15th anniversary of the Portuguese drug policy: its history, its success and its future», *Drug Science, Policy and Law*, 2017.

[2] Richard Doll *et al.*, «Mortality in relation to smoking: 50 years' observations on male British doctors», *British Medical Journal* (Clinical research ed.) 328, 2004.

[3] David Nutt, «There is no such thing as a safe level of alcohol consumption», 7 de marzo de 2011, URL-36, consultado el 6 de agosto de 2019.

[4] Hamid Ghodse *et al.*, *Trends in UK deaths associated with abuse of volatile substances*, International Centre for Drug Policy, 2010

[5] *The cocaine trade*, House of Commons Home Affairs Committee, 23 de febrero de 2010, URL-110, consultado el 6 de agosto de 2019.

[6] Darrel Regier *et al.*, «Comorbidity of mental disorders with alcohol and other drug abuse», *Journal of the American Medical Association* 264, 1990.

[7] *Alcohol and drug misuse prevention and treatment guidance*, Public Health England, 2017 (actualizado en 2019), URL-257, consultado el 29 de julio de 2019.

[8] Era https://www.ncadd.org/ URL-258 pero no accesible (16-Sep-2019).

[9] Todd A. Thies, *Legally stoned*, Kensington Publishing Corp, 2009.

En el siguiente QR podrá descargar un documento
con todas las URL a las que se hace referencia en el texto,
para que su consulta sea más cómoda y accesible
desde su teléfono móvil:

Este libro se terminó de imprimir
en el mes de mayo de 2024 en
Liberdúplex, S. L. (Barcelona)